U0267192

# 血液透析与患者健康解读

**主编 王 兴 王 蕾 孟 月**

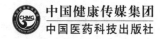

中国健康传媒集团
中国医药科技出版社

# 内容提要

　　本书是专门指导血液透析患者提高自我养护水平和生活质量的图书，重点介绍了肾脏的基本结构和功能、血液透析的技术和常用设备、血液透析前的患者须知、血管通路的保护、透析患者饮食指导和注意事项、休息与运动指导、透析相关指标及其意义，全面梳理了透析注意事项和透析患者的心态。本书从患者的角度出发，对血液透析患者关心的问题深入浅出地进行讲解，可有效指导血液透析患者科学治疗、合理饮食和健康生活，适合血液透析患者及家属阅读参考。

## 图书在版编目（CIP）数据

　　血液透析与患者健康解读/王兴，王蕾，孟月主编.—北京：中国医药科技出版社，2022.1

　　ISBN 978－7－5214－3027－1

　　Ⅰ.①血…　Ⅱ.①王…②王…③孟…　Ⅲ.①血液透析—护理　Ⅳ.①R473.6

　　中国版本图书馆 CIP 数据核字（2022）第 001190 号

**美术编辑**　陈君杞
**版式设计**　诚达誉高

出版　**中国健康传媒集团**｜**中国医药科技出版社**
地址　北京市海淀区文慧园北路甲 22 号
邮编　100082
电话　发行：010－62227427　邮购：010－62236938
网址　www.cmstp.com
规格　880×1230mm ¹⁄₃₂
印张　10 ¼
字数　273 千字
版次　2022 年 1 月第 1 版
印次　2022 年 1 月第 1 次印刷
印刷　三河市万龙印装有限公司
经销　全国各地新华书店
书号　ISBN 978－7－5214－3027－1
定价　**49.00 元**

获取新书信息、投稿、为图书纠错，请扫码联系我们。

# 编委会

　　随着医疗科技装备的不断研发和实践以及国家医疗保障体系的逐步建立和完善，我国血液透析患者所获得的医疗质量和治疗效果得到很大的改善，家庭经济负担也较前有所减轻。但是，我国血液透析患者的生存质量和生存寿命较其他一些发达国家还有一定的差距。本书在分析了血液透析技术、医疗设备和医护人员等诸多因素后，可以看出，除疾病自身因素外，大多数血液透析患者生存质量不佳的原因与患者的依从性（遵医行为）有很大关系，所以说患者的"自律性"非常重要。患者依从性的提高除了与患者自身所处的环境、个人行为和生活习惯等有关外，医护人员的健康教育也是至关重要的。血液透析中心的医护人员要通过有计划、有组织、有系统的健康教育活动，全面提高血液透析患者的健康素养，促使血液透析患者自愿地改变不良的健康行为和相关因素，减轻影响患者的危险因素，从而提高生活质量和延长寿命。

　　血液透析患者在日常生活中，其饮食、液体、药物等的摄入受到严格限制，另外疾病还可能使他们丧失工作和生活的自由。我们希望每一位透析"肾友"能够从本书中汲取知识和能量，不仅可以使他们加深对病情的了解，增强治疗疾病的信心，还可以协助医护人员进行健康宣教工作。血液透析患者完全可以在非透析日从事家务劳动甚至重返工作岗位，从事力所能及的工作。血液透析患者重返社会，在劳动和工作的同时感受到乐趣，看到自身的价值，可以消除寂寞和孤独感，对其身体和精神均有益处，应该得到医务人员和家庭成员的热情鼓励。

我们编写本书的初衷就是想站在患者的角度和立场，提高血液透析患者自我养护水平。本书主要对血液透析相关知识进行系统性和通俗性阐述，将复杂、拗口的医学知识和名词用简单易懂的"白话"进行解读，便于广大血液透析患者和家属能够轻松地阅读和掌握。本书重点介绍了肾脏的基本结构和功能、血液透析的基本原理、血管通路——动静脉内瘘、血管通路——中心静脉置管、血液透析的注意事项、血液透析充分性、血液透析患者的相关检查、血液透析患者常用药物、血液透析患者常见并发症、血液透析患者的营养与饮食、血液透析患者运动管理，力求能够为血液透析患者在治疗、饮食和生活等方面提供全面指导。

受编者水平所限，本书难免存在不足和疏漏之处，恳请各位读者批评指正。

编　者

2021 年 10 月

# 目录
## CONTENTS

1

# 第一章　认识肾脏

肾脏是人体重要的排泄器官，主要功能是生成尿液，排泄代谢产物及调节体内水、电解质和酸碱平衡，维持机体内环境的稳定。肾脏还是重要的内分泌器官，分泌机体所需要的重要激素。

## 第一节　肾脏解剖与生理功能

### 一、肾的形态

肾是实质器官，左右各一，腹膜外后位器官，外形似蚕豆，成人肾脏长约 10cm、宽约 6cm、厚约 4cm，重量为 134～148g。右肾略低于左肾约 2cm；左肾在第 11 胸椎下缘，至 2～3 腰椎间盘之间；右肾在第 12 胸椎椎体上缘至第 3 腰椎上缘；竖脊肌外侧缘与第 12 肋之间的夹角处称肾区。上宽下窄、前凸后平。有血管、神经、淋巴管出入肾门（图 1-1）。

肾实质分为肾皮质和肾髓质（图 1-2）。肾皮质主要位于肾实质的浅层，由肾小体和肾小管组成。肾髓质主要位于肾实质的深层，由15～20 个呈圆锥形的肾椎体组成。

肾的血管由肾动脉和肾静脉组成（图 1-3）。肾动脉是来自腹主动脉成

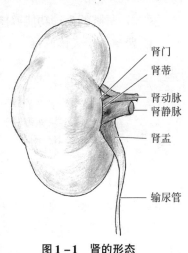

肾门
肾蒂
肾动脉
肾静脉
肾盂
输尿管

图 1-1　肾的形态

1

对的脏支血管，血流较为丰富，横行经肾门入肾；肾静脉在肾门处合为一干，注入下腔静脉，左肾静脉比右肾静脉长，跨越腹主动脉的前面。

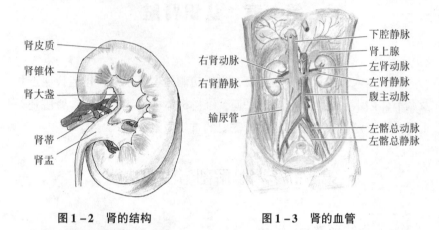

图1-2　肾的结构　　　　　　　图1-3　肾的血管

## 二、肾脏的生理功能

肾脏是机体最重要的排泄器官，同时也是内分泌器官。肾脏生理功能是否正常直接影响人体的健康。

### （一）肾脏的生理功能解剖

**1. 肾单位**　人体的每一个肾大约有100万个肾单位（图1-4），其是生成尿液的基本单位。肾单位是由肾小体和肾小管组成。肾小体是由肾小球和肾小囊组成，肾小管主要由近端小管、髓袢和远端小管组成。肾小球是位于入球小动脉和出球小动脉之间的一团彼此之间分支又再吻合的毛

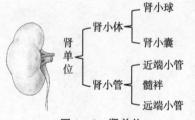

图1-4　肾单位

细血管网。肾小囊是脏层和壁层之间的间隙。

肾脏不能再生新的肾单位，当肾脏受到外部损伤、疾病或正常老化，肾单位会逐渐减少，所以要保护好肾脏。

**2. 滤过膜**　肾小球毛细血管和肾小囊之间的结构称为滤过膜，这种滤过膜就像"筛子"一样，将体内的毒素筛掉。成年人的双肾全部滤过膜面积为 $1.5m^2$ 左右。不同物质是否能通过"筛子"取决于其自身有效半径的大小和其所带的电荷。一般情况下，分子有效半径在 $2.0 \sim 4.2nm$ 之间均可通过，但是即使半径在此之间，而自身所带的电荷不同，也不能通过滤过膜，如血浆白蛋白的有效半径为 $3.6nm$（分子量为 960000）就很难通过"筛子"，因为它带负电荷。

### （二）肾脏的生理功能

**1. 滤过功能**　肾小球的滤过功能是指血液流经肾小球的"筛子"即毛细血管网的滤过，也称超滤。这种滤过液称为原尿，是血浆中的绝大部分成分，但蛋白质除外。原尿是尿液生成的第一步。单位时间内双肾生成的超滤液的量称为肾小球滤过率。正常情况下成年人的肾小球滤过率的平均值为 $125ml/min$。成年人每天双肾的肾小球滤过的总液体是 180L。如常见 5L 的矿泉水，也要 36 桶。

影响肾小球滤过有许多种因素，主要有肾小球毛细血管压、囊内压、血浆胶体渗透压、肾血浆流量和滤过系数。在肾血流量一样的情况下，肾小球滤过受许多因素的影响，安静状态下受自身调节，应激状态下通过神经体液调节。

**2. 物质转运功能**　上述的超滤液经过肾小管称为小管液，小管液经过肾小管和集合管的重吸收，形成终尿。成年人双肾生成的超滤液为 $180L/d$，而终尿量为 $1.5L/d$，99% 的水被重吸收，葡萄糖和氨基酸也全部被重吸收，$Na^+$、$Ca^{2+}$ 部分被重吸收，肌酐、$H^+$ 和 $K^+$ 被分泌和排泄处理。肾小管和集合小管上皮细胞对小管液的物质进行选择性重吸收和主动分泌和排泄，就形成了物质转运功能。

**3. 内分泌功能**　肾脏是机体重要的内分泌器官，参与合成、分泌、降解和激活激素。肾脏所分泌的激素主要是血管活性物质和非血管活性物质。它在保持水、电解质和酸碱平衡，促进红细胞成熟和保持钙、磷代谢平衡中起到重要作用。

肾脏的肾小球球旁器合成和分泌肾素；肾髓质间质细胞和髓质集合上皮细胞合成前列腺素；肾脏是 1, 25 – 二羟维生素 $D_3$ 在机体内合成的唯一器官，1, 25 – 二羟维生素 $D_3$ 是维生素 $D_3$ 的衍生物，当肾脏受损时生成减少，1, 25 – 二羟维生素 $D_3$ 诱发肾性骨营养不良；激钛素释放酶可以催化激钛原生成激肽和刺激前列腺素的释放，当激钛素释放酶分泌障碍时，易引起血压升高；促红细胞生成素促进骨髓内造血细胞分化成熟，促进网织红细胞入血，加速血红蛋白合成；当肾脏受损时，促红细胞生成素减少，可出现肾性贫血。

# 第二节　肾功能不全

当各种病因引起肾功能严重障碍时，会出现多种代谢产物、药物和毒物在体内蓄积，水、电解质和酸碱平衡紊乱，以及肾脏内分泌障碍，从而出现一系列症状和体征，这些临床综合征称为肾功能不全。肾小球滤过、肾小管重吸收和肾的内分泌与生物代谢活动三个环节出现异常，都会导致肾功能不全。根据发病的急缓，肾功能不全分为急性肾功能不全和慢性肾功能不全两种。大多数的急性肾功能衰竭是可逆的，而慢性肾功能衰竭是不可逆的，预后严重，是威胁生命的主要病症之一。

肾小球滤过率是指两肾在单位时间内能将一定毫升血浆中所含的某种物质完全清除。肾小球滤过率是肾脏滤过功能的一个重要指标，肾小球滤过功能降低主要与肾脏血流量、肾小球有效滤过压和肾小球滤过面积减少三个因素有关。

## 一、急性肾功能衰竭

各种原因在短期时间引起的双肾泌尿功能急剧障碍，以致机体内环境出现严重紊乱的病理过程称为急性肾衰竭，临床表现为氮质血症、水中毒、高钾血症和代谢性酸中毒。早期发现、早期诊断、及时治疗还是可以治愈和恢复的。

**（一）病因**

**1. 肾前性急性肾功能衰竭** 各种原因导致的大量失血、失液和体液重新分布，而导致有效循环血容量的锐减；使用大量的降压药物导致外周血管扩张；当心脏发生器质性病变时，如充血性心力衰竭、急性心肌梗死等，而导致心排出量减少；使用血管活性药物引起肾脏血管收缩导致肾脏血液灌注的锐减。

一般情况下，此时肾脏无肾实质病变损伤，当解除始动环节的病变后，肾脏血流灌注恢复，肾功能也会恢复。当始动因素无法缓解，肾脏灌注无法恢复时，亦会引起肾前性功能衰竭。

**2. 肾性急性肾功能衰竭** 各种原因引起的肾实质病变而产生急性肾功能衰竭，又称器质性肾功能衰竭。肾性急性肾功能衰竭主要是由肾小球、肾间质、肾血管和肾小管损伤引起的。

急性肾小球肾炎、系统性红斑狼疮等疾病引起的肾小球的损伤；肾间质性肾炎等疾病引起的肾间质损伤；肾脏动脉狭窄和粥样硬化引起的肾血管性损伤；肾脏在遭受外源性和内源性毒物损害的中毒性肾损伤，导致的中毒性肾小管坏死；均可引发肾性急性肾功能衰竭。

**3. 肾后性急性肾功能衰竭** 肾后性急性肾功能衰竭主要是指肾脏以下的急性尿路梗阻，主要有泌尿系结石、前列腺增生、肿瘤和腹膜后肿瘤压迫等。肾后性急性肾功能衰竭又称肾后性氮质血症。及时解除始动因素，肾功能亦可恢复。

**（二）临床表现**

急性肾功能衰竭的临床病程可分为 3 期，即起始期、维持期和恢复期。

**1. 起始期**　患者一般情况下无明显症状，也无肾实质病变。如早期发现和诊断并给予及时治疗可以阻止患者的病情蔓延，反之则进入下一期。

**2. 维持期**　维持期又称少尿期，此期肾实质发生损伤，肾小球滤过率处于较低水平，患者一般处于无尿状态。患者有一系列的临床表现。

（1）全身症状

①消化系统：患者恶心、呕吐、腹胀和食欲减退等表现。

②循环系统：患者尿量减少和水钠潴留，可有高血压、急性左心衰竭等症状，当毒素淤积、电解质紊乱等，可出现心律失常等症状。

③呼吸系统：因容量过多，患者可出现呼吸困难和憋气症状。

④血液系统：有皮肤、黏膜和牙龈出血的倾向和轻度的贫血。

⑤神经系统：有意识障碍、躁动和昏迷等表现。

（2）水、电解质和酸碱平衡紊乱

①水中毒：患者的尿量减少，大量的输液导致患者处于水潴留状态，导致稀释性低钠血症。水分过多会导致全身水肿，引起细胞水肿，甚至会出现肺水肿和脑水肿。

②高钾血症：是急性肾功能衰竭死亡的主要原因。由于患者处于少尿期，肾脏排钾减少，组织分解代谢和代谢性酸中毒等原因，在短时间内可以出现高钾血症。

③代谢性酸中毒：体内酸性代谢产物的堆积，肾小管分泌酸能力下降，代谢性酸中毒可以促使高钾血症的发生。

④氮质血症：肾脏的排泄功能障碍，血液中的尿素、肌酐等非蛋白物质的含量上升而引起的氮质血症。

**3. 恢复期**　经过积极治疗，肾小管的修复和恢复，肾小球滤过率维持在正常水平，少尿期患者出现尿量增加，继而恢复正常，经过3~6个月的恢复，肾小管功能会逐渐恢复。

（三）治疗原则

**1. 积极纠正病因** 尽可能早期明确诊断，及时干预，积极治疗，解除致病因素。

**2. 纠正内环境紊乱，维持平衡** 及时纠正水、电解质紊乱，积极处理高钾血症，纠正代谢性酸中毒和控制氮质血症，行血液透析治疗。

**3. 积极控制感染** 根据细菌培养结果，选择无肾毒性或者肾毒性少、合适的抗生素积极治疗。

**4. 营养支持** 根据机体症状补充营养，保证机体正常消耗和代谢，有助于损伤的细胞修复。蛋白质的摄入要严格控制，不能口服时给予全静脉营养支持。

## 二、慢性肾功能衰竭

各种慢性疾病引起的肾单位慢性进行性、不可逆破坏，以致残存的肾单位不足以充分排出代谢废物和维持内环境恒定，导致代谢废物和毒物在体内积聚，水、电解质和酸碱平衡紊乱，以及肾内分泌功能障碍，并伴有一系列临床症状的病理过程。尿毒症是终末期肾功能衰竭最严重的阶段，由于肾单位大量破坏，引起的一系列自体中毒症状，最终可导致死亡。

（一）病因

无论是原发性或继发性的肾脏疾病，凡是引起肾实质的慢性进行性损伤的因素都会引起慢性肾功能衰竭，例如慢性肾小球肾炎、糖尿病肾病、高血压肾病等疾病。我国以慢性肾小球肾炎较为多见，但近几年糖尿病肾病和高血压肾病发病率在逐渐增多。

## （二）分期

| 分期 | 特征 | CFR [ ml/（min · 1.73m³）] | 治疗计划 |
| --- | --- | --- | --- |
| 1 | 肾损害，CFR 正常或稍高 | ≥90 | 诊断和治疗；治疗合并疾病；延缓疾病进展；减少心血管患病危险因素 |
| 2 | 肾损害，CFR 轻度降低 | 60 ~ 89 | 评估、减慢疾病进展 |
| 3a | CFR 轻到中度降低 | 45 ~ 59 | 评估、预防和诊断并发症 |
| 3b | CFR 中到重度降低 | 30 ~ 44 | 治疗并发症 |
| 4 | CFR 重度降低 | 15 ~ 29 | 准备肾脏替代治疗 |
| 5 | 终末期肾病 | <15（或透析） | 肾脏替代治疗 |

## （三）临床表现

早期的慢性肾功能衰竭（CKD1 ~ 3 期）无明显症状，随着病情的进一步发展，肾脏无法代偿时，会有明显的症状，尿毒症期全身多个系统紊乱。

**1. 水、电解质和酸碱平衡紊乱**　主要表现为水钠潴留、低钠血症、高磷血症、高钾或低钾血症、低钙血症、高镁血症、代谢性酸中毒。

**2. 全身症状**

（1）呼吸系统：代谢性酸中毒可有呼吸深长，平常表现为气促、憋气，胸部 X 线检查出现"蝴蝶翼"征，部分患者会有胸腔积液。

（2）循环系统

①心力衰竭：是慢性肾功能衰竭最常见的死亡原因，多数与水钠潴留和高血压有关。

②高血压和左心室肥大：多数患者引起的高血压，主要跟水钠潴留有关。同时高血压容易导致左心室肥厚。

③心包炎：主要跟电解质紊乱、尿毒症毒素有关，心包炎可分为尿

毒症心包炎和透析性心包炎。心包积液多为血性，尿毒症心包炎较少见，主要发生在透析早期，透析性心包炎主要与透析不充分和肝素使用过量有关。

④动脉粥样硬化：主要与脂代谢、钙代谢和磷代谢紊乱有关。

（3）消化系统：食欲不振是最常见的表现，并伴有恶心、呕吐、腹泻和腹胀，此外还会出现上消化道出血的表现。

（4）血液系统：贫血几乎是所有患者均有的症状，主要是肾脏促红细胞生成素分泌减少引起的肾性贫血。但部分患者存在出血倾向，主要与血小板功能障碍等因素有关。

（5）皮肤：皮肤瘙痒是慢性肾衰的常见症状之一，皮肤干燥，尿毒症患者会有色素沉着呈黄褐色，成为典型的尿毒症面容。

（6）肾性骨病：肾性骨病主要与活性维生素 D 不足、继发甲状旁腺功能亢进有关，主要表现为骨痛、行走不便和自发性骨折。

（7）神经、肌肉系统：神经系统主要有中枢和周围神经病变，中枢神经系统异常称为尿毒性脑病，早期表现为疲乏、注意力不集中，后期表现为性格改变、记忆力下降、幻觉和昏迷等。周围神经病变，主要表现为肢体麻木、疼痛等。尿毒症时可出现肌肉震颤、痉挛和肌肉萎缩。

（8）感染：感染是慢性肾衰竭患者的主要死亡原因之一。常见肺部感染、尿路感染等，主要与机体免疫功能低下等原因有关。

**（四）治疗原则**

**1. 积极治疗原发病**　积极治疗原发病，纠正加重慢性肾衰竭的原因，延缓肾功能的减退。

**2. 饮食控制和营养疗法**　要控制蛋白质摄入的量和成分，要求优质低蛋白高热量，保证足够的能量供给。

**3. 积极消除加重肾损伤的因素**　控制感染、高血压、高血糖等致病因素，及时纠正电解质紊乱，延缓疾病进展。

**4. 透析治疗**　根据患者的病情选择合适的透析治疗，目前透析治疗分为血液透析和腹膜透析。

**5. 肾移植**　肾移植是目前治疗尿毒症的根本方法。但目前仍受到供肾来源、移植排斥等问题的影响。

# 第三节　体液与电解质

体液主要成分是水和电解质，由细胞内液和细胞外液组成。正常成年人的体液总量占其体重的60%左右，其中2/3的液体在细胞内，称为细胞内液；1/3的分布在细胞外，称为细胞外液。细胞外液是由组织间液和血浆组成。细胞直接浸润在细胞外液里，是细胞生存的必要场所，细胞所处的细胞外液称为机体的内环境。

## 一、水平衡

水是人体重要的组成成分，在促进物质代谢、调节体温、减少组织间的摩擦和结合重要物质等方面起到重要的生理作用。

成人每天需要1500~2000ml水来满足机体的需要。机体通过消化道、皮肤、肺和肾四个途径排出，肾脏是主要的排出器官，每天尿量排出为1000~1500ml，成人每天至少排出500ml的尿液才能将体内的代谢废物排出。机体的水平衡是由肾脏浓缩和稀释功能进行调节。

当肾脏功能进行性减退时，对水的重吸收和排泄就会出现紊乱。当肾小球滤过率降低至10ml/min时，就会出现水潴留。肾脏衰竭末期，排泄功能异常，极易出现水潴留而导致血容量的过多和低钠血症，使血压升高。一般情况下，患者依从性的降低，摄入过多的水，机体内的水增多，负荷增加而导致心脏的负担增加，长时间导致心脏衰竭，严重时可发生脑水肿或最终导致死亡。

水平衡对于维持机体内环境稳定相当重要，因此必须保持摄入量和排出量相对平衡。血液透析的患者们由于尿毒症毒素所致的味觉变化以及透析充分性等因素的影响，使得部分患者水钠控制的依从性降低。为了让患者保持自身机体的水平衡，要对维持性血液透析的患者进行个性化的健康管理，提高患者们水钠控制的依从性，另外要给患者制定一个合适的目标体重。

## 二、电解质紊乱

### （一）钠代谢紊乱

机体对钠的摄入主要通过食盐，钠的吸收主要在小肠，钠的排泄主要是肾脏，一小部分随着汗液排出。临床上一般将水、钠的代谢紊乱一同分析和考虑，因为两者都会同时产生或相继产生。钠代谢紊乱主要表现为高钠血症或低钠血症。

高钠血症的发生主要是因为透析不当和脱水过多造成的。高钠血症导致细胞外液渗透压升高，水由细胞内向细胞外转移，导致细胞内失水，严重时脑细胞因失水而发生功能障碍。低钠血症的发生主要在透析开始或透析过程中，水分由透析液大量进入血液和细胞内，血浆渗透压快速下降。大量输入低渗液体或者患者长期低钠饮食及出现急性腹泻、呕吐等导致大量的钠丢失过多时，都有可能引起低钠血症。

### （二）钾代谢紊乱

钾是人体重要的无机阳离子，主要分布在细胞内。机体主要从食物中获取钾，经消化道吸收，肾脏排出。钾的排出和摄入是密不可分的，正常情况下是多吃多排，少吃少排。

钾离子的变化易导致患者心律失常甚至猝死。尿毒症患者对钾的排泄能力明显下降，这也是高钾血症的主要原因。另外，如果患者不控制饮食，大量摄入含钾高的食物，也极易导致高钾血症；血液透析的不充分也可以导致高钾血症。维持性血液透析患者一般不易出现低钾血症，出现低钾血症与进食较少、长期呕吐、腹泻有关。患者理想的钾浓度主要跟患者摄入量、透析时间、透析次数和透析器类型有关。透析的患者机体内的钾浓度可以通过透析液内的钾的浓度进行调节。

### （三）钙、磷代谢紊乱

钙、磷是人体丰富的无机元素，机体内的钙、磷是从食物中获取。钙必须为游离钙才能被肠道吸收。钙的吸收部位在小肠，磷的吸收在空肠。钙主要是经粪便排泄，磷的排泄主要通过肾脏。尿毒症患者主要发生高磷血症和低钙血症。

高磷血症是尿毒症患者普遍存在的并发症，高蛋白食物的摄入、透析不充分以及用药的不正确等都可以导致高磷血症。有效地控制高磷血症可以防止肾性骨病营养不良。当患者出现高磷血症时，可以通过加强血液透析，也可以使用血液透析滤过治疗，但是细胞外液的磷占整个机体的1%，血磷在透析后会重新分布，亦会导致血磷升高。透析只是一过性地降低血磷，减少含磷食物的摄入是比较有效的方法，但减少蛋白质的摄入，又会导致患者营养不良。当患者出现高磷血症时应该给予一些钙、磷结合药物，有效地降低血磷。

低钙血症是导致继发性甲状旁腺功能亢进和肾性骨病的重要因素。低钙血症的发生跟患者的饮食和用药有关系。血液透析患者的血钙正常水平可以通过透析液钙的浓度来进行调节。

# 第二章　认识血液透析

终末期肾脏替代治疗有三种模式可供选择，即肾移植、血液透析和腹膜透析。肾移植的不足之处在于供体不足，并且需要长期服用免疫抑制剂，从而容易导致严重的肝功能损害、感染等一系列严重的并发症。现我国大部分终末期肾病患者选择透析方式行代替治疗，其中有 80% 患者选择血液透析治疗。

## 第一节　常见血液透析技术

### 一、血液透析

#### （一）概述

血液透析是终末期肾脏病患者肾脏替代治疗的主要方法之一，能够很好地清除血液中各种毒素。它是利用半透膜的原理，把患者的血液和透析液同时引入透析器（图 2-1），两者在透析膜两侧呈反向流动，通过弥散、对流、超滤、吸附来清除体内多余的毒素和水分，同时纠正体内水、电解质和酸碱平衡，从而达到治疗的目的。

#### （二）血液透析的原理

血液透析的原理有弥散、对流、超滤和吸附四个方面。

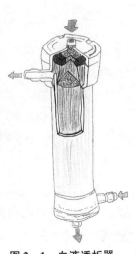

图 2-1　血液透析器

**1. 弥散**　溶质溶于溶剂形成溶液，溶质依靠浓度梯度从浓度高的区域向浓度低的区域自由扩散的跨膜转运方式叫弥散。简单来讲就像生活当中熬大米粥，淘大米的时候所用的清水慢慢变成白色，这个慢慢变白的过程就是弥散（图 2 - 2）。

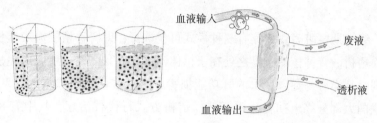

图 2 - 2　弥散

**2. 对流**　对流是在跨膜压的作用下，液体从压力高的一侧通过半透膜向压力低的一侧移动，液体中的溶质也随之通过半透膜移动，这种方式即为对流。简单来讲，就像在生活中我们开窗通风一样，在密闭的房间中单独打开一扇窗户空气是形成不了对流的，要打开房间的门或打开另外一扇窗（图 2 - 3）。

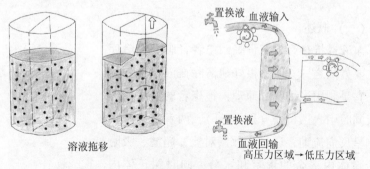

溶液拖移　　　高压力区域→低压力区域

图 2 - 3　对流

**3. 超滤**　滤过膜（透析器的膜，简称滤过膜、透析膜）将血液和滤过液分开，膜两侧有一定的压力差，血液中的水分在负压吸引下由血液侧对流至滤过液（透析液）侧，血液中一定量的溶质也随着水分的传递从血液进入滤过液，这样一个对流传质的过程称为滤过。简单来讲就是透析膜外面有一个力，这个力把透析膜里面的水和一些能通过透析膜的东西拉出来，这个过程就是超滤（图2-4）。

**4. 吸附** 通过正负电荷的相互作用使膜表面的基因选择性吸附某些蛋白质、毒物及药物以达到膜的吸附清除作用。简单来讲就是清除物质在透析膜的正负电荷作用下留在透析膜上，俗称"吸住了，跑不了"（图2-5）。透析膜的吸附能力与溶质和膜的化学亲和力及透析膜的表面积有关。

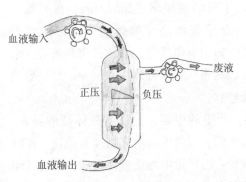

图2-4 超滤

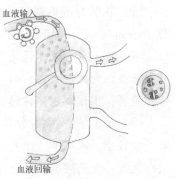

图2-5 吸附

**（三）适应证和禁忌证**

**1. 适应证**

（1）急性肾衰竭：清除体内过多的水分及毒素；纠正体内酸碱代谢紊乱；为临床用药及营养治疗争取时间；避免多脏器功能不全综合征等并发症的出现。

急性肾衰竭合并高分解代谢者指征：每日血尿素氮上升≥10.7mmol/L，血肌酐上升>176.8μmol/L，血钾上升1~2mmol/L，$HCO_3^-$（碳酸氢根，是血气分析中重要指标，正常值为22~27mmol/L）下降≥2mmol/L。

非高分解代谢患者指征：无尿48h（hour，小时）以上，血尿素氮

$\geqslant 21.4 \text{mmol/L}$，血肌酐 $\geqslant 442 \mu \text{mol/L}$，血钾 $\geqslant 6.5 \text{mmol/L}$，$HCO_3^- <$ $15 \text{mmol/L}$，$CO_2CP$（二氧化碳结合力）$< 13.4 \text{mmol/L}$，有明显容量负荷过重、急性肺水肿、消化道症状、精神及意识障碍；误输异型血或者其他原因所致溶血，游离血红蛋白 $> 12.4 \text{mmol/L}$。

（2）慢性肾衰竭：对有可逆性因素的慢性肾损伤急性加重的患者，使其度过急性加重期；为尿毒症患者日后进行肾移植提供有力保障，对肾移植前后提供应急措施；维持尿毒症患者的生命，使尿毒症患者更好地融入社会。

现在我国的透析指征为：内生肌酐清除率 $< 10 \text{ml/min}$；尿素氮 $> 28.6 \text{mmol/L}$ 或 $> 707.2 \mu \text{mol/L}$；血尿酸增高伴痛风者；高钾血症，$K^+ \geqslant 6.5 \text{mmol/L}$；代谢性酸中毒；口中有氨气味，食欲丧失和恶心、呕吐等；慢性充血性心力衰竭、肾性高血压或尿毒症性心包炎，经一般治疗无效者；出现尿毒症神经系统症状。

（3）急性药物或毒物中毒：严重的中毒，出现生命体征的异常；分子量较小，水溶性、蛋白结合率低，危及生命的毒物或者药物，保守治疗无效；血药浓度达到致死剂量；因严重中毒或慢性疾病，药物代谢及排泄障碍；药物代谢后产生毒性更大的物质，或发生延迟中毒物质；可能致死的药物继续存留在消化道内而被继续吸收，昏迷较长时间者；中毒者患有慢性支气管炎等加重昏迷的风险。

**2. 禁忌证**　血液透析相对禁忌证：休克或者低血压（收缩压 $<$ $80 \text{mmHg}$）；严重心肌病变导致的肺水肿及心力衰竭；严重心律失常；有严重出血倾向或脑出血；晚期恶性肿瘤；极度衰竭、临终患者；精神障碍及不能配合者，或患者本人及其家属拒绝透析治疗。

**（四）主要清除物质**

尿素氮；肌酐；糖；电解质和水。

**（五）注意事项和要点**

（1）透析治疗前了解血液透析的相关知识，以缓解紧张、焦虑情绪。

（2）超滤量设定是以干体重为依据，正确掌握测量体重的方法，每次测量应使用同一体重秤，并穿同等重量衣物，以方便正确计算当日的超滤量。干体重是动态变化的，与食欲改善、食量增加等因素有密切的关系，应该根据具体情况评定。

（3）治疗前评估一般情况，如：治疗时间、血压；有无外伤、皮肤黏膜及胃肠道出血、便血，女性是否在月经期内，有无水肿及体重增长情况；检查血管通路情况，穿刺内瘘肢体皮肤有无红肿、溃烂、感染，内瘘震颤是否良好，深静脉置管检查置管缝线有无脱落，固定是否妥善，置管口有无出血、红肿或分泌物，如有问题通知医师处理。

（4）治疗中观察血管通路固定是否完好，穿刺处有无渗血、穿刺针有无脱出、管路打折、血压、血糖、肌肉痉挛（抽筋）等出现，如有异常及早和医师沟通。

（5）血液透析结束后观察有无头昏、心慌等不适症状。内瘘穿刺点用无菌敷料覆盖，棉球或纱布球压迫穿刺部位，使用弹力绷带、胶布包扎止血或手指按压穿刺点止血。按压的力度既能止血又能保持内瘘穿刺点上下两端有搏动和（或）震颤，常规 20～30 分钟后缓慢放松，2小时后取下棉球或纱布球，创可贴覆盖在穿刺针眼处 12 小时后再取下。如有出血发生，立即用手指按压穿刺部位止血，同时寻求帮助，穿刺处当天保持干燥，勿浸湿。

（6）回血后起床速度不能过快，做到卧位 – 坐起 – 站立 – 行走，即躺一会，坐一会，站一会，无不适后再离开；如回血前伴有低血压症状，通知医师采取相应处理，回血后应再测量，并观察病情的变化；生活不能自理及有病情变化要随家属一起回家。

## 二、血液透析滤过

### （一）概述

血液透析滤过（HDF）（图 2-6）是血液透析、血液滤过的结合，

通过弥散主要清除小分子物质，通过对流主要清除中分子物质，在临床

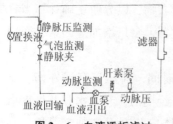

**图2-6 血液透析滤过**

上有着短时高效的效果。现已广泛应用于临床，仅次于血液透析居第二位。血液透析滤过综合了血液透析和血液滤过的优点，对溶质的清除主要通过弥散、对流及吸附。高分子合成膜有吸附作用，不同膜材料其吸附能力不同。

## （二）适应证和禁忌证

**1. 适应证** 适用于所有维持性血液透析的人群，该治疗方法对中、大分子物质有较明显的清除效果；血液透析中因心肌病、自主神经功能紊乱、糖尿病、年老等引起的低血压反应；末梢神经病变、顽固性瘙痒、高磷血症、高脂血症、黄疸、难治性水肿以及腔隙积液等。

**2. 禁忌证** 血液透析滤过无绝对的禁忌证，与血液滤过类似出现以下情况慎用：药物难以纠正的严重休克或低血压、严重心肌病变导致心力衰竭、严重心律失常、精神障碍不能配合者。

## （三）主要清除物质

细胞因子；炎性介质；化学药物；胆红素；维生素；尿素氮；肌酐；糖；电解质和水。

## （四）注意事项和要点

血液透析滤过治疗会丢失大量营养物质，应增加微量元素、优质蛋白质、维生素及矿物质的摄入。其他注意事项和要点与血液透析相同。

## 五、血液灌流

### （一）概述

血液灌流（HP）（图2-8）能清除尿毒症患者体内毒性物质，在治疗肝病、减轻尿毒症症状、降低并发症方面等起到一定作用，是临床

抢救危重中毒患者的有效方法，已应用于感染性疾病、脓毒症、多脏器衰竭等多种疾病中，是一种有效、适应性较广、成本较低的血液净化方法。在透析室常规的血液净化治疗，血液灌流一般不单独使用，常与血液透析联合治疗；单独使用一般用于急诊中毒患者。

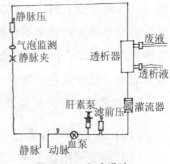

**图 2-8 血液灌流**

**（二）原理**

血液灌流是将血液引到灌流器中，通过吸附的方法吸附血液中的毒物、药物及代谢产物。灌流器是血液灌流治疗模式的核心，灌流器内填充的理想吸附材料有以下标准。

（1）无毒、无过敏反应。

（2）与血液接触不发生理化反应。

（3）具有良好的机械强度，耐磨损，不发生微粒脱落，不变形。

（4）具有较高的血液相容性。

（5）具有强大的吸附能力。

目前常用灌流器的吸附材料有活性炭、树脂、多糖类吸附材料等。

活性炭孔径较小，孔隙率高，孔径分布较宽，吸附速度快、吸附容量高，是一种良好的广谱吸附剂，但吸附选择性低，机械强度差。目前已使用的包裹材料有火胶棉、白蛋白、纤维素丙烯酸水凝胶聚乙烯醇交联明胶等。

树脂是一类具有网状立体结构的高分子聚合物。离子交换树脂主要用于吸附血液中带有正、负电荷的物质，主要靠化学吸附作用原理。不同物理结构的吸附树脂，影响其吸附性能的因素是孔径和表面积的大小。

**（三）适应证和禁忌证**

**1. 适应证** 急性药物或毒物中毒；尿毒症心包炎，尿毒症末梢神经病变；尿毒症人群，尤其是顽固性瘙痒、难治性高血压患者；重症肝炎，特别是暴发性肝衰竭导致的肝性脑病、高胆红素血症；脓毒症或系统性炎症反应综合征；银屑病或其他自身免疫性疾病；其他疾病，如精神分裂症甲状腺危象、肿瘤化疗等。

**2. 禁忌证**　对灌流器及相关材料过敏者禁用。

**(四) 注意事项及要点**

(1) 随着吸附物的增加灌流器里的密度也随之增加，随时观察灌流器内血色有无变暗，及时与医师沟通，调整抗凝方案。

(2) 血液灌流能清除很多药物，如抗生素、升压药等，因此，药物治疗时应注意剂量。

(3) 灌流治疗时出现寒战、发热、胸闷、呼吸困难等反应时可能是灌流器生物相容性差所致，多出现在前半个小时，要及时反映，积极与医护人员沟通。

(4) 其余注意事项与血液透析相同。

# 第二节　血液透析设备

随着血液透析技术的出现，到现代已经经历了一百多年了。血液透析技术随着技术理论的不断提升和科学技术的不断发展，血液透析技术越来越成熟，血液透析设备也不断更新、不断进步。血液透析设备一般包括透析用水处理系统、透析机、透析器及供应系统。

## 一、水处理系统

水处理系统的作用是为血液透析患者在治疗过程中提供稳定、安全的高品质用水。透析用水的品质高低对血液透析患者的生存率、生存质量存在影响，如果透析用水的水质达不到标准要求，将给血液透析患者带来一些急慢性并发症（如硬水综合征、败血症、热原反应、神经系统损害、慢性贫血等），从而严重影响血液透析患者透析质量和生命安全。水处理系统主要包括预处理、精处理、后处理和消毒四个部分。水处理的目的：除去水中各种有害物质、对机器的损害、减少对人体的损害。根据中华人民共和国医药业标准《血液透析和相关治疗用水》（YY0572–2015）相关规范规定透析用水要求。

## 二、血液透析机

血液透析机主要分为透析液供给系统和血液监护警报系统两部分。其中透析液供给系统包括电导率监测系统、配液系统、温度控制系统、超滤监测和漏血监测等；血液监护警报系统包括动脉压监测、静脉压监测、透析液压监测、血泵流速监测、肝素泵泵速监测和空气监测等。

血液透析机的工作原理是：透析用浓缩液（A 型和 B 型）和透析用水（处理后的纯水）经过血液透析机（透析液供给系统）配制成合格的透析液，再通过血液透析器，与引出的血液进行超滤、渗透和溶质弥散作用；作用后的血液通过血液监护警报系统返回体内，同时通过透析器作用后的液体作为废液由透析液供给系统排出，此过程不断循环往复。

### （一）体外血液循环通路监测装置

整个体外血液循环通路监测装置都是为了血液安全服务的，血液通路中的压力监测是为了整个通路的通畅性和血液安全；血液进入血液通路就会监测到，是为了防止血液的丢失和空气的进入。血液透析机体外血液循环通路监测装置的报警是有级别的或者说是有区分的，一般用指示灯区分；指示灯分为四个，分别为蓝色指示灯、绿色指示灯、黄色指示灯和红色指示灯。

（1）蓝色指示灯：蓝色指示灯的亮起是起一个警示作用，蓝色指示灯亮起提示现阶段治疗模式改变，由原来的普通透析改为单超；单超治疗模式只脱水不脱毒素。

（2）绿色指示灯：绿色指示灯的亮起表示正在治疗中，如果绿色指示灯闪烁则表示治疗停止（血泵不会停，血路正常运转）或治疗存在影响因素。存在的影响一般有肝素泵未开启、透析机 A 液接头未弹起和（或）透析机 B 液接头未弹起。

（3）黄色指示灯：黄色指示灯的亮起表示提醒，如：治疗开始后肝素泵受到影响，影响肝素泵的泵入，一般为肝素夹子未开启；还能提醒治疗过程中的定时，最后 30 分钟肝素泵停止泵入。

（4）红色指示灯：红色指示灯的亮起表示血液通路压力、血液通路安全受到影响或者血液透析机故障。

**（二）气泡监测、血液监测及静脉血路夹**

气泡监测与血液检测都是通过射线来捕捉空气与血液的。静脉血路夹的作用是和气泡监测、血液监测联合使用的；当血路中存在的气泡到达气泡监测装置时，气泡监测发生报警红色指示灯亮起，静脉血路夹夹闭静脉管路同时血泵停止；血液检测一般在上机引血时，当从体内引出的血液到达血液监测装置时，血液监测发生报警红色指示灯亮起，静脉血路夹夹闭静脉管路同时血泵停止。

**（三）漏血装置监测**

漏血装置监测是用于监测透析器是否发生了破膜，导致血液进入透析液中。当透析器发生破膜时患者血液穿过破损的透析膜而进入透析液中，每分钟漏血量 >0.5ml 时，漏血监测装置发生报警，同时血泵停止转动，透析治疗停止并且阻止透析液进入透析器。

## 三、透析器

透析器的种类很多，透析器至今有一百多年的历史，是透析治疗最重要的部分。它的类型和作用如下所述。

### （一）透析器

透析器基本上可分为三类：平板型、蟠管型、空心纤维型。它由透析膜和支撑结构组成。三种类型中空心纤维型透析器是现阶段的主要类型，由聚碳酸酯材料铸造成型的外壳与空心纤维透析膜构成。

空心纤维型透析器的优点：大大提高清除效率；增加了血液与透析液的接触面积，同时减少了体外循环血量；耐压力强，破损率低，通常可耐受 500mmHg 的压力；透析结束后用 200ml 盐水回血后，透析器内残余血量通常不超过 1.0ml；通常成人透析器容量为 60~80ml。

### （二）透析膜

血液透析患者透析治疗效果的好坏与透析膜息息相关。

**1. 透析膜的分类**

（1）根据膜的材料分类：主要分为纤维素膜、改良或再生纤维素膜和合成膜。纤维素类透析器的缺点有超滤率低、生物相容性差等。高分子合成材料膜（如聚砜、聚丙烯腈膜）的优点有超滤性能好、生物相容性好等。

（2）根据超滤系数分类

①高通量透析膜：最大直径为 3.5nm，孔径平均为 2.9nm，具有高弥散和超滤能力。高通量滤过器超滤率为 20~60ml/（mmHg·h），尿素清除率为 185~192ml/min，肌酐清除率为 172~180ml/min，$\beta_2$-微球蛋白透析后下降率为 40%~60%。

②低通量透析膜：最大直径为 2.5nm，孔径平均为 1.3nm，清除小分子毒素能力强。低通量透析器超滤率为 4.2~8.0ml/（mmHg·h），尿素清除率为 180~190ml/min，肌酐清除率为 160~172ml/min，几乎不清除 $\beta_2$-微球蛋白。

**2. 常用透析膜的特性**

（1）天然高分子膜材料：主要是纤维素及其衍生物。优点是其原料易得，价格低廉；缺点是超滤率能力差、血液相容性差和中分子通透性差。此类膜材料主要有三种：铜氨纤维素、硝化纤维素和醋酸纤维素。

（2）合成高分子膜材料：主要有聚砜膜、聚酰胺膜、聚醚砜膜、聚碳酸酯膜、聚丙烯腈、聚乙烯醇及其共聚物膜、聚甲基丙烯酸甲酯膜及其共聚物膜和高截留相对分子质量透析器。

# 第三节　血液透析指征和诱导透析

现阶段血液透析技术已经逐步成熟，已成为肾脏替代治疗的最常用方法之一。同时，血液透析患者也要有信心，多去了解血液透析相关知识，积极配合医护人员，积极治疗。

## 一、血液透析指征

### （一）一般指征

成年非糖尿病肾病患者的肾小球滤过率 $< 10ml/（min \cdot 1.73m^2）$；糖尿病肾病患者肾小球滤过率 $< 15ml/（min \cdot 1.73m^2）$。这个指标并不是绝对的，即使患者指标达到上述标准，但如果患者尿量正常，无明显的水负荷，营养状况良好，机体内环境稳定，不影响日常生活，也可延缓肾脏替代治疗。

虽然肾小球滤过率 $> 15ml/（min \cdot 1.73m^2）$，但是慢性肾功能衰竭导致患者全身状态明显恶化，药物难以控制，出现下列情况之一时可提早透析。

（1）严重消化道症状：呕吐、食欲缺乏、营养不良、腹胀。

（2）尿量减少、体液负荷过重导致的肺水肿、心力衰竭、顽固性高血压。

（3）周围神经病变。

（4）药物治疗效果不佳的尿毒症贫血。

## （二）急性肾衰竭

急性肾衰竭是多种病因引起的急性肾功能损害，是临床常见的危重症之一，是一类病因各异且预后不同的疾病，可在数小时至数天内使肾单位调节功能急剧减退，以致不能维持体液电解质平衡和排泄代谢产物，从而导致高钾血症、代谢性酸中毒等一系列临床综合征。

鉴于急性肾衰竭是器官衰竭中少数能够痊愈的疾病之一，在诊断明确的前提下及早开始进行透析治疗，开展治疗的时机不局限于所谓的透析指征，积极争取肾功能的恢复。出现下列任何一种情况即可进行透析治疗，以最大限度地争取人、肾均存活。

（1）血清肌酐≥354μmol/L，或尿量＜0.3ml/（kg·h）持续24小时或无尿达12小时以上。

（2）血 $HCO_3^-$ ＜15 mmol/L。

（3）少尿在2天或 Scr 在400μmol/L。

（4）体液过多，如持续呕吐、烦躁或嗜睡、球结膜水肿、胸腔积液、心包积液、心音呈奔马律或中心静脉压升高。

（5）多脏器功能衰竭患者提倡肾脏替代治疗，即早期开始透析。

## （三）中毒和药物逾量

临床中遇到中毒和药物逾量时也可采用血液净化的方法进行治疗，一些相对分子质量较小的、水溶性、蛋白结合率低的药物或毒物可采用血液透析、腹膜透析、血液灌流和血浆置换清除。有下列情况之一的被认为是透析治疗的指征。

（1）相对分子质量较小、水溶性、蛋白结合率低、危及生命的毒物或药物，保守治疗无效，临床症状进行性恶化等，像醇类、四环素、异烟肼、丙酮、造影剂等。

（2）严重的中毒反应出现生命体征异常。

（3）血药浓度已达到致死剂量。

（4）因中毒严重或患有慢性疾病，药物正常排泄障碍。

（5）药物代谢后产生毒性更大的物质或发生延迟性中毒的物质。

（6）可能致死的药物存留在消化道而继续被吸收。

（7）中毒者原患有慢性支气管炎、肺气肿，加重了昏迷的危险。

## 二、诱导透析

临床中慢性肾功能衰竭患者用非肾脏替代治疗方法无法继续维持生命时，即要考虑采纳透析疗法，患者从未经血液透析治疗过渡到规律性透析阶段，其中所涉及的慢性肾衰竭的透析标准以及如何过渡到规律性透析的过程称为诱导期。

大部分患者对透析知识缺乏，首次透析均表现出不同程度的紧张、焦虑甚至恐惧，甚至强烈的情绪反应会刺激机体产生一系列病理反应。诱导透析主要目的是降低透析效率，增加透析频率，从而使血浆渗透压缓慢下降，使患者机体内环境处于相对平衡状态，患者能缓慢适应血液透析治疗，把相关的不良反应降到最低，并且平稳、安全渡过诱导期。

在透析过程中清除溶质的同时也会引起血浆渗透压明显下降，但是细胞内液、脑脊液（包括组织间液）渗透压下降过程缓慢，这样就导致在血浆与其他体液之间有渗透梯度的形成，导致体液重新分布，临床上可能出现一系列的症状像恶心、呕吐、头痛、血压增高、抽搐、昏迷等，即所谓"透析失衡综合征"，严重者可危及患者生命，因此诱导透析非常重要。

常规进行血液透析治疗之前首诊血液透析患者应充分向医护人员表

述自己的基本病情，如年龄、性别、原发病以及自身是否害怕和担心自己愈后情况，还包括自己对疾病的认识和对透析治疗的态度。除基本病情外其他病情也要向医护人员叙述，如有无出血倾向、水肿、腹水、心包积液、视力障碍、运动障碍、感觉异常及意识和精神异常等，还应叙述有无其他伴随症状，如冠心病、肝病等。透析前常规进行感染八项的检查、胸部 X 线片及血气分析等。医师会根据患者的全面信息（病史、症状、体征及各种实验室材料）综合分析，制定出诱导透析方案。

诱导透析原则是在患者能够耐受的条件下进行小剂量、短时间、多次数的透析，逐渐过渡到常规血液透析治疗阶段。这样做的目的是最大限度地降低渗透压梯度对血流动力学的影响和导致水的异常分布，这是导致诱导期患者死亡的重要原因。

为了减少患者的不适症状以及降低死亡率，可使用小面积低效率透析器，首次常使用透析器膜面积为 $0.7 \sim 0.8 m^2$ 的空心纤维型透析器，血流量为 $100 \sim 150 ml/min$，也可适当减少透析液流量，超滤量视患者的病情以及水肿程度决定；多次短时透析，首次透析治疗时间要根据患者血浆生化指标（如 BUN）和血浆渗透压决定，还应考虑患者年龄和心血管功能状况。最好首次透析 2 个小时，第 2 天再透析 3 个小时比较稳妥，肌酐或尿素氮的下降幅度应限制在 30% 以内，通过 $2 \sim 3$ 次频繁而短暂的透析逐渐过渡到常规透析治疗。

# 第三章 血管通路——动静脉内瘘

提到"血管通路"这个词汇，大家可能会觉得陌生，血管通路对于血液透析患者至关重要，被誉为血液透析患者的"生命线"。为什么会说血管通路是血液透析患者的生命线呢？首先，我们要了解血液，血液的主要成分为血浆、血细胞、遗传物质，是一种特殊的结缔组织，血液中含有各种营养成分，如无机盐、氧以及细胞代谢产物、激素、酶和抗体等，有运输、调节人体温度、防御、调节人体渗透压和酸碱平衡的功能。简单地说，人体的血液通过血管流通至全身的各个部位，来维持身体各项功能的正常运行。血液透析是通过清除血液中多余水分及毒素(毒素是通过物理、化学和生物学等实验方法，对人体的血液、体液、分泌物、排泄物、细胞取样和组织标本等进行检查。如肌酐、尿素氮、钾等，超出正常值时表明毒素水平增高，详细内容请见本书"第七章血液透析患者的相关检查"。)来达到对急慢性肾功能不全患者进行治疗，那么必然需要一个能够支持完成血液透析的良好通路，血管通路的重要性就显而易见了，无论是急性还是慢性肾功能不全的患者都应该认识和了解血管通路。

## 第一节 自体动静脉内瘘的概念及意义

自体动静脉内瘘是血液透析患者首选的血管通路，作为首选的血管通路，自体动静脉内瘘建立的时机、建立前的自我准备、建立中的手术配合、建立后的自我锻炼以及内瘘建立后的长期自我护理等，对于血液透析患者来说都是至关重要的。血液透析患者都应结合自身的情况对自己的内瘘进行自我管理和维护，这样会极大地延长内瘘的使用寿命，进而达到充分且高效的血液透析疗效。

自体动静脉内瘘是血液透析患者的最优选择，首先要知道什么是自体动静脉内瘘。自体动静脉内瘘是通过外科手术，吻合人体的外周动脉和浅表静脉，使得动脉血液流至浅表静脉，静脉血管动脉化（动脉化表现为血管壁变厚、血液流量变快、血管震颤及搏动），达到血液透析所需的血流量要求，同时满足血管直径及深度便于血管穿刺，从而建立血液透析体外循环。

简单地说就是医生通过外科手术的方式，选择合适的动、静脉进行吻合，从而能够使表浅的静脉有足够的动脉血流量用于血液透析。如果要达到上述使用要求，那么我们就应该知道内瘘建立的时机、手术的适应证和禁忌证、手术部位和血管的选择、围手术期的功能锻炼、内瘘的使用标准、手术后的功能锻炼以及自我维护、内瘘相关并发症以及内瘘使用后自我居家维护。

# 第二节　自体动静脉内瘘建立前的自我须知

自我准备其实是患者了解自身状况的开始，自体动静脉内瘘的建立我们要知道从什么时候建立、建立需要哪些准备、建立有哪些适应证和禁忌证。

## 一、慢性肾脏病的分期及血管通路建立的时机

在认识动静脉内瘘之前，首先要了解肾脏疾病，慢性肾脏病是一个重大的世界性公共卫生问题，慢性肾脏病会逐渐进展到终末期肾病（ESRD）。不论造成肾脏损害的基础疾病是何种，一旦发生了比较明显的肾脏损害，肾脏损害就会恶化。伴随着肾脏病情的逐渐恶化，无论选择何种肾脏替代疗法，我们早期都应该进行肾脏替代疗法之前的充分准

备，即血管通路的建立。

慢性肾脏病（CKD）的定义是指肾脏损伤或肾小球滤过率（GFR）$<60ml/$（$min \times 1.73m^2$）持续 3 个月以上的肾损害。肾脏损伤（肾脏结构或功能异常）≥3 个月，可以有或无 GFR 下降，可表现为：病理学检查异常；肾损伤的指标阳性，包括血、尿成分异常或超声、X 线、CT 等影像学检查异常；GFR $<60ml/$（$min \times 1.73m^2$）≥3 个月，可以有或无肾脏损害的指标。在此重点说一下，肾损伤是一个不可逆的过程，一旦发生肾损伤是无法进行自身修复的。

肾脏就像是一个滤器，肾脏（肾小球）的功能通过肾小球滤过率来反映，肾小球滤过率是评价肾脏功能的最好指标。肾脏疾病的严重性、预后、并发症以及用药剂量等均与肾小球滤过率水平有关。当然任何疾病的发生都是有其病理过程的，肾脏病在不同的时期有着不同的特征。

慢性肾脏病分为 5 期（表 3 - 1）。1 期和 2 期是肾功能不全代偿期。1 期主要的治疗方案是确立诊断，治疗原发病，防止并发症，减少发生脑血管疾病的危险因素；2 期积极治疗原发病，评估与延缓进展，治疗并发症；3 期是氮质血症，主要治疗方案同样要评估与延缓进度，积极治疗并发症；4 期属于肾功能衰竭期，肾脏已发生不可逆的损伤，此时需要做好肾脏替代疗法的准备，即血管通路的建立，此时是建立自体动静脉内瘘的最好时机；5 期为尿毒症期，该时期的患者需要进行血液透析治疗。

表 3 - 1  慢性肾脏病分期

| 分期 | 描述 | GFR $<60ml/$（$min \times 1.73m^2$） |
| --- | --- | --- |
| 1 期 | 肾损害：GFR 正常或上升 | ≥90 |
| 2 期 | 肾损害伴 GFR 轻度下降 | 69 ~ 89 |
| 3 期 | GFR 中度下降 | 30 ~ 59 |
| 4 期 | GFR 重度下降 | 15 ~ 29 |
| 5 期 | 肾衰竭 | <15 |

为什么说慢性肾脏病4期是建立自体动静脉内瘘的最好时机呢？首先，慢性肾脏病4期肾脏已经发生了不可逆的损伤，而且肾脏的损伤还在不同程度地继续恶化，肾衰竭的发生是必然的，此时必须要做好血液透析血管通路的准备；其次，能够用于血液透析的自体动静脉内瘘是利用动静脉血管吻合而成的成熟的内瘘。然而自体动静脉内瘘瘘管成熟一般需要8～12周的时间，慢性肾脏病发展到5期时已经达到了必须要血液透析的阶段，所以需要在慢性肾脏病4期时做好内瘘准备。

## 二、内瘘手术的适应证和禁忌证

在已经明确要实施内瘘手术后，首先要知道自身是否适合实施内瘘手术。任何形式的手术都会有适应证和禁忌证，同样内瘘手术也有，在进行内瘘手术前，手术医生会进行充分的评估，来确保手术是否可以实施以及手术后内瘘的成功率。

### （一）适应证

自体动静脉内瘘适用于慢性肾衰竭需要长时间血液透析治疗的患者。

（1）诊断慢性肾衰竭，eGFR 小于 25ml/min，并预期3～6个月内需要实施血液透析治疗的患者，应实施自体动静脉内瘘术。

（2）手术部位血管条件良好，无血管狭窄、血栓等影响血流量的情况；手术部位皮肤无明显大面积瘢痕，手术部位无运动障碍，达到内瘘手术的标准。

（3）患者前臂 ALLEN 试验（图3－1）阴性：术者用双手同时按压前臂桡动脉和尺动脉，嘱患者反复握拳和张开手指5～7次至手掌变白，后松开对尺动脉的压迫，继续保持压迫桡动脉，进而观察手掌颜色的变化，手掌颜色在5秒之内迅速变红或恢复正常；重复上述操作把松开尺动脉改为松开桡动脉保持压迫尺动脉，观察手掌颜色在5秒钟之内恢复，即ALLEN试验阴性，表明存在良好的侧支循环。相反，若手掌颜色在5秒后仍为苍白，即ALLEN试验阳性，表明手掌侧支循环不良，禁做内瘘手术。

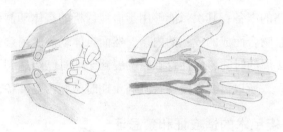

图3-1 ALLEN试验

（4）老年、糖尿病、系统性红斑狼疮以及合并其他脏器功能不全的患者，更应尽早实施自体动静脉内瘘术，给予内瘘充分的成熟时间，利于内瘘的长期使用。

**（二）禁忌证**

内瘘手术不可能适用于任何人，同样也存在绝对的禁忌证。

（1）左心室射血分数小于30%。

（2）四肢近端大静脉或中心静脉存在严重狭窄、明显血栓或因邻近病变影响静脉回流，且不能纠正。

（3）患者前臂ALLEN试验阳性，禁止行前臂动静脉内瘘术。

除了这些绝对的禁忌证也存在一些相对禁忌证，这部分人群可根据自身的情况来选择是否进行内瘘手术。

（1）预期患者存活时间短于3个月。

（2）心血管状态不稳，心力衰竭未控制或低血压患者。

（3）手术部位存在感染。

（4）同侧锁骨下静脉安装心脏起搏器及静脉导管。

（5）未纠正的严重凝血功能障碍。

此类患者实施内瘘手术后，可能会出现手术失败、手术后血流量不够从而影响使用，严重者可能会出现一系列内瘘相关并发症。

自体动静脉内瘘属于永久性血管通路，除了评估患者做内瘘手术前必须要评估的适应证和禁忌证外，还需要评估患者病史（中心静脉置管史、外周血管穿刺史、血液路径建立史、起搏器安装史、严重充血性心力衰竭史、瓣膜病或假体植入史、上臂及颈部胸部手术或外伤史、糖尿病史，凝血性疾病史）、是否考虑肾移植、哪一侧是惯用手等方面。术前应对心脏、肺脏、肝脏等重要脏器功能和循环血流动力学状态进行充分评估及检测血常规、凝血指标，评估凝血功能等也是非常有必要的。

## 第三节 自体动静脉内瘘的手术配合

### 一、手术部位、吻合血管和吻合方法的选择

#### （一）手术部位的选择

自体动静脉内瘘主要的手术部位有：首选前臂腕部桡动脉－头静脉内瘘；其次为腕部尺动脉－贵要静脉内瘘；前臂静脉转位内瘘；肘部内瘘；下肢内瘘等。

自体动静脉内瘘在临床中首选腕部桡动脉－头静脉内瘘，是因为它相较于其他内瘘有不可忽视的优点：①更容易建立，穿刺更方便，更易于护理；②保护更多近端血管以备今后建立其他血管通路；③并发症少，特别是"窃血"并发症发生率低，成熟的内瘘血管中血栓和感染率发生低。

内瘘建立不建议采用下肢做内瘘，主要是因为下肢动、静脉位置较深，两者距离较远，吻合后静脉充盈不良，不便于穿刺，而且影响日常活动，蹲、坐时会影响下肢循环，而且极易使血流受阻，易形成血栓，

感染发生率高。因此，自体动静脉内瘘的手术位置多选择上肢。

### (二) 吻合血管的选择

相对于内瘘建立的部位，自身的血管条件更是内瘘能否建立的关键，内瘘建立的动脉选择标准如下所述。

(1) 两上肢的动脉压差不得超过 20mmHg，如大于 20mmHg，提示动脉有狭窄可能，需进一步检查。

(2) 动脉血管弹性好，血流充足，动脉腔直径要大于或等于 1.5mm。

(3) 掌动脉弓血流是否通畅。

内瘘的静脉选择标准如下所述。

(1) 静脉血管弹性好，表浅且直，静脉腔直径大于或等于 2.0mm，用于移植血管内瘘的静脉内腔直径大于或等于 3.0mm。有研究证明，静脉直径大于 2.0mm，造瘘术后 3 月其开通率为 76%，而小于 2.0mm 的开通率只有 16%。

(2) 静脉径路没有节段性狭窄或阻塞。

(3) 上肢深静脉系统通畅。

(4) 没有同侧中心静脉狭窄或阻塞。

中心静脉狭窄或阻塞的评估，除了静脉造影外，亦可采用相对无创的 CT 血管造影或静脉 B 超间接评估，其中 B 超的特异性可高达 90%，敏感性达 81%。如果头静脉远心端充盈明显，近心端充盈不明显，要特别注意近心端血管是否存在硬化甚至闭塞，有时通过触诊就能发现，如有困难，可行 B 超检查或静脉造影。只注意手术部位的静脉状况，而不对静脉整个回流系统进行全面评估，也是造瘘失败的重要原因。

总之，自体动静脉内瘘的术前评估，除了详细病史和体检外，血管彩超的常规应用极大提高了自体动静脉内瘘成功的比例，结合血管彩超的应用也会极有利于内瘘血管的长期维护。

### （三）内瘘血管吻合方法

自体动静脉内瘘吻合手术是将动、静脉吻合在一起，就如同有两根水管，一条叫做动脉，另一条叫做静脉，想要静脉的水管里有动脉的"水"，那么就必须要将二者结合在一起。目前自体动静脉内瘘主要有三种吻合方式：端端吻合、端侧吻合、侧侧吻合。虽然自体动静脉内瘘有三种手术吻合方式，但是经过长时间的临床应用，临床发现这三种手术吻合方式并不完美，有着各自的优缺点。

**1. 端侧吻合（图 3 – 2）**　　经过临床使用对比发现，端侧吻合的方式更有利于临床应用。端侧吻合是将选择好用于手术的静脉切断，再将用于手术的动脉切一开口，最后将切断的静脉一端放入切开的动脉中，用外科手术缝合，这样就会使动脉血充盈静脉，使得静脉动脉化。采用端侧吻合的优点如下：①

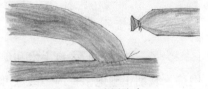

图 3 – 2　端侧吻合

较少影响动脉原有解剖结构；②不会使静脉产生远端静脉高压；③内瘘血流量充足，常有桡动脉及尺动脉双重供血；④远端"窃血"情况亦少见。

**2. 端端吻合（图 3 – 3）**　　端端吻合是分别将动脉血管和静脉血管切断后在相邻较近的地方进行外科手术吻合。这种方法的优点是动静脉相距较远时也可进行吻合，不会发生"窃血综合征"和手背静脉高压、扩张；缺点是破坏了动脉解剖的延续性。术前要做 AL-LEN 试验，了解掌深弓和掌浅弓交通血流情况，如试验阳性，则不宜做端端吻合手术，术后可能会造成手部供血不足，影响手部功能。

**3. 侧侧吻合（图 3 – 4）**　　侧侧吻合即动脉血管侧壁和静脉血管侧壁切开后，侧壁相互吻合。就比如将相邻的一条动脉水管和一条静脉水管，在相邻处分别切开侧壁，切开后两个切口的上、下分别用外科手术缝合在一起，使动脉血管和静脉血管相通，从而形成瘘口。该种手术吻合方式要求被选择的血管相间距要近，相距较远无法进行手术。

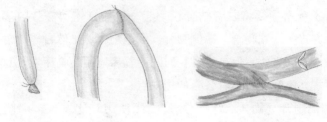

图 3 - 3　端端吻合　　　　　图 3 - 4　侧侧吻合

## 二、围手术期的配合

为了自体动静脉内瘘手术和促进内瘘的成熟，我们需要有效的功能锻炼。长期正确地坚持内瘘锻炼可以促进内瘘的成熟，便于穿刺，减少穿刺时的疼痛，减少内瘘相关并发症的发生，极大地延长内瘘的使用寿命。内瘘手术在不同的阶段有着不同的锻炼方式，下面主要介绍围手术期内瘘的锻炼方法。

什么是围手术期呢？围手术期是指围绕手术的一个全过程，从患者开始接受手术治疗开始，至手术治疗基本康复，包含手术前、手术中及手术后的一段时间。这里的围手术期指的是在手术开始前至手术结束后一个月内的内瘘锻炼方法。

### （一）内瘘术的注意事项

我们以前臂腕部桡动脉 - 头静脉内瘘术为例来介绍围手术期患者的锻炼方法。内瘘手术多选用非惯用侧手臂，这样做的目的是尽量不影响术后患者日常活动，也有利于内瘘的保护。由于非惯用手血管条件可能受限，所以在内瘘手术前 1 ~ 3 个月（慢性肾脏病 4 期）进行功能锻炼使血管充盈；手术前 2 周内禁止在将要实施动静脉造瘘手术侧肢体测量血压、静脉采血、行动脉或静脉穿刺、输液等，同时前臂表面皮肤禁止行任何针刺或置管等，以保护血管为动静脉内瘘术提供良好的血管条件。

术前注意保护造瘘侧手臂皮肤的清洁，维护造瘘侧血管和皮肤的完整性，避免造成外伤导致皮肤溃烂，也切勿抓伤、碰伤皮肤，以防止术后感染的发生。饮食也是动静脉内瘘手术成功不可缺少的一环，患者应低盐、低磷、优质蛋白、高热量、高维生素饮食，避免食用过甜或油腻食物，少食动物内脏，控制钠盐的摄入。正确且优质的饮食有利于手术后机体的修复，提高机体的抵抗能力。

动静脉内瘘形成术后，禁止在内瘘侧肢体测量血压、抽血、输液、输血，内瘘侧肢体衣袖不可过紧，手术后患者要学会自我观察伤口处有无渗血、渗液，防止受压，站立时可以用三角巾托起内瘘侧前臂，术肢手腕超过心界；平卧时可用软枕垫高，禁止向手术侧侧卧，术侧肢体注意保暖，保持术侧血液循环通畅，防止指端肿胀。可适当抬高术侧肢体，做轻微肢体活动，目的是促进静脉回流，减轻水肿。

### (二) 术前锻炼

内瘘术前的锻炼方法和术后锻炼法一样，区别在于术前锻炼用于血管条件较差的患者，术后锻炼是为了促进内瘘成熟。对于糖尿病肾病患者来说，血管条件差应尽早做功能锻炼。糖尿病肾病发展较快、糖尿病血管愈合差等，都是影响动静脉内瘘术成功的障碍。

术前锻炼一般提前 1~3 个月，糖尿病患者应更早锻炼，糖尿病肾病患者应在慢性肾脏病 2 期做功能锻炼。锻炼方法一般为抗阻锻炼，分为抗外界阻力和抗自身阻力。抗外界阻力锻炼有握弹力球和拉皮筋锻炼；抗自身阻力锻炼为上臂加压握拳锻炼。

**1. 握弹力球锻炼（图3-5）**　手掌握弹力球数 1、2、3、4；缓慢

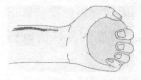

**图 3 – 5　握弹力球锻炼**

放开数 1、2、3、4，再次握弹力球数 1、2、3、4；如此反复锻炼 10 ~ 15 分钟，每天 3 ~ 4 次。

**2. 拉皮筋锻炼（图 3 – 6）**　将皮筋一头固定牢靠，另一头手握住数 1、2、3、4；缓慢放开数 1、2、3、4，再次握住皮筋数 1、2、3、4；如此反复锻炼 10 ~ 15 分钟，每天 3 ~ 4 次。

**3. 上臂加压握拳锻炼（图 3 – 7）**　用手或止血带轻压上臂至静脉适度扩张充盈，做握拳锻炼，每次握拳 3 ~ 4 秒，松拳 3 ~ 4 秒，再次握拳，如此循环为一小节，每次 10 ~ 15 分钟，每天 3 ~ 4 次。

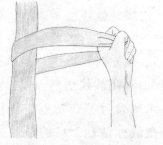
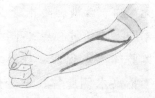

**图 3 – 6　拉皮筋锻炼　　图 3 – 7　上臂加压握拳锻炼**

### （三）术后注意事项及锻炼方法

**1. 术后 1 ~ 3 天**　术侧肢体向上抬高约 30°，每次在空中停留时间约为 6 秒，每次运动时间为 10 ~ 15 分钟。术后 24 小时后可轻轻活动指尖做指尖运动、轻轻握拳做握拳运动等。

（1）指尖运动：第一种方法可将内瘘侧手指放在桌面上模拟弹钢琴的动作（图 3 – 8）；第二种方法以拇指为中心，其余四指分别做对指动作（图 3 – 9）。

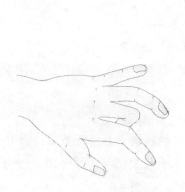

**图 3 – 8　模拟弹钢琴运动**　　　　**图 3 – 9　对指动作**

（2）握拳运动：将手掌直立，伸直五指，向大拇指的方向进行运动。锻炼的强度应量力而行，如果在锻炼过程中出现明显的疼痛，可根据实际情况抬高术肢，避免过度牵拉加剧疼痛。

**2. 术后 3 ~ 7 天**　术后 3 ~ 7 天可做握拳运动和腕部关节运动，目的是促进静脉回流，减轻水肿，促进内瘘成熟。

（1）腕部运动：手心向下将前臂置于桌子边缘，将手部悬空放置，逐渐向上抬起后回落至于桌面平齐（图 3 – 10a）；手心向上、向身体方向缓慢抬起（图 3 – 10b）；手心向下，做开门把手的动作，直到手心向上（图 3 – 10c）。

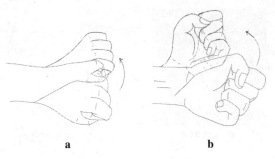

a　　　　　　　　　　　　b

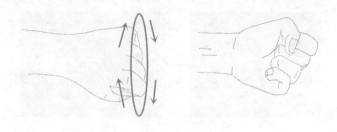

c

图 3－10　腕部运动

（2）握拳运动：术侧肢体在自然状态下，缓慢握拳，数 1、2、3、4；后五指伸展，数 1、2、3、4，如此反复练习，每次 10~15 分钟，早晚各一次。

**3. 术后 7~14 天拆线**　术后 7~14 天或拆线以后可做稍大力度的握拳锻炼或做术侧手捏橡皮圈运动，目的是促进内瘘的成熟。

（1）方法一：术侧手缓慢捏橡皮球（图 3－11），数 1、2、3、4；缓慢放开，数 1、2、3、4，再次捏橡皮球数 1、2、3、4；如此反复锻炼 10~15 分钟，每天 3~4 次。

（2）方法二：在术后 2 周术侧上臂做加压阻断训练（图 3－12），用手或止血带轻压上臂至静脉适度扩张充盈，做握橡皮球练习，握拳、压迫、松拳为一小节，每次 10~15 分钟，每天 3~4 次。

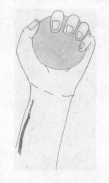

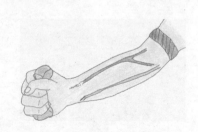

图 3－11　捏橡皮球锻炼　　　图 3－12　加压做阻断训练

以上功能锻炼为围手术期的常规锻炼方法，但每位患者需根据自身血管条件和术后恢复的不同，选择不同的功能锻炼方式、锻炼程度及锻炼时间。患者应学会每天检查内瘘是否通畅，能否触及震颤，听到杂音。动静脉内瘘的成熟最佳时间为 8~12 周，每位患者应做好 3 个月的锻炼计划，为生命线的长久使用与健康打好基础。内瘘需要每位患者长久不间断地进行功能锻炼，才能延长内瘘的使用寿命。

# 第四节 自体动静脉内瘘的使用时机与方法

自体动静脉内瘘手术实施后，内瘘血管需要经过一段时间的充盈扩张后才可以使用，临床使用中，我们称之为内瘘的成熟期。内瘘达到成熟的标准才可以应用于临床血液透析，一般在内瘘手术后 6 周开始做内瘘评估。

## 一、自体动静脉内瘘的使用时机

自体动静脉内瘘成熟怎么去判断？一般采取两种方式：一种为物理检查，分为视、触、听；另一种为辅助检查，即多普勒超声检查。

**1. 物理检查**

（1）视：瘘体段静脉走向平直，表浅，易穿刺。

（2）触：血管粗细均匀，有足够可供穿刺的区域，瘘体血管壁弹性良好，可触及震颤，无搏动增强或减弱、消失。

（3）听：内瘘吻合口震颤良好，无异常增强、减弱或消失。

**2. 辅助检查**

多普勒超声下，内瘘瘘口自然流量大于 500ml/min，血管内径大于等于 5mm，血管距皮深度小于 6mm。

内瘘成熟满足物理检查和超声检查以外，还要在血液透析时易于穿刺，提高穿刺成功率，透析过程中可以提供充足的血液流量，在透析时实际的血泵流量达到 200ml/min 以上，同时可以满足每周三次以上的血液透析治疗。

自体动静脉内瘘的成熟期为 8～12 周，内瘘的成熟需要足够的时间才能够得以实现。其实内瘘的成熟就是为了使用，所以有足够穿刺区域、便于穿刺和减少穿刺不成功带来的疼痛以及利于医护人员对内瘘能够进行长期的使用规划，是内瘘成熟最终的目标。我们做到长期有规划地使用内瘘，对于患者来说是至关重要的。有规划地使用内瘘血管，会极大地提高血管的使用寿命，减少内瘘相关并发症的发生，提高血液透析的充分性。足够成熟的内瘘才可以做到充分的血液透析治疗。

以上我们主要介绍了成熟的内瘘，当然也同样会存在内瘘手术失败而无法应用于血液透析的内瘘，一般在内瘘手术后 12 周发育不成熟，内瘘穿刺困难或动脉血流量不足，无法应用于血液透析的内瘘，则为内瘘手术失败。要避免内瘘手术失败，患者自身要做到勤观察、勤锻炼、勤随访。掌握内瘘成长阶段，定期评估成熟情况。一般在术后 6 周做内瘘评估，如有问题早发现、早处理。

## 二、自体动静脉内瘘的使用方法

### (一) 穿刺

通过术后锻炼达到内瘘成熟的标准，才能保证穿刺的顺利进行。怎么穿刺是我们必须要考虑的，合理的穿刺方法才能够保证内瘘的长期使用。我们常说内瘘是"生命线"，"生命线"的长期使用才能够保障透析的顺利进行，这和患者的生命息息相关的。

现阶段穿刺的方法有两种：一种为"绳梯穿刺"，另一种为"扣眼穿刺"（图 3–13），这两种各有利弊。通常来说瘘体也就是可穿刺的血管，它的长度大于 10cm 我们就选用绳梯穿刺方法；小于 10cm 没有足够的穿刺区域选用扣眼穿刺方法。当然任何穿刺方法的实施都是在内瘘成熟后进行的。

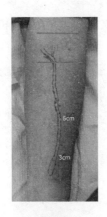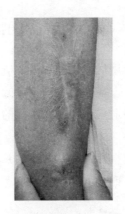

绳梯穿刺方法　　　　扣眼穿刺方法

图 3 – 13　穿刺方法

## (二) 拔针

拔针后按压的力度以穿刺针眼不出血同时保证内瘘的通畅、搏动、震颤存在为准。穿刺针拔针以后，穿刺针眼贴创可贴，24 小时内不要热敷、揉搓、清洗和洗澡；如有污垢可以用碘伏擦去污垢后再贴上创可贴，更换创可贴的前提是针眼处已经止血。止血的时间为 15 ~ 30 分钟，但考虑到内瘘血管内压力大、糖尿病等因素，所以压迫时间延长到 1 ~ 2 小时，期间不可揉搓穿刺处、牵拉压迫点，以免造成出血，可每隔 15 ~ 30 分钟将压迫力度放松一次。压迫力度完全释放后可更换创可贴，解开创可贴时动作要轻柔防止把血痂揭开造成出血。如果出血并且速度快，说明针眼重新打开，这时候要重新压迫针眼，重新观察压迫力度和压迫时间；如果出血少，说明只是皮肤表面出血，一般可自行止血，消毒后可重新贴创可贴。

# 第五节　自体动静脉内瘘并发症的处理及养护

内瘘建立使用后，伴随着内瘘应用于血液透析，就会出现一系列相关问题。内瘘并发症会影响到内瘘的使用寿命，延长内瘘使用寿命的最佳方式就是要规避内瘘相关并发症的出现，以及要正确、及时、准确地处理。

以下将介绍自体动静脉内瘘的并发症，主要从病因、临床表现、处理方法、预防等四个方面进行介绍。

## 一、出血与渗血

出血与渗血的问题会贯穿于内瘘使用的各个阶段，但是发生率并不高。

### (一)内瘘早期出血与渗血

早期在内瘘手术后 24 小时内就可能会发生出血和渗血的情况，如内瘘发生少量渗血和出血可进行局部轻压止血，此情况需要医生进行判定及处理，患者自身不可随意压迫，以免造成内瘘堵塞，导致内瘘手术失败。

如果出现内瘘出血或渗血较多，应立即打开手术切口，检查出血的部位，寻找出血的原因。若吻合口出血，需要缝合止血治疗；若吻合口缝合严密，伤口却持续性弥漫性出血，提示此情况与患者本身的凝血功能及使用肝素情况有关。为避免此种情况的发生，手术前应对患者的凝血功能做好充分评估，避免在手术当日进行透析治疗。在手术前进行透析治疗时可以无肝素透析治疗，以免因肝素使用导致凝血功能异常从而引起出血情况的发生。

### (二)内瘘晚期出血与渗血

晚期在内瘘穿刺使用的过程中，也会出现出血和渗血的情况，例如：内瘘过早地使用，内瘘的成熟期为 4～6 周，最佳的使用时间为 8～12 周。但是由于自身情况的不同，部分患者内瘘过早使用，由于内瘘的血管壁薄弱、内瘘穿刺困难、内瘘穿刺方法不当、反复穿刺就可能会引起出血和渗血的情况发生；穿刺后压迫止血不充分，内瘘穿刺行血液透析结束后需压迫止血 20～30 分钟，不少于 20 分钟。对于凝血功能较差的患者要延长压迫止血的时间，拔针后要准确按压穿刺点，以免造成皮下出血、血肿。患者自己要随时观察穿刺部位有无出血，若出血及时按压止血。

内瘘动脉瘤破裂，在内瘘穿刺使用的过程中，部分患者因自身血管或穿刺问题会形成动脉瘤。较大的动脉瘤瘤壁较薄，极易引起破裂出血。对有破裂出血危险的动脉瘤应高度重视及做好提前处理，若动脉瘤破裂出血要立即压迫，及时就医，手术止血。

肝素使用计量过大会使凝血时间延长，出血风险加大，透析要准确使用肝素，切记不可过量使用肝素。

以上情况都会引起内瘘出血或渗血的情况发生，患者及家属要切记发生出血和渗血问题要及时寻求医生的帮助，勿要私自处理，以防内瘘失功。

## 二、感染

自体动静脉内瘘感染的发生率较低，并不常见（图 3 - 14）。

### （一）原因

主要是透析患者高龄、营养不良、免疫功能低下、贫血、糖尿病、反复穿刺及无菌操作不严格。

### （二）临床表现

透析患者发生感染后，根据感染程度的不

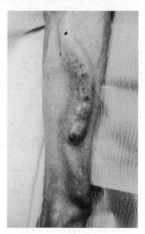

图 3 - 14 感染

同，可分为局部感染和全身感染。

局部感染表现：表浅的皮肤炎症、蜂窝织炎或脓肿形成，局部皮肤红、肿、热、痛，可有脓性或血性渗出液。当炎症侵犯到血管壁后导致血管壁破裂出血，局部炎症也可能会导致内瘘血栓形成，从而引起内瘘血管闭塞。

全身感染表现：毒血症和菌血症，是由于细菌和毒素入血引起的，透析后会出现发热，之后会持续性发热。严重者会伴有寒战或大汗，全身情况恶化，查血常规白细胞升高，血培养呈阳性。

## （三）处理

（1）当局部感染时，要暂停使用内瘘，改用其他临时性血管通路，以免内瘘感染引发全身感染。当感染后有脓肿形成，要及时切开引流，应用抗生素治疗；但是如果局部感染有破溃大出血危险时，在感染病灶两端正常血管处结扎内瘘，在控制感染后，在肢体的近心端重新建立内瘘。局部感染的治疗要点是及时消除炎症，避免炎症持续发展导致全身感染。

（2）全身感染适当使用抗生素治疗，用药前常规做血培养及药物过敏试验；局部感染无菌血症者，静脉使用抗生素 2～4 周；有菌血症而无感染并发症者，抗生素静脉治疗 4 周；合并有心内膜炎、败血性血栓、脓肿、败血性关节炎等患者，需静脉使用抗生素 4～6 周，有骨髓炎时则需 6～8 周；若持续感染不能控制时则需手术切除内瘘。

## （四）养护

（1）患者自身保持良好的卫生习惯，内瘘感染的预防大于治疗，做好内瘘侧肢体皮肤清洁。

（2）医护人员操作时要严格无菌操作，操作时佩戴口罩、帽子、戴手套；穿刺侧肢体下铺无菌治疗巾；穿刺时不固定一个穿刺点反复穿刺，采取绳梯式穿刺或纽扣式穿刺，避免区域性穿刺。

## 三、血栓形成

血栓形成是内瘘最常见的并发症（图3－15）。血栓形成会导致通道狭窄或闭塞，也是自体动静脉内瘘失功的主要原因。在手术后4周内形成的血栓，称为早期血栓形成；4周以后形成的血栓，称为晚期血栓形成。

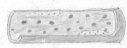

图3－15　血栓

### （一）血栓形成的原因

**1. 早期血栓形成的原因**

（1）自身血管条件差

①患者高龄、高血压、糖尿病、长期药物治疗、反复静脉穿刺、全身营养状态差等一系列因素导致血管硬化或破坏；

②患者静脉较细，直径小于2.0mm；

③糖尿病患者合并周围血管病变的患者，在内瘘手术后容易发生血栓形成；

④血栓性静脉炎患者，引起静脉近心端狭窄或闭塞。

（2）手术技术原因

①内瘘手术过程中操作粗暴，引起血管痉挛，损害内瘘内膜；

②内瘘吻合时动静脉对位不良，吻合口扭转，吻合口过小，致静脉流出道扭曲，静脉瓣接近吻合口；

③手术缝合导致吻合口狭窄。

（3）其他

①内瘘包扎过紧，局部受到血肿压迫；

②患者体位不当，压迫内瘘侧肢体；

③静脉注射高渗药物；

④患者低血压、超滤过多或腹泻等原因导致有效循环血容量不足；

⑤患者血液高凝状态。

**2. 晚期血栓形成的原因**

（1）内瘘过早使用。

（2）内瘘作为血液透析长期使用的血管通路，因为长期反复穿刺或同一部位反复穿刺，造成血管壁损伤。

（3）血液透析拔针后压迫止血的方式不当，绑带包扎过紧，穿刺部位压迫时间过长。

（4）低血压：人体正常情况下循环血量和血管容积是相对稳定适应的。在血液透析时由于超滤作用，患者体内所潴留的水分排出体外，伴随血流动力学的改变，患者全身血容量减少，出现低血压。而组织间隙的水分不能及时补充到血管血液中，血液的黏稠度会随之增高，若超滤过多引起低血压，心排出量减少会导致内瘘低血流量和血流缓慢，进而诱发血栓形成。

（5）静脉内膜增生：因为血流动力学的原因，靠近吻合口的静脉段受到动脉血流的冲击，会造成内膜损伤，而血小板和纤维素在血管腔内壁沉积，导致血管内膜增生和狭窄。

（6）其他：贫血纠正过快，纠正贫血时使用大量的红细胞生成素或者大量多次输血，会使血管内容积迅速升高，加重血栓形成的危险；患者自身处于高凝状态；在内瘘侧手臂静脉注射或输液，不但会破坏内瘘血管，更会引起静脉血栓形成，内瘘在非抢救的紧急状态外，禁止注射、输液、抽血。

**（二）血栓的临床表现**

（1）在内瘘血栓形成不同部位会有不同的临床表现，当内瘘吻合口形成血栓时，内瘘的搏动、震颤和血管杂音会减弱或消失。

（2）血液透析时血流量不足，在透析时血泵调到正常血流速度时，内瘘无法维持正常血液透析或出现透析机动脉压力报警，动脉血路内出现气泡，动脉壶出现血沫。

（3）在血液透析的过程中血流量不足，血泵转动产生负压刺激血管壁，可能会导致血管周围缺血性疼痛。

（4）当内瘘静脉近心端血栓形成，血液回流受阻，透析时静脉压力会升高，静脉回路的血液颜色会变暗，透析再循环率增高，透析拔针后压迫止血困难。

**（三）血栓的处理**

自体动静脉内瘘血栓应尽快处理，争取在 48 小时内处理，处理后的疗效主要取决于血栓形成的时间、部位。

临床上有导管取栓、手术切开取栓、溶栓治疗、内瘘重建等方式。

**1. 导管取栓**　Fogarty 导管取栓术，利用 Fogarty 气囊或水囊导管，清除血管内的血栓，对于刚形成的血栓消除成功率高。该种方法的优点和缺点分别如下所述。

（1）优点：操作简单、迅速，手术创伤小，对血管的内膜损伤小，可以反复取栓，对于刚形成的血栓清除成功率高。

（2）缺点：易发生局部或全身感染，局部可能会形成血肿，会造成血管内膜损伤；血管壁穿孔或破裂大出血，可能会造成血凝块或动脉硬化斑块脱落，造成肺栓塞；在取栓的过程中也可能会出现气囊破裂、空气栓塞的情况，也可能会形成动脉瘤。

**2. 手术切开取栓**　在血栓形成部位做一个纵向的切口（0.8 ~ 1.0cm），通过挤压、抽吸或直视的方式取出血栓。该种方法的优点和缺点分别如下所述。

（1）优点：该法适用于导管法未能取出的血栓，在手术过程中如发现吻合技术或血管狭窄等问题也可以一并手术处理。

（2）缺点：该种方法手术创伤较大，容易导致血管内膜的广泛性损伤，手术后也易再次形成血栓，尤其是处于高凝状态的患者。

**3. 溶栓治疗** 可采用外周血管溶栓或经皮导管穿刺溶栓，通过注射纤维蛋白溶解酶来激活纤溶解酶原，从而水解纤维蛋白使血栓溶解。此项技术适用于急性血栓形成（小于 72 小时），药物溶栓的缺点易引起出血，使用过程中需要加强监测。

**4. 内瘘重建** 对于严重到已经机化的血栓，则需要重新建立内瘘，在原内瘘近心端进行动静脉内瘘的重建，重建的方式与初次内瘘建立的方式相同，不同的是，由于原有的内瘘静脉已经动脉化，不需要等待内瘘成熟，在手术后 3~5 天就可以穿刺使用。

**5. 其他方法** 除以上血栓处理方法之外，还有机械性溶栓，采用机械设备和方式清除血凝块，利用两根勾状导管交叉插入血栓形成部位将其清除，或用管侧有裂缝的喷雾导管产生脉冲式喷射去除血栓。

具体方法：采用一种有多个紧密排列侧裂孔的导管，侧裂孔在未加压的情况下关闭，阻止血液反流到导管内，当加压注入液体时侧裂孔打开并产生喷雾，每个裂孔的容量和压力几乎相等，导管产生的喷雾可以侵入血凝块，并且增加了血凝块与药物之间的接触面积，可大大提高溶栓的时间和疗效。

现在临床会采用联合方案，血管造影、溶栓和血管形成术联合应用，这样也可使血管狭窄的诊治与血栓的治疗成为一体。

### （四）血栓的养护

上面介绍了血栓形成的原因，所以我们要注意这些从而避免血栓的形成。

（1）在内瘘手术前充分进行锻炼使血管充盈、变粗，同时做好血管的保护，避免在造瘘侧肢体输液、注射、采血。

（2）手术后包扎不可过紧，不可压迫内瘘侧肢体，做好术后锻炼同时注意内瘘搏动及震颤。

（3）手术后尽量避免过早使用内瘘，术后锻炼要保持，内瘘成熟后才可以使用；透析时严格无菌操作，穿刺方式要正确，避免长期区域性穿刺，避免感染，保持内瘘侧手臂皮肤清洁。

（4）对于高凝状态的患者，可在皮下注射低分子肝素或口服抗凝药、抗血小板聚集药。

（5）拔针后压迫力度要适当，压迫时间要注意，同时注意血压高低。血压低压迫力度要小、时间要短并且注意内瘘搏动及震颤；血压高压迫力相应增加、时间相应增加同时注意内瘘搏动及震颤。

（6）患者自身要学会自我维护，要合理控制饮食、饮水，避免超滤过多引起低血压。

（7）及时、妥善地处理内瘘炎症，发现问题及时就医，患者及家属学会对内瘘进行初步评估，加强内瘘锻炼，及时自我评估。

## 四、血管非血栓性狭窄

内瘘血管非血栓性狭窄也是内瘘常见的并发症之一，发生率高，内瘘狭窄会导致内瘘的自然血流量减少，透析时动脉血流量不足，无法达到透析需要的泵血流量，最终也会导致动静脉内瘘形成血栓和闭塞，是血管通路丧失功能的重要原因之一（图 3-16）。

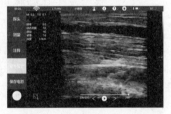

图 3-16　血管狭窄

### （一）血管非血栓性狭窄原因

非血栓性狭窄的血管的病理改变为肌上皮增生和血管硬化、血管壁纤维化。主要发生的原因有以下几点。

（1）穿刺的损伤：透析时内瘘同一部位反复穿刺或在同一段血管上反复穿刺，造成血管内膜的损伤，从而引起血管纤维化，导致血管狭窄和静脉部分梗阻。

（2）手术过程中损伤血管内膜，手术应用的缝合材料与人体产生的增殖反应，手术后形成瘢痕。

（3）静脉内膜增生：内瘘手术后，受到血流动力学的影响，靠近吻合口的静脉段血管受到动脉血流的冲击，造成静脉内膜损伤，血小板和纤维素在血管腔内壁沉积，导致了血管内膜的增殖和狭窄。

（4）感染侵犯血管壁以及血肿、血肿机化同样也会引起血管狭窄。内瘘非血栓性狭窄最常见的病变部位在吻合口，尤其是在吻合口的静脉端或者是在反复内瘘穿刺的部位。

**（二）血管非血栓性狭窄临床表现**

（1）内瘘狭窄透析时血流量不足，动脉压力负值增大，动脉压力报警，动脉血流不够血泵停止转动，因血流量不足，动脉管路中产生微小气泡或泡沫。

（2）动脉出血量不足，血泵产生的机械性负压刺激血管壁，会导致吻合口周围的血管缺血性疼痛。

（3）狭窄发生在静脉近心端，则会引起静脉压力的升高，透析时透析机静脉压力报警，透析时出现强迫超滤，静脉回路的血液颜色变暗，血管内压力增大，透析结束后拔针压迫止血时间延长。

（4）内瘘检查时触及内瘘震颤减弱，听内瘘血管杂音减弱，内瘘血流量的不足会引起血液再循环，长期会引起透析不充分。

**（三）血管非血栓性狭窄检查**

**1. 多普勒检查**　在彩色多普勒成像中，可以显示内瘘的血流量及狭窄的情况，此方法便捷、无创伤，临床多用此方法来判定内瘘情况。

**2. 血管造影**　局部血管造影是诊断内瘘狭窄的金标准，它可以明确狭窄的部位、范围和程度。

使用血管造影的指征如下所述。

（1）内瘘自然流量小于600ml/min。

（2）透析时血泵血流量小于200ml/min。

（3）透析时静脉压力增高。

（4）内瘘穿刺困难。

（5）内瘘侧肢体远端缺血。

（6）内瘘血管静脉侧搏动、震颤、血管杂音减弱。

（7）内瘘侧肢体水肿。

### （四）血管非血栓性狭窄处理

**1. 经皮血管成形术（PTA）** PTA 是目前公认的治疗血管狭窄最有效的方法，早期成功率高。

PTA 手术前需要常规做血管造影，当血管造影显示狭窄大于 50% 时，即可施行 PTA 治疗，该手术需要在放射室进行治疗。

PTA 手术的优点和缺点如下所述。

（1）优点：操作简单、安全且有效，可以与溶栓手术同时进行。

（2）缺点：该手术后内瘘狭窄的复发率高。

**2. 血管扩张后放置支架** 对于 PTA 术后反复发作的患者，可在血管扩张后放置支架；此手术方式适用于弹性狭窄的患者，对于血管非弹性狭窄的患者无益。此项手术如果支架置入不正常，内皮细胞着床后，反而会加速内皮细胞的增生，促使狭窄再次发生。因此此法适用于 PTA 手术失败且不适合于外科手术的患者。

**3. 机械性扩张术** 血管造影证实有可逆行病变时，可以通过机械性扩张来纠正。在狭窄的血管做一横切口，插入血管扩张器，对血管狭窄的地方进行机械性扩张，或者利用 Fogarty 球囊导管扩张，同时可以去除血栓，最后缝合血管的切口。此手术操作简单，手术时间短，对血管伤害小，患者痛苦小，还极大地延长了血管的使用寿命。

**4. 外科手术**

（1）狭窄部分切除后再吻合。

（2）狭窄部分纵向切开，横向吻合。

（3）狭窄部分切除后，用移植血管吻合。

（4）狭窄部分不切除，用移植物血管搭桥，构建旁路用于透析。

对于吻合口狭窄的患者，内瘘重建手术是最有效、远期开放率最高的方法。

### （五）血管非血栓性狭窄预防及养护

（1）手术吻合角度适当，避免成角不当。

（2）内瘘手术时选择内径较大的静脉建立内瘘，以保证内瘘血流量。

（3）内瘘手术缝合得当，避免损伤血管内膜。

（4）内瘘养护得当，内瘘侧手臂做好防护，避免受压、外伤，保持内瘘侧手臂皮肤清洁卫生，保持内瘘锻炼，正确使用内瘘，有规划地使用内瘘，避免同一地方反复穿刺，预防内瘘感染的发生。

## 五、动脉瘤

动脉瘤是自体动静脉内瘘最常见的远期并发症之一，内瘘手术后吻合口经过数年或数月的静脉端扩张，皮肤表面隆起并伴有搏动，称之为动脉瘤。内瘘在使用过程中所形成的动脉瘤可大体上分为真性动脉瘤和假性动脉瘤两种。

真性动脉瘤（图3-17）是动脉化的静脉局部发生扩张，并伴有搏动，也称为动脉瘤样扩张。假性动脉瘤（图3-18）主要是由于长期穿刺出血，在内瘘血管的周围形成血肿，血肿壁机化后又与内瘘相通，伴有搏动；瘤壁是血肿机化后形成的纤维壁。利用血管造影和超声检查都可以诊断动脉瘤的性质，以及动脉瘤的诊断和处理。

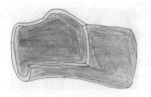 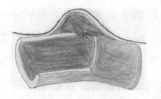

图 3 - 17 真性动脉瘤　　　图 3 - 18 假性动脉瘤

## （一）动脉瘤原因

（1）患者自身持续性高血压、动脉硬化或静脉压增高，内瘘近心端血管狭窄。

（2）内瘘手术时吻合口过大，导致内瘘口血流速高，血管压力大，瘘口局部容易膨出；内瘘手术吻合时剥离了过多的血管外膜，血管收缩功能减弱，吻合口失去收缩功能容易扩张；手术缝合不充分，造成内瘘包裹性地出血，也可形成动脉瘤。

（3）内瘘手术位置的选择，如果吻合处动脉较深的话，与静脉吻合会形成角度，长期的血流冲击会使瘘口的局部膨出；内瘘手术血管选择也易形成动脉瘤，例如选择了肱动脉、股动脉造瘘，因为血液血流量过大，导致吻合部形成动脉瘤。

（4）穿刺问题：因为血管通路的原因，导致内瘘的过早使用，内瘘未成熟，穿刺对血管壁形成损伤，长期反复地定点穿刺或在小范围内反复穿刺，加深血管壁的损伤，使血管弹性差，血管膨出；穿刺时血液渗漏出血管外或因穿刺造成血管损伤形成血肿。

（5）透析后拔针止血，由于是弹力绷带环形止血，压迫力度大，静脉回流会在一定程度上受到阻碍，使得静脉压力升高，压迫时间长，形成血管瘤。

## （二）动脉瘤临床表现

吻合口和穿刺部位是动脉瘤的常见部位。

动脉瘤临床表现为瘘管的静脉扩张，皮肤表面有明显的隆起，可呈粗的条索状或者是瘤球状，大部分的动脉瘤是无症状的；但是瘤体过大的话患者会感到胀痛，瘤体也会有破裂和大出血的危险。

瘤体的内部血液会形成漩涡，容易形成血栓，后引起感染；长时间的动脉瘤的瘤体表面皮肤会受压变薄，有很大的可能会出现皮肤溃疡和老化的改变。

### （三）动脉瘤临床处理

对于动脉瘤的处理，要看瘤体的大小、是否伴有神经和血管的压迫症状、瘤体是否存在感染，以及动脉瘤壁是否存在破裂的危险。根据不同的情况采取不同的处理办法。

（1）针对动脉瘤体直径小于3cm，瘤体破裂或血栓形成的发生率不高的患者，一般采用保守治疗，可以用弹力护腕绷带进行保护，内瘘依旧可以正常使用。在使用弹力绷带的时候，松紧度要适中，过紧有可能会阻碍静脉的回流，使内瘘闭塞；如果过松的话就会起不到对动脉瘤的加压作用，瘤体依旧会继续增大。切记不要在有动脉瘤的血管区域进行穿刺，防止瘤体加重或破裂；患者自身也要避免抓伤、碰伤动脉瘤，避免局部皮肤发生感染、过敏等情况。

（2）对于动脉瘤直径大于3cm，且出现了神经、静脉和周围组织的压迫症状和动脉瘤体发生感染、瘤体变薄、有破裂危险的动脉瘤、内瘘侧肢体有远端缺血的症状，必须利用外科手术的方式进行治疗，利用外科手术剥离瘤体，再根据是否保留内瘘，选择不同的外科手术方式。

### （四）动脉瘤临床预防及养护

（1）不要过早地使用内瘘，内瘘手术至少4周后才可使用，最好在8~12周后使用。

（2）使用正确的穿刺方法，应用绳梯穿刺法或扣眼穿刺法，每次穿刺更换穿刺部位；避免长期反复的区域性穿刺，提高穿刺的技术，穿刺时要准确，减少穿刺的次数和血液渗漏、血肿的发生。

（3）拔针的方法要正确，拔针时动作要快，拔针时注意角度，要与进针时的方向一致，避免因拔针而损伤血管壁；拔针时要等穿刺针完全拔出后再压迫止血，这样会避免损伤血管壁，不会把微小的血栓留在血管腔，防止内瘘血栓的形成。

（4）拔针后使用压力绷带止血时，加压的力度要适当，以可扪及震颤和听到血管杂音为宜，不可过紧，也不可压迫时间过长；对于高血压患者要积极有效地控制高血压。

## 六、肢体缺血—窃血综合征

窃血综合征是自体动静脉内瘘较少见并发症之一（图3－19），窃血综合征虽比较少见，但是如果发现和处理的不及时，可能会导致截指或截肢的严重后果。

窃血综合征是指在内瘘手术后，由于压力较高的动脉血向压力较低的静脉系统分流过多，导致肢体的末端供血不足，肢体的末端由于血供不足会出现苍白、麻木、疼痛、坏死等肢端缺血的表现。

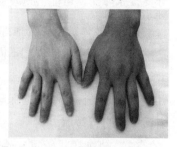

图3－19　窃血综合征

### （一）肢体缺血—窃血综合征的原因

（1）窃血综合征主要发病于原有血管病变的患者，例如糖尿病或动脉硬化患者。此类患者血管本身存在问题，易导致发病。

（2）桡动脉和头静脉内瘘吻合手术吻合时，由于桡动脉的大部分血流流入压力较低的头静脉；同时，尺动脉的血流也会经手掌动脉弓和桡动脉从反方向流入头静脉，致使手指末端的动脉血流减少，产生肢端缺血的症状。

（3）还有一种情况就是吻合口没有远端桡动脉的反流，就是尺动脉的血液没有反流入内瘘静脉，但是依然存在内瘘对桡动脉血液的分流，手部供血依旧会减少，手部也会出现缺血的情况。这种情况多见于尺动脉或手掌动脉弓原有病变的患者。

### （二）肢体缺血—窃血综合征的临床表现

肢体缺血—窃血综合征主要表现为内瘘侧肢端苍白、麻木、发凉、疼痛。此类症状在手指活动或用力时加重，手部下垂时症状会有所缓解。患者会出现大鱼际萎缩的情况，严重者休息时也会疼痛；出现经久不愈的溃疡，更甚者会缺血坏死。

患者指端测血氧饱和度、血 pH 值会降低，二氧化碳值可能会升高。如果原来有血管病变，例如糖尿病患者并发微循环障碍和远端动脉分支扩张障碍，可能会诱发肢端坏死和疼痛性溃疡。

### （三）肢体缺血—窃血综合征的临床处理

根据窃血症状的程度不同，选择不同的治疗和处理方法。

（1）症状较轻的患者，手指轻度苍白、轻度发凉者，可继续观察几周，同时要注意手部的保暖，可做握橡皮球或健身球的运动，症状轻者多半会自行缓解。

（2）缺血症状较重、感觉减退、缺血性疼痛的患者，为防止组织坏死，需要手术治疗。

### （四）肢体缺血—窃血综合征的临床预防及养护

（1）对于存在高危因素的患者（糖尿病、老人、在同侧肢体多次进行内瘘手术），在手术后要严密监测肢体是否存在缺血的情况。

（2）密切观察患者的症状，例如肢体发冷、麻木、针刺样感觉、肢体运动障碍。

（3）对内瘘侧肢体的皮肤温度、感觉功能、运动功能、远端动脉搏动进行动态观察，并与对侧进行比较；如果患者自身感觉发冷、手指不能运动、感觉异常应立即就医同时要注意保暖。

## 七、肿胀手综合征

一般在内瘘手术后会有手背轻度的水肿，数日会自行缓解，但是也有少数患者手部持续性肿胀（图 3 – 20），主要是因为内瘘手术后远端静脉压力增高，静脉回流受阻，导致毛细血管的压力升高，最后导致肿胀手综合征的发生。如果内瘘侧肢体的静脉压高累积影响拇指，引起了拇指肿胀、发绀和疼痛，则称之为拇指疼痛综合征。

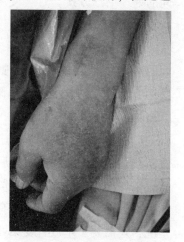

图 3 – 20　肿胀手综合征

### （一）肿胀手综合征的原因

（1）主要原因是肢体远端回流障碍，由于回流静脉被阻断或者是动脉血流压力的影响，侧支循环未完全代偿。

（2）内瘘手术吻合采用了侧侧吻合。

（3）近心端静脉狭窄或者闭塞：内瘘血栓形成、非血栓性狭窄、静脉炎、血肿等，其中患者曾行过锁骨下静脉插管，所形成的锁骨下静脉狭窄最常见。

（4）患者有心包积液会加重静脉压力升高，本身存在静脉瓣功能受损或静脉瓣增厚，都易形成肿胀手综合征。

### （二）肿胀手综合征的临床表现

（1）内瘘侧手腕部进行性肿胀，手部疼痛，手背静脉曲张，手指淤血，手部出现冻疮样改变（暗红、发痒、皮肤溃疡或坏死），手部的皮肤还可能会发生类似于湿疹样的变化，手部会有色素沉着。

（2）锁骨下静脉狭窄的患者会有整个上肢及肩部的肿胀、静脉曲张。

### (三) 肿胀手综合征的处理

利用血管造影术来明确病变的部位及程度，根据不同的程度建立不同的处理治疗方式。

(1) 早期轻度的患者可以通过握拳运动增加血液回流，减轻水肿。

(2) 长期病情严重的患者需要手术治疗，根据不同的情况选择不同的治疗方案，如果是因为侧侧吻合术引发肿胀的患者，通过手术将内瘘远心端静脉结扎，吻合口附近静脉分支未结扎的患者将静脉分支结扎，就可有明显的效果。

(3) 锁骨下静脉狭窄的患者，需要通过手术在血管狭窄的位置放置支架，在血管狭窄被纠正后，肿胀的情况自然会消失，内瘘也可以继续正常使用；如若不需要保留内瘘，那么就手术直接关闭内瘘，狭窄静脉也不必进行处理，同样会有较好的效果，如果关闭内瘘不能缓解肿胀情况，还需要手术放置支架处理血管狭窄。

(4) 头静脉近心端存在狭窄，可利用手术的方式在狭窄段补片，来解除头静脉近端的梗阻，或者把内瘘吻合口近端的一个静脉分支与另一个通畅的静脉吻合，使近心端的静脉血液回流通畅，进而缓解肿胀情况，也可以关闭内瘘，在另一侧肢体重新建立一个新的内瘘。

### (四) 肿胀手综合征的预防

(1) 内瘘手术最适宜的吻合方式端侧吻合，尽量避免侧侧吻合的方式。

(2) 非必要不要行锁骨下静脉置管，尤其是内瘘同侧肢体，以免造成静脉狭窄。

(3) 内瘘手术前要充分评估内瘘侧手臂，询问是否存在插管、糖尿病、安装起搏器、血管疾病、外伤等病史。

(4) 穿刺时严格无菌操作，减少内瘘感染、出血等情况的发生。

## 八、高输出量性心力衰竭

单纯由内瘘引起的高输出量性心力衰竭是极少发生的，部分学者认为动静脉内瘘的口径大小和患者有潜在的器质性心脏病变（各种心力衰竭、高血压、冠心病）是高输出量性心力衰竭的两个重要原因。

**（一）高输出量性心力衰竭的原因**

（1）内瘘手术吻合口过大，血液分流量过多，超过心排出量的20%～50%。上臂或股部的内瘘手术，一侧肢体同时存在两个内瘘。

（2）并发其他高心排出量因素，例如严重贫血、容量负荷过重，患者有器质性的心脏病变（高血压、冠心病、心律失常）。

**（二）高输出量性心力衰竭的处理**

处理：存在器质性心脏病变的患者，及时纠正。

（1）若排除心脏器质性病变，需要考虑手术的方式治疗处理，手术缩小吻合口，可纠正高输出量性心力衰竭。

（2）手术降低内瘘的血流量，自体动静脉内瘘的自然血流量可达800～1200ml/min，超过1600ml/min可能会加重心脏负荷。

（3）如果原有内瘘因血流量不足、无法应用，建立新的内瘘后，要及时结扎原有的内瘘，虽然原有内瘘血流量不足，但是仍会有分流量，同样会增加心脏的负荷。

（4）对于有严重心脏病不能耐受增加心排出量的患者，要及时结扎内瘘，选用半永久中心静脉置管来进行血液透析治疗。

**（三）高输出量性心力衰竭的预防**

对于存在器质性心脏病变的患者，手术前要进行充分性评估，必要时选择不做内瘘手术，改用半永久中心静脉置管进行透析治疗，或者改腹膜透析治疗。内瘘手术后不能耐受高心排出量的患者，及时结扎内瘘血管。

# 第六节　自体动静脉内瘘自我居家养护

预防感染要学会自我保护内瘘，保持内瘘侧肢体皮肤的清洁，穿刺前用肥皂水清洗干净，减少瘘管感染的机会，透析结束后穿刺部位使用无菌敷料创可贴覆盖 24 小时，当日避免接触水，穿刺点愈合后方可洗澡和从事日常活动，注意预防感染。

透析结束后，弹力绷带的松紧度要适宜，以内瘘不出血为宜，保持内瘘的通畅，扪及内瘘搏动和震颤，患者自我感觉松紧度适宜，每隔 15～30 分钟放松绷带一次，1～2 小时后将绷带完全松完（时间长短不是绝对的，因人而异）。患者自己每天检查内瘘 3 次以上，可以用手触摸有无震颤，也可以用耳朵听有无血管杂音，发现异常，及时就医。

要防止瘘管受压，避免内瘘侧肢体受压，提重物、戴手表、睡觉时不压向内瘘侧肢体，禁止在瘘侧静脉输液、注射、采血、测血压，防止静脉炎的发生。患者要经常对内瘘侧肢体进行功能锻炼，但锻炼要适度，注意避免发生外伤，经常活动内瘘侧肢体会促进血液循环。

内瘘并发症的护理：如有假性动脉瘤，应用弹力绷带进行保护，可以避免继续扩张或意外撞破，如果穿刺部位发生血肿或出血，要立即压迫止血或冰袋冷敷，24 小时后可热敷。内瘘处出现硬结，用多磺酸黏多糖乳膏涂抹按摩，每日 2 次，每次 15 秒，内瘘处皮肤要注意保暖，皮肤出现瘙痒不要抓挠，防止皮肤溃疡和感染。每天要检查内瘘的震颤，听血管杂音，在脱水量多、腹泻、高热、低血压时高度观察内瘘的震颤。

为延长内瘘的使用寿命，并且保持内瘘的良好功能状态，患者自身对内瘘的锻炼很重要。内瘘保持良好的功能是充分性血液透析的前提。成熟穿刺后的内瘘血管，也并不是一劳永逸的，动静脉内瘘穿刺后，依旧需要坚持功能锻炼，每天早、中、晚手捏橡皮球锻炼内瘘，每次 20～30 次，每次持续 10 分钟，有利于内瘘血流的通畅以及良好地使用。

# 第七节　移植物内瘘的建立及成熟期的判断

移植物内瘘（AVG）是选用适合长期穿刺的移植物用外科手术的方式与自体的动静脉结合，用于长期血液透析的血管通路。自体动静脉内瘘是目前最理想的永久性血管通路，但并不是每个患者都能够实行内瘘成形术，对于无法建立自体动静脉内瘘的患者，不得不考虑血管替代问题。移植物内瘘是最佳的选择，从而发明研究出移植物血管。移植血管的材料要求容易获得且不昂贵，而且要具有较好的生物相容性、穿刺产生的并发症低和能够耐受重复穿刺等特点。

目前临床上所应用的移植血管材料为聚四氟乙烯（PTFE）。用于建立内瘘的聚四氟乙烯的直径为 6~8mm、长 40~60cm。PTFE 是临床上应用最多的移植物血管，相较于其他的移植物血管材料，PTFE 有明显的优势，在经过血管移植手术后，血液中的纤维蛋白会沉积于移植物内壁，纤维母细胞也会从移植物的孔隙中长入，进而会形成一层新的内膜，自体血管的内皮细胞也会向移植物内生长、覆盖新的内膜，毛细血管也会通过移植物的孔隙长入，滋养内膜，从而增强了血管的弹性和止血的效果。

## 一、适应证与禁忌证

**1. 适应证**　自身血管纤细无法实施自体动静脉内瘘手术；反复多次实施内瘘手术导致血管耗尽；由于患者患有糖尿病、周围血管病变等使得自身血管破坏严重；原有的内瘘血管瘤或血管狭窄手术后，需要用移植物血管搭桥的内瘘。

**2. 禁忌证**　中心静脉、近心端的静脉血管严重狭窄、血栓、闭塞；手术部位存在感染、全身血液感染的患者；皮肤大面积瘢痕或患有严重的皮肤疾病；严重的动脉血管血栓、狭窄；手术侧肢体有严重的淋巴水肿；凝血功能障碍严重者。

## 二、移植内瘘手术的方式

移植物内瘘手术会根据患者自身条件的不同、选择血管的不同，应用不同的手术方式，主要有直桥式（J形）移植、袢式（U形）移植、间插式移植、跨越式移植。

### （一）直桥式（J形）移植（图3-21）

当所选的动脉与静脉相距大时采用该种手术方式，该手术将移植物血管的两端与自体血管吻合，吻合的方式通常为端侧吻合或端端吻合。移植物血管在皮下，皮下的隧道呈直形、弧形、C形、J形等。

移植的部位多选择上臂，但是如果选择在肱动脉、腋动脉、锁骨下动脉、下肢股动脉、肱静脉、腋静脉、锁骨下静脉、股静脉、髂静脉手术，那么手术的吻合方式必须选择端侧吻合。直桥式的手术方式是在临床中较常应用的一种。

### （二）袢式（U形）移植（图3-22）

U形血管移植手术方式多选用端侧吻合，手术部位多在四肢，在前臂、上臂或大腿处的移植血管通过U形在皮下建立隧道，将U形的两端分别于动、静脉做端侧吻合或端端吻合，该种手术方式在临床中最为常用。

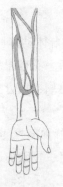 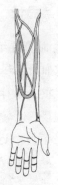

图3-21　直桥式　　图3-22　袢式（U形）
（J形）移植　　　　　移植

## （三）间插式移植（图3-23）

该种手术方式多用于内瘘并发症的治疗，例如，失功内瘘的病变部位存在血栓形成、狭窄、堵塞、感染或局部动脉瘤形成，手术治疗进行了节段性的切除后应选用相应长度的移植物血管在切除的断端进行搭桥连接，从而能使失功的内瘘手术后正常使用。

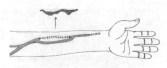

图3-23　间插式移植

## （四）跨越式移植（图3-24）

此种手术的方式同样多用于失功内瘘的治疗，但是治疗的方式与间插式有所不同。该手术不会切除病变的部位，而是在两端选用相应长度

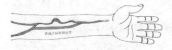

图3-24　跨越式移植

的移植血管做跨越失功内瘘病变部位的血管搭桥，跨越的移植物血管皮下隧道会与原来病变的内瘘血管保持一定的距离，皮下隧道可能是直形，也可以是弧形，会根据个体情况的不同选不同的形状。

## 三、移植物动静脉内瘘成熟

以移植物血管PTFE为例，至少在内瘘手术后2~3周才能穿刺使用，且需要物理检查和辅助多普勒超声检查。

### （一）移植物动静脉内瘘成熟的判断

物理检查：AVG吻合口震颤良好，没有异常增强、减弱或消失的搏动，血管整体走向平缓、直、表浅，可触及震颤，有足够作为穿刺使用的区域。

辅助多普勒超声检查：移植物动静脉内瘘（AVG）瘘口自然血流量大于600ml/min，血管自然条件良好，无异常情况。但是如果在2~3周后，内瘘侧手臂出现局部浮肿未消退，或触及不到震颤、无搏动、触及不到血管走行，仍旧不可用于穿刺透析。

### （二）移植物动静脉内瘘成熟的使用

临床上最常使用的移植物动静脉内瘘为袢型，我们可以根据它的特点选择合适穿刺方法和一些注意事项。

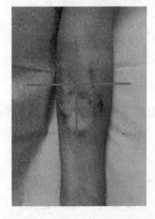

**1. 穿刺方法** 根据移植物动静脉内瘘血管走形的特点，可以分成四个区域，根据四个区域位置我们可以选择绳梯穿刺方法，然后再结合绳梯试穿刺方法和压迫时绑带的位置做相应的规划（图3 – 25）。

**2. 穿刺注意事项**

（1）避免在吻合口附近及袢形转角处穿刺，穿刺点距离吻合口大于3cm。

（2）穿刺点离上次穿刺点至少要0.5 ~ 1cm，严格执行绳梯穿刺方法。

（3）移植物动静脉内瘘穿刺建议使用

**图3 – 25 移植物动静脉内瘘**

小号（17G）穿刺针。

（4）消毒面积直径大于10cm，戴无菌手套，严格注意无菌操作。

**3. 压迫止血** 拔针时穿刺针与穿刺角度接近或相同，穿刺针完全拔出后瞬间压迫，拔针过程中严禁按压，以防穿刺针马蹄面损伤人工血管壁。力度和压迫面积都要比自体动静脉内瘘的力度和面积大，压迫20 ~ 30秒后缓慢减轻压力，确保血流通畅无出血，再改为弹力绑带固定止血。压迫时间与自体动静脉内瘘相同，特殊情况根据情况延长或缩短。

## 第八节　移植物内瘘的自我观察及养护

移植物内瘘的穿刺护理与自体动静脉内瘘的情况基本相同，要在内瘘成熟至少 2～3 周后方可使用，术后 4～8 周移植物血管才能与周围组织愈合以及移植物血管成熟，过早地使用可能会发生出血、感染、血肿，而且会减少内瘘的使用寿命。

## 一、移植物内瘘手术后护理及养护

移植物内瘘手术后，手术医生会在手术单记录血流方向，并告知患者移植物内瘘的动静脉端，以免在穿刺使用时造成错误。判断动静脉方法：通常医务人员会用压迫移植血管中心点阻断血流，用手触摸两侧的血管，有搏动或搏动强烈的为动脉端，相反另一侧为静脉端，以此来判断血流的方向。还需要注意抬高做内瘘的手臂，稍高于心脏防止手部水肿；注意伤口有无出血、渗血，避免伤口沾水以防止感染；注意血管搏动及皮肤的温度。

## 二、移植物内瘘使用期护理及养护

### （一）发生皮下血肿后的护理及养护

在内瘘首次或前几次穿刺时，由于内瘘血管发展的成熟性不够，或者由于内瘘并没有适用于血液透析，且穿刺针长时间停留于血管内，又或者是一次性穿刺不成功，存在调整穿刺针，以上情况可能会发生穿刺后皮肤青紫、皮下血肿，一般都可自行愈合；发生皮下血肿后首先冰敷，每次冰敷时间不超过 30 分钟，冰敷后同时注意皮下血肿有无出血，止血后再按压观察 15～30 分钟，热敷时间为 24 小时后；药膏涂抹时间也是 24 小时后；之后患者要自我观察，如有问题告知透析室医务人员或及时就医。

### （二）拔针后护理及养护

由于移植物内瘘相较于自体动静脉内瘘血流量大、血管内压力大，穿刺后拔针加压会有所不同，移植物血管须在穿刺针完全拔除后瞬间加压；这样会避免穿刺针针尖斜面划伤血管内壁，也一并防止在穿刺针周围形成的微小血栓遗留于血管内。

加压的力度以不阻断血流又不会出血为宜，用弹力绷带加压 1~2 小时后每 20~30 分钟适当松解绷带；患者及家属要学会根据自身情况的不同来松解绷带。绷带过紧，会阻断血流，影响内瘘的通畅，绷带过松会导致出血，弹力绷带松紧适宜，可触及震颤，血流通畅，不流血，会减少并发症的发生，同时也是对内瘘的一种保护。

### （三）维护护理及养护

移植物内瘘血管穿刺使用后，要定期复查移植血管的功能状态（如震颤），血管杂音及必要的多普勒超声检查，及早发现问题，及早进行治疗。一旦发生震颤无法触及，血管杂音减弱或消失，要立即就医。在日常自我护理过程中，注意低血压或超滤过多，会引起内瘘血流不足或内瘘闭塞。要避免在非紧急情况下在内瘘侧手臂抽血、输液、测量血压。

### （四）日常护理及养护

（1）在日常生活中，内瘘侧手臂不可负重，避免硬物或大的外力碰撞，不穿衣袖过紧的衣物，睡觉时不侧身压迫内瘘侧手臂，以防止血流不畅导致内瘘闭塞。

（2）每天早、中、晚三次检查内瘘震颤是否良好，血管杂音是否正常，患者及家属学会如何正确地判断内瘘的状态，一旦发生震颤、血管杂音减弱，立即就医进行进一步诊断、治疗。

（3）保持皮肤的清洁卫生很重要，如果皮肤肿胀、瘙痒，不可用手抓，及时就诊，透析结束后 24 小时内内瘘侧手臂不可沾水，穿刺针眼处用无菌创可贴覆盖，保持清洁、干燥，平时注意内瘘侧手臂清洁卫生。

# 第九节 移植物内瘘并发症

移植物内瘘的并发症与自体动静脉内瘘基本相同，因为移植物的材料及自身情况的不同，治疗处理的方式存在一定的差异。相关并发症有以下几类：血清肿、血栓形成、感染、出血及血肿、动脉瘤、瘤样扩张、窃血综合征、充血性心力衰竭等。

## 一、血清肿

血清肿是指血清性积液形成的局限性肿物，是血清从人造血管局部漏出的结果。多发生在人工血管的吻合口处，在移植物内瘘手术中，以袢式移植的发病率最高。血清肿表现为移植血管周围弥漫性肿胀，本身无搏动，血清肿多见于移植物内瘘。

经实验研究，主要有以下几点原因。

（1）由于人造血管材料的特殊性，网眼小，血液流通时血球的成分不能通过网眼，但是血清可以通过网眼漏出，人工血管的水分通透性强。

（2）人造血管弯曲狭窄的部位血流速度加快，流体的中心成分是血球，靠近血管壁的成分则是以血浆为主，血液流通时，周边的血液黏稠度会降低，就会容易导致漏出的发生。

（3）血清渗出与人造血管内压力的大小存在很大的关系。

（4）透析患者血液的特性，贫血，应用抗凝剂血液的凝固性下降，血液的黏稠度降低，导致了血清的渗出。

## 二、血栓形成

血栓形成分为早期血栓形成和晚期血栓形成，早期血栓形成指在手术后1个月内发生的血栓，晚期血栓形成是指在术后1个月或穿刺后形成的血栓。血栓形成的部位多发生在静脉吻合处，是内瘘失功的常见原因。

**（一）早期血栓形成原因**

（1）血管解剖学特征：血管走向异常、血管硬化、血管静脉细，手术血管患血栓性静脉炎，血管近心端静脉狭窄或闭锁。

（2）患有糖尿病肾病、狼疮性肾炎合并周围血管病变，手术后形成血栓的概率高。

（3）手术患者血压低、高凝状态，不适当地使用止血药物。

（4）外科内瘘手术损伤内膜或吻合不当等。

**（二）晚期血栓形成原因**

（1）低血压。

（2）血液黏稠度高。

（3）血栓性静脉炎。

（4）血管内膜增生。

（5）穿刺问题，长期反复定点穿刺，长期反复地穿刺破坏血管，使得血管机化，纤维组织在血管内生长，引起血管本身的狭窄。

（6）拔针后压迫止血压力过大、时间过长、过紧。

**（三）血栓形成主要的处理方式**

血栓形成主要的处理方式有溶栓和取栓两种，根据血栓的位置、程度、时间，采取不同的方式，内瘘血栓形成要在早期尽快采取治疗，以延长内瘘的使用寿命。

## 三、感染

**（一）感染细菌类型**

移植物内瘘感染的致病菌多为金黄色葡萄球菌，其次为表皮葡萄球菌，也有部分存在革兰阳性菌、革兰阴性菌感染。感染率发生最高的为异种血管移植，自体血管的发生率最低。

### （二）感染原因

内瘘应在成熟后使用，内瘘使用过早也是感染发生的重要原因；手术过程中无菌操作不严格及在围手术期抗生素使用不规范均可导致感染。

### （三）感染后的处理

内瘘感染后要尽早进行治疗，早期轻度感染可用抗生素进行治疗。感染严重可手术切开引流；再严重可将感染部位移植物血管切除，重新植入新的血管。

## 四、出血及血肿

### （一）早期

早期出血多为吻合口出血，常见于手术后 24～48 小时，少量出血会采取压迫止血，大量出血则要手术打开伤口止血。

### （二）后期

长期穿刺也会引起出血，是由于穿刺使血管的弹性下降，针眼愈合不良，加压止血的方式不正确。内瘘过早使用，导致周围形成血肿，如果继发感染，可能会形成脓肿，感染后的血管可能会破损出血。

## 五、动脉瘤

动脉瘤分真性动脉瘤和假性动脉瘤两种，移植物内瘘多发假性动脉瘤。

### （一）动脉瘤形成的原因

动脉瘤是由于内瘘在穿刺使用时出血，在移植血管周围形成血肿，并与移植血管相通。动脉瘤的瘤壁是血肿机化后所形成的纤维壁，还有可能是拔针后压迫止血的方式不正确。

### （二）动脉瘤的处理原则

动脉瘤的处理原则是看动脉瘤的大小程度，一般小型动脉瘤佩戴护腕即可；如果动脉瘤发展较大且有血管破裂的危险，那么就要手术进行治疗，切除或做血管的修补，具体要看个体情况。

## 六、窃血综合征

窃血综合征移植物内瘘同自体动静脉内瘘，但是由于移植物内瘘的血流量大于自体动静脉内瘘，所以窃血综合征发生率会高于自体动静脉内瘘。

## 七、肿胀手综合征

患者存在上肢近心端静脉狭窄、闭塞，在内瘘手术后可能会发生静脉回流受阻，导致血管压力升高，持续的压力升高会导致手部的肿胀，但一般在术前会做充分的检查，肿胀手综合征的发生率一般并不高。

## 八、充血性心力衰竭

充血性心力衰竭一般发生率并不高，内瘘的血流量为 500 ~ 1500ml/min，上臂内瘘不常发生充血性心力衰竭，但是如果内瘘手术是利用肱动脉或股动脉等血流量大的动脉，又或者是手术吻合口大，血液分流量过多，手术后血流量过高，充血性心力衰竭发生的可能性就会提高。

# 第四章　血管通路——中心静脉置管

中心静脉置管作为临时或半永久应用的血管通路，自 1963 年深静脉置管技术首次用于血液透析以来，经过长时间的临床发展应用，置管由放置一天到现在的放置几年，此项技术已经逐渐发展成熟。对于透析患者选择血管通路来说，深静脉置管并不是第一且最好的选择，相较于自体动静脉内瘘，深静脉置管可能会存在透析不充分、感染等一系列问题；但是由于深静脉置管插入后即可使用的特性，临床应用还是比较广泛的，所以内瘘作为最好的血管通路选择，在透析患者中用深静脉置管的透析患者占比并不低，且作为长期使用的人群也不是小数目，深静脉置管的维护也是血管通路中必不可少的一环。

## 第一节　中心静脉置管概述

中心静脉置管分为两种：一种是临时性静脉置管，置管保留时间一般不超过 4 周；另一种为半永久的中心静脉置管，置管保留时间一般可保留 1 年。但是导管的保留时间也要根据患者的自身情况以及导管的维护情况来决定使用的时间。

### 一、中心静脉置管的类型及材质

#### （一）中心静脉置管的类型

临时性中心静脉置管在其结构上分为三种类型：单腔、双腔、三腔。临床用于血液透析的中心静脉置管的类型多选用双腔导管。

如使用单腔导管需要置入两根导管或再穿刺一根血管作为血管通路，这样既增加了患者的痛苦，也不利于操作；而三腔导管考虑患者由于静脉病变或血管纤细，基于输血、输液的功能而增加第三个管腔，既可用于血液透析，又可用于输液、输血，但是由于三腔导管的特性，会影响透析血流量，还会增加导管栓塞及感染的风险。所以基于以上各类导管的特性，临床上多应用双腔导管进行血液透析；双腔导管有两个腔，分别与动静脉血路相连，且静脉端的开口处位于导管尖端，动脉端的开口处位于侧孔处，两者存在一定的距离，以减少再循环的发生。

### （二）中心静脉置管的材质

导管的材料为聚乙烯、聚氨基甲酸酯或硅胶，这些材料生物相容性好，不易形成血栓，常温下韧性好，便于插入，留置后在体内柔软，不损伤血管。导管由于材料的原因，也不易老化和打折，且便于长时间的留置。导管一般消毒方式为环氧乙烷灭菌，导管属无菌、无致热源。

中心静脉置管的置管位置一般为股静脉、颈内静脉、锁骨下静脉。根据置管位置的不同，选择的导管长度也不同，临时股静脉置管导管长度一般为16.5cm，颈内静脉、锁骨下静脉多为13.5cm，半永久置管的导管长度多为24.5cm。

## 二、适应证与禁忌证

### （一）适应证

（1）有透析指征的急性肾损伤、急性肾衰竭（利尿剂难以控制的水超负荷；药物难以控制的高钾血症；严重的代谢性酸中毒；出现肾衰竭的严重并发症）。

（2）有急性药物或毒物中毒需要急诊进行血液净化治疗的患者。

（3）有可逆因素的慢性肾衰竭基础上急性加重的患者。

（4）内瘘成熟前需要透析的患者，内瘘栓塞或感染需临时作为血管通路过渡。

（5）腹膜透析、肾移植患者因病情需要临时用于血液透析，以及其他情况临时需要血液净化治疗、血浆置换等。

**（二）禁忌证**

（1）广泛腔静脉系统血栓形成。

（2）置管位置局部存在感染。

（2）有凝血功能障碍的患者或患者本人不合作。

# 第二节　中心静脉置管使用分型

## 一、股静脉置管

临时股静脉置管是最简单、迅速、安全的中心静脉置管途径。

### （一）股静脉置管的性质

股静脉置入的导管选择双腔 16.5cm 的导管，股静脉置管适用于留置导管时间短于两周的患者，急性药物、毒物中毒，急性高钾血症、急性充血性心力衰竭等急需血液透析的患者，卧床、病情危重，体位不能配合其他部位插管的患者，其他中心静脉有血栓形成、狭窄或畸形的患者。

### （二）股静脉置管的位置

股静脉置管位于大腿根部，导管尖端位于下腔静脉中，置管时需患者仰卧，大腿外展、外旋，膝关节稍弯曲。常规消毒后，在超声引导下置入股静脉，置管成功后，会将导管颈部的硅胶翼与皮肤缝合，用于固定导管。

### （三）股静脉置管的并发症及养护

（1）穿刺部位血肿或出血是最常见的并发症，主要是因为在穿刺后压迫不充分。如有渗血，一旦发现，应压迫局部30分钟（力度以不出血为宜），如仍出血不止，应及时就医。

（2）避免长时间呈90°卧位或是坐轮椅，以免影响导管的使用寿命和血栓的形成。

（3）感染：主要是因为股静脉置管位于腹股沟，该位置不易保持清洁卫生，感染的发生率高。留置导管期间，要养成良好卫生习惯，保持导管部位清洁干燥，避免污染。

（4）股静脉留置导管不宜过多活动，穿脱裤子时避免将导管拉出。一旦导管脱出，立即按压局部止血，及时通知医务人员。

（5）只供血液透析使用，不宜另作他用，如抽血、静脉注射、输液、输血等。

（6）临时性置管尽量不要洗澡防止感染，如若需要可用毛巾擦拭。

（7）股静脉血流量不足是因为股静脉血管较颈内静脉和上腔静脉细，在盆腔内走向弯曲，容易发生贴壁、血栓、狭窄等情况。

## 二、锁骨下静脉置管

锁骨下静脉置管也称 Uldall 导管。锁骨下静脉置管选择的导管长度为13.5cm。锁骨下静脉置管的适应证与股静脉置管基本相同，但是锁骨下静脉置管放置时间相较于股静脉时间长，患者可以携带回家；导管的感染率会低于股静脉，但是锁骨下静脉引起锁骨下静脉狭窄的发生率会很高，所以一般在颈内静脉、股静脉允许置管的情况下不会选择置入锁骨下静脉。

### （一）锁骨下静脉置管手术位置

锁骨下静脉置管位于胸前锁骨下方，导管的尖端位于上腔静脉中，置管时需患者仰卧，头后仰，常规消毒后，在超声的引导下置入，头转向对侧，这种体位有利于锁骨下静脉充盈，便于穿刺成功。同样，一般多选择右侧置入，因为右侧的解剖位置，头静脉与上腔静脉的成角较小，更容易置入上腔静脉。反而左侧头静脉与上腔静脉成角大，而且左侧的胸膜顶的位置高于右侧，穿刺置入的过程中可能会误伤胸膜，置管成功后，会将导管颈部的硅胶翼与皮肤缝合，用于固定导管。

**（二）锁骨下静脉置管并发症及养护**

（1）发生穿刺部位出血或血肿，栓塞，感染，导管内血栓形成等并发症，由于锁骨下静脉的解剖位置，发生血气胸的情况较常见。

（2）上下机必须戴口罩，避免感染。

（3）锁骨下静脉狭窄，是锁骨下静脉置管的远期并发症，表现为上肢水肿，主要是因为锁骨下静脉内膜增厚或血栓形成所造成的，此项并发症影响重大，如果发生一定要积极认真治疗。

（4）睡眠时尽量仰卧或对侧卧避免压迫置管；避免颈部过度活动；尽量穿开胸上衣，以免脱衣时将导管拔出。一旦导管脱出，立即按压局部止血，及时通知医务人员。

（5）长期置管患者洗澡时用防水敷贴贴好可以洗淋浴。

## 三、颈内静脉置管

颈内静脉置管的留置时间长于股静脉，并发症相对锁骨下静脉及股静脉发生率低。

**1. 颈内静脉置管性质**　颈内静脉的适应证与股静脉和锁骨下静脉的适应证基本相同，但是如果患者有明显充血性心力衰竭、呼吸困难、颈部有较大肿瘤者不置入颈内静脉导管，排除禁忌外，临时性中心静脉置管首选颈内静脉。

**2. 颈内静脉置管手术位置**　颈内静脉置管的导管长度选择13.5cm，颈内静脉置管位于颈部，导管尖端同锁骨下静脉相同置于上腔静脉；颈内静脉穿刺置入首选右侧，右侧的解剖特点便于置入，右侧颈内静脉进入上腔静脉较直；而左侧颈内静脉与左头静脉几乎呈直角，置管过程中可能会损伤血管。

置管时患者要平卧，头部尽量后仰，使得颈内静脉充盈变粗，便于穿刺置入。常规消毒后，在超声的引导下置入上腔静脉，置管成功后，会将导管颈部的硅胶翼与皮肤缝合，用于固定导管。

**3. 颈内静脉置管并发症及养护**　同样会发生出血或血肿、血气胸、上腔静脉或右心房穿孔、纵隔出血、心脏压塞、心律失常、感染、血流量不足等并发症。

养护方面与锁骨下静脉置管相同。

以上三种形式的中心静脉置管各有优缺点：股静脉置管简单，但是患者活动不便，感染的发生率高，保留的时间短，导管通畅不良发生率高；锁骨下静脉操作技术要求高，并发症发生率高且严重，易发生血气胸、静脉狭窄等；颈内静脉操作相对简单，并发症相对少，保留时间长。基于以上比较，一般临时性中心静脉置管首选颈内静脉。

## 四、半永久的中心静脉置管

随着临时性中心静脉置管的应用，感染及静脉血栓、狭窄的发生率较高，在 20 世纪 80 年代，发明出了半永久的中心静脉置管。带袖套的中心静脉置管，是在皮下建立一个隧道，插入一个自身带有涤纶套的导管，与皮肤组织粘连封闭了皮肤入口至中心静脉的缝隙。涤纶套既可以固定导管，预防导管滑脱，又可以防止病原微生物通过隧道侵入，感染等并发症发生的概率明显减少，延长了导管的使用寿命。

### （一）带涤纶套的中心静脉置管的性质

半永久带涤纶套的中心静脉置管多选用单根双腔的结构，多选择右侧颈内静脉作为插入的位置，导管的长度也不尽相同，根据患者自身情况的不同，会选用不同的插入位置及导管的长度。

**（二）半永久带涤纶套的中心静脉置管的适应证与禁忌证**

**1. 适应证**　半永久中心静脉置管与临时性静脉置管的适应证大致相同，但也存在差异。相对于临时性中心静脉置管，半永久性中心静脉置管留置时间长，感染发生率低。例如：患者要实施内瘘手术，但是内瘘的成熟时间长，临时性导管不能满足长时间的透析使用，或是多次实施内瘘手术均失败，无法建立内瘘，那么就需要置管用于长时间的透析。还有就是病情较重，年龄较大，心功能差，不能实施内瘘手术，选择半永久静脉置管作为长久的血管通路使用。

**2. 禁忌证**

（1）皮下隧道部位以及导管出口部位的皮肤或软组织存在破损、感染、血肿、肿瘤。

（2）患者静脉有狭窄或静脉解剖变异，有严重出血倾向，插入静脉有血栓形成史、外伤史、血管外科手术史等。

（3）拟行肾移植手术的患者，是禁止在手术侧留置导管的。

**（三）带袖套的中心静脉置管的并发症**

**1. 感染**　导管感染是半永久中心静脉置管最常见的并发症，包括导管皮肤出口感染及导管相关性菌血症，导管感染是置管患者常见的并发症，是导致患者死亡和导管拔除的主要因素之一。

导管相关菌血症患者常表现为高热、寒战，严重者可导致休克并危及生命，导管感染的主要致病菌为革兰阳性球菌；其中人体皮肤的表皮葡萄球菌是引起导管感染最常见的致病菌，因为表皮葡萄球菌对塑料导管有特殊选择性黏附力。

近年来，革兰阴性杆菌的导管感染率有所增加，因为老年人、糖尿病患者、器官移植等免疫能力低下者导管感染的概率也会增高。置管周围皮肤的清洁卫生，也是感染发生的重要原因之一。

（1）感染途径：导管相关感染是病原微生物侵入血液中，感染的途径是体表的细菌寄生于导管皮肤外口周围，细菌黏附于导管外壁，沿着导管周围蔓延入血，从而导致感染的发生，然而每次透析需要导管与血液透析的管路相连，反复地连接易使致病菌直接进入导管腔内，导致感染的发生率较高。

（2）感染表现：导管皮肤出口感染表现为周围皮肤红肿、溢液，而管腔感染则表现为菌血症、寒战、发热。

（3）感染诊断方式：导管感染的诊断方式为：导管皮肤出口分泌物的涂片染色；血或导管的细菌培养（在导管尖部和外周血或导管血培养出细菌，是诊断的标准）。

（4）感染处理原则：导管感染的治疗原则为：主要是确定致病菌，使用抗生素治疗；肝素抗生素封管法；严重者抗生素治疗效果不好，感染持续加重，防止感染加重可能会拔出导管。

**2. 导管功能不良**　然而导管功能不良，无法满足血液透析时所需要的血流量，导管内血栓形成，导管纤维鞘形成以及感染都是长期留置导管失功的常见原因。

发现问题，及早治疗是维持导管长期使用的关键所在。

# 第三节　中心静脉置管的应用及养护

无论是临时性中心静脉置管或着是半永久中心静脉置管，它们的护理都是至关重要的。维护的好坏直接会影响导管的使用效果及寿命，良好的护理可以减少置管相关并发症的发生。导管的良好使用保证了血液透析的充分性，进而提高患者的生存质量。针对导管的维护，提出以下几点建议。

（1）导管滑脱：置管的患者维护最重要的一点就是预防导管滑脱，导管滑脱会导致大出血及气胸等，后果极其严重。临时性中心静脉置管的患者必须保持导管翼缝合线的有效功能，缝线不脱落、不松动，若发现脱落，及时缝合。若是导管意外滑脱，必须立即按压导管插入口止血，并立即就医；滑脱的导管不可再次插入，以预防感染的发生，可根据导管滑出的长短，选择缝合固定导管或重新插入新的导管。

（2）导管打折：要尽量减少卧位，必须卧位时床头的角度要小于40°；尽量减少长距离的行走和禁止坐轮椅，这样做的目的是因为所有置管位置都在关节上，所以为了预防导管打折、扭曲，而影响到导管血流量及导管的使用，尽量减少置管位置的移动。

（3）置管口的规范消毒，是保证无感染的重要手段，如果有置管口红肿、渗出液、化脓等情况要及时处理，导管出口处常规每周消毒2~3次，消毒后使用无菌敷料覆盖，禁止在置管口处涂抹其他药物。除置管口敷料覆盖的范围外，要保持皮肤的清洁卫生，及时更换衣物，及时清理毛发等，减少细菌、真菌的产生，可以有效减少并发症的发生。在保证皮肤清洁的同时，可擦洗，在洗澡时要使用不漏水的敷料覆盖，置管口禁止沾水，洗澡水极易引起置管口的感染。如若发生感染及早治疗，以防致病菌随血液循环而造成全身感染。

其实置管的感染最有效的预防就是消毒，患者们需要掌握消毒方法。消毒常用物品有碘伏、酒精、无菌棉签、无菌敷料；消毒方法主要掌握以下几点。

①消毒起点为置管口，以置管口为中心向外螺旋消毒，消毒面积直径大于10cm。消毒次数大于3次，即至少为一次碘伏两次酒精，目标是清除皮肤和置管上的污垢。

②消毒的地方主要有两处，一处为以置管口为中心直径大于10cm的皮肤；另一处为置管本身，置管为圆柱体消毒时注意消毒面。

（4）透析结束封管后，操作人员会夹闭导管夹子，并在导管口使用肝素帽旋紧出口，禁止私自打开肝素帽及夹子，私自打开可能会导致气体进入身体及出血的发生。

（5）对于高凝、血栓的人群，可以定期使用溶栓的药物来保证导管的通畅，尽量避免在导管内输血、输液，会导致血栓的发生。如果发现导管不畅，及时治疗，在早期有效预防血栓和打折、扭曲等并发症。

中心静脉置管的并发症及使用寿命仍是现阶段无法有效解决的问题，相对于内瘘而言它虽然存在了许多不足，但是它的存在也是不可忽视的。对于无法做内瘘的人群和需要紧急透析治疗的人群来说它是唯一的选择。既然无法选择其他，那么就选择最适合自身的。只要我们精心的去呵护它同样可以达到理想的血液透析状态。

# 第五章　血液透析的注意事项

肾脏疾病在一定程度上会持续、不可逆地发展，导致肾脏失去其生理功能。当发展到肾衰竭时期，肾脏失去原有的正常功能，那么就要选择相应的肾脏替代治疗来维持身体正常功能运转。血液透析治疗是慢性肾功能不全疾病治疗方法之一，但血液透析不能发挥到原有肾脏100%的功能。那么怎样能够做好这项治疗，让其发挥最大的效果，进一步减少肾脏替代治疗带来的一些不适。

选择规律血液透析治疗的患者，肾脏疾病患者及家属都应当了解血液透析中存在的风险以及肾脏替代疗法治疗前需准备的物品、疾病带来的各种并发症和简单的处理等。本章内容就是要让透析者和家属学会如何更好地照顾自己，做到在一定程度上减少或规避透析治疗给本身带来的风险和不适。

## 第一节　血液透析前期的准备工作和须知

### 一、了解肾脏的基本功能

当很多人身体出现不适（例如水肿、恶心、呕吐、食欲缺乏、腰痛、排尿异常等生理情况）或严重到无法进行工作来医院就诊时，通过一系列的化验检查及生理评估后，发现有些人会出现高血压、尿液检查出现蛋白尿等情况，这时就可能已经发生肾功能的损伤。当医生告知患者肾功能受到了损伤，需要进行对症治疗或住院进行治疗时，一部分人会出现不知所措的情况，觉得明明是一个很小的问题怎么就要住院了？

不能够明确知道肾脏起着什么样的作用？怎么办？对于医生的治疗方案，因为对肾脏功能不够了解，也没办法好好配合。因此在发现肾脏有损伤后，首先应当了解肾脏的基本功能有哪些，都起到了什么样的作用，才能更好地配合治疗，延缓病程的发展。

肾脏的主要生理功能为可排出尿液及代谢产物，调节体内的酸碱平衡及水、电解质平衡，还有内分泌功能。当身体出现排尿异常或其他尿液异常情况时，就会出现身体水肿、尿频、尿急、尿痛、尿潴留等。肾脏疾病患者发生腰痛的原因是肾周围脓肿、肾阻塞并发肾周围炎，肾囊肿破裂。当然肾脏疾病的表现形式是不同的，但是有一点是重要的，就是要做到及时就诊治疗。

## 二、血液透析患者接受治疗前须知

### （一）特有的血管通路

在选择血液透析后，当慢性肾功能衰竭达到三期或四期时医生会给出合理的建议，帮助患者选择合适的血管通路，因为血液透析治疗需要将一定量的血液引出体外，经过人工肾排出多余的水分和毒素后，再回输到体内。那么良好的血管通路就是最重要的条件，血管通路就必须要有足够的血流量能够满足血液透析治疗的需要，并且能够回输到体内，能够做到长期使用。要满足这些条件，并不容易做到。所以要在肾脏疾病三、四期的时候就要计划建立血管通路，以便在以后的透析期间能够良好地使用。

常见的血管通路有：①永久性血管通路：自体动静脉内瘘、移植动静脉内瘘；②半永久性通路：带涤纶套的中心静脉导管；③临时血管通路：颈内静脉置管、股静脉置管。每种血管通路都有自己的优点和不足，每个人要结合自身疾病，血管条件、医生的建议，综合考虑选择适合自己的血管通路。

## （二）特种病的办理

特种病是指特殊疾病，通常情况下是，需要在门诊长期治疗或长期服用药物，经特殊审批后，门诊的费用可以走特殊病报销比例。特殊病包含有慢性肾功能不全的患者需要长期进行透析治疗、恶性肿瘤需要放化疗等。

特种病的报销需要患者由医师开具诊断证明，患者及家属将诊断证明交至特种病窗口进行填单，最后由上级进行审批后方可进行报销。(特种病的办理需要到患者医保定点医院进行办理，如需更换医院进行治疗时，需要更换定点医院后再进行特种病的办理)。每年特种病的办理都需要重新进行审批，所以患者每年应及时去办理，以免耽误报销。

## （三）异地医保报销

异地医保报销需要患者自己先垫付医药费用，每月向就医单位索要原始发票、用药清单、病例本后，带患者本人的身份证、医保卡、原始清单、用药清单、病例本等材料，到当地的医疗管理中心或医疗机构医保结账窗口进行报销。各地的报销手续不同，因此患者在异地进行治疗时应询问好当地的医保办公室，需要哪些手续和材料等以免影响后续医保报销。

## （四）接触血液透析开始前的准备

在需要开始透析前，说明肾脏的功能已经完全无法满足患者身体所需的生理功能，如尿量减少、无法排出体内多余的水分和毒素，导致身体水肿程度严重、憋气等。当肾脏进入到了肾衰竭期就需要长期进行透析治疗或采用肾移植。通常情况下常规血液透析治疗的治疗频率是一周2～3次的透析治疗，每次4个小时。每周只有短短的8～12个小时在医护人员的陪伴下进行治疗。大部分病情变化是通过透析者口述或家属告知才能得知。为了能够更准确地了解透析患者居家发生的变化，需要尽可能地做好以下物品准备。

（1）体重秤：方便掌握一天内体重增长情况，称体重时应当晨起空腹称重。

（2）使用带刻度的水杯：方便计算一天的饮水量以及控制自己的饮水量。

（3）舒适的衣物：透析治疗时四个小时不能够坐起来，动作幅度也不宜太大，因此选择舒适的衣物使得患者能够在衣着上保持舒适感。

（4）血压计：每日养成定时测血压的好习惯，以免发生血压过高或过低的情况，长时间的血压过高易引发脑出血，血压过低可能会发生跌倒。

（5）防滑拖鞋：进入透析室应穿专用防滑鞋，以避免换鞋带来的体重计算不准确导致脱水过多、过少的情况，而拖鞋方便穿脱，避免在低头穿脱鞋时引起的不适感。

（6）血液透析专用止血绷带：内瘘患者下机后固定穿刺点止血，防止穿刺点出血。

# 第二节　血液透析前的注意事项

维持性血液透析患者在血液透析前应该了解和观察的内容，与肾移植手术后、急性肾衰竭、诱导透析的患者，所观察的重点是有所不同的。一般门诊行规律血液透析的患者病情相对稳定，生命体征相对平稳，保证安全血液透析的观察点主要是体重的增长、生命体征的变化、血糖的变化、血液透析前的饮食情况、患者的饮水量、服用药物的种类、血管通路的评估等。只有在血液透析上机治疗前，进行充分地观察评估，才能够最大程度地保证血液透析治疗的安全。

## 一、体重

提起体重，透析患者就一定要知道"干体重"的概念。干体重是血液透析的一个特有名词，是指血液透析后既无水钠潴留，也没有脱水现象。血压达到理想水平130/80mmHg以下，检查后无胸腹腔积液、心包积液，透析患者感觉舒适，轻微活动时没有气短、呼吸困难，也就是所谓的身体水负荷平衡时的体重，可以平躺睡觉、休息，夜间时没有阵发性的呼吸困难，是每位血液透析患者治疗结束时希望达到的理想体重。

每一位透析患者都会有一个属于自己的干体重，在每次透析过程中以干体重为标准设置透析的超滤量。干体重的正确设置是很重要的，一般干体重是医生根据透析患者的体征、体检和辅助检查共同设置的数值，一般包括透析患者无主诉不适、血压正常、无水肿及体腔积液（胸水、腹水、心包积液）、无肺淤血、X胸片心胸比<0.5，同时也无体位性低血压、眩晕、耳鸣、抽搐等不适情况时的体重。但是干体重并不是固定不变的，干体重会受到季节、透析充分性、营养状况、饮食饮水、大小便等因素的影响，所以血液透析者要根据自身的情况，及时评价及调整干体重，周期最好在3~6个月进行一次评估。干体重会随着时间和营养状态发生变化，所以要常做调整。长期摄入的热量大于消耗的热量，干体重就会增加，反之就会降低。

尿毒症患者大多体内都会有体液潴留，干体重不能直接测出，要经过评估后才可以确定干体重。透析患者要通过测量体重来计算每次透析的超滤量，一般规律透析者超滤量的计算为透析前体重–"干体重"+0.2kg。

维持性血液透析患者对干体重的评估一定要准确，干体重的评估是透析充分性评估的重要指标。干体重设置高，透析者的身体就会一直在超负荷状态，透析期间水的摄入会导致水肿、肺淤血等。若干体重设置低，则会导致透析期间低血压、头晕、肌肉痉挛等不适，所以，一定要结合临床诊断合理科学地设置干体重。

血液透析患者最重要的自我管理，就是控制体重的增长。以干体重作为标准，每两次透析之间体重增长应该在干体重的3%~5%

之间，不应该超过干体重的 5%。避免体重增长过多，科学合理地控制饮水量是十分重要的。维持血液透析干体重平衡的方法有以下几种。

（1）规律血液透析：一般规律血液透析治疗是一周 3 次，有固定的时间，是每周周一、周三、周五或每周周二、周四、周六，按照医生的安排进行一周两次或三次的血液透析，每次 4 小时，一周的血液透析时间建议在 12 小时或以上。

（2）体重的增长不宜过快，隔一日的干体重增长不应该超过体重的 3%，隔两日的体重增长不应该超过干体重的 5%。

（3）每天控制水分的摄入，每日摄入量建议为前一天尿量加 500ml，如果前一天的尿量为 300ml，那么饮水量就应该为 300ml + 500ml = 800ml，如果是夏季出汗较多，那么可以适当增加 100 ~ 200ml。

（4）减少食盐的摄入量，避免摄入咸肉、熏鱼、罐头鱼、加盐饼干、椒盐零食（薯片、椒盐花生）等。

（5）在到医院就诊时，告诉医生是血液透析的患者，减少输液量，养成每天定时排便的习惯。

血液透析者一定要注意在测量体重时的准确性，准确的体重测量是透析治疗关键的一步，体重测量建议透析前后使用同一个体重秤进行测量，穿同样的衣服，在增减衣物时，要单独进行测量，避免体重测量不准确，影响超滤量的正确计算。另外，血液透析患者及家属是必须要学会正确测量体重，以及如何维持干体重，只有根据体重设置正确的超滤量，才是提高透析质量和生活质量的根本。

## 二、生命体征

### （一）血压

首先我们知道血压是什么？血压是血管内流动的血液对血管壁的侧

压力，血液充盈、心脏射血、血管阻力是血压形成的基本因素。影响心输出量和外周血管的因素都会影响到血压的变化，心输出量增多，血压就会升高，心输出量减少，血压就会降低。人体内的循环血量也会影响到血压。一般情况下，循环血量与血管容积是相适应的，使之充盈，维持正常的循环状态，正常情况下对血压影响不大，但是如果人体发生严重失血情况时，循环血量不能维持心血管的充盈状态，会导致血压迅速下降。血压所反映出的心功能以及循环血量，就可以很直观地了解到透析者的相关身体情况。

血液透析患者在进行血液透析上机治疗之前，必须要测量血压和心率，这两个指标直接反映出透析者的身体状态，根据血压的测量结果来决定是否能够进行血液透析治疗。血液透析治疗会加重心脏的负荷，长时间的血液透析治疗对透析患者的心功能会产生影响，心功能直接会影响血压的变化。

高血压是导致心脑血管并发症发生的危险因素，血液透析患者高血压会导致心力衰竭、脑卒中、残余肾功能下降等，致残致死率极高。血液透析发生高血压的类型，分为容量增高型和非容量增高型。容量增高型的高血压患者较常见，表现为透析前血压增高，透析超滤脱水后血压恢复正常，但是在下次透析前血压再次增高。非容量型高血压属于顽固性高血压，表现为血压持续升高，透析超滤脱水不能缓解，越透析血压就越高，而且使用降压药的降血压效果也不明显。

血液透析患者发生高血压的原因有以下几种。

（1）身体内水钠潴留。

（2）肾素 – 血管紧张素 – 醛固酮系统（RAAS）活跃。

（3）交感神经系统的活性增高。

（4）血液透析应用促红细胞生成素的作用。

（5）继发性甲状旁腺功能亢进。

（6）动脉硬化、血管顺应性下降。

（7）内皮衍生因子紊乱。

（8）血液透析对降压药物的清除。

血液透析前测量血压，医生会根据不同患者以及不同原因形成的高血压，采取不同的治疗方法。

（1）限钠、限水：透析患者每日氯化盐的摄入应该在 3g 及以下，对于少尿或是无尿的透析患者，严格控制水的摄入。

（2）改变透析方式：透析逐步降低透析液中钠离子浓度，长时间缓慢透析或是短时间每日透析治疗。

（3）改善心功能稳定性：叮嘱患者改变自己的生活方式，戒烟、戒酒，适当体育运动，维持干体重等。

（4）使用降压药物控制血压，对于顽固性高血压、血液透析无法满意控制的高血压，使用降压药物治疗是必需的，降压药物可以短效、长效或是短长效联合应用，但是要避免服用会进一步加重肾功能损害的药物，以及会被血液透析清除的药物。目的就是减少高血压对透析患者的影响，维持血压的稳定。

还有一部分血液透析患者存在血压低的情况，血液透析者发生低血压的原因主要有以下几种。

（1）有效血容量降低：血液透析上机治疗前就处于低血压状态，那么在血液透析治疗过程中，由于超滤过快、超滤量过多，会导致血压进一步下降。

（2）透析液的原因：透析液参与透析治疗，会导致血液中渗透压较小，血管中的水分深入到组织间隙中，进一步减少有效循环血容量，会导致血压进一步下降。

（3）使用降压药物：透析治疗前服用降压药会导致在血液透析治疗时血压降低，在透析治疗超滤脱水的过程中会进一步降低血压，而糖尿病血液透析患者，因为受到自主神经功能的影响，周围血管的收缩能力较差，极易导致低血压的发生。

（4）进食：血液透析治疗前大量进食导致胃肠血管壁扩张，增加血流量，诱发低血压。

如果血液透析存在低血压现象，血液透析治疗可以根据导致低血压的原因，调整相应的血液透析治疗模式，进一步采取不同的血液透析治疗方案。

（1）采用高低钠透析，因为血浆中钠离子的浓度会直接影响低血压的发生概率。

（2）低温透析，保证心血管的稳定性，不会影响到患者透析充分性。

（3）正确合理地使用降压药，不建议在血液透析前服用快速、大剂量持久降压药。

**（二）心率**

血液透析治疗对心率的监测也同样重要。心率是用来描述心动周期的过程，表示心脏每分钟跳动的次数，表示心脏跳动快慢的意思，是反映心脏功能的一项重要指标。血液透析对心功能会产生一定的影响，心率反映心泵代谢的改变、应激反应、容量改变、心功能的代偿能力、心输出量，是决定是否能够完成血液透析治疗的一项必要指标。血液透析患者高钾、低钾、高血压、低血压等都会对心率产生影响。

在血液透析前测量血压心率，是上机前测量生命体征的一种基础评估，无论透析患者测的血压为高血压、低血压，都是对身体状况的一种判断，根据不同的血压、心率情况，采取不同的透析模式，更有利于透析治疗过程中生命体征的稳定，提高透析患者的舒适性，减少透析所产生的不良反应，所以透析前测量血压、心率是血液透析上机前的必要一环。

## 三、饮食、饮水

饮食、饮水是血液透析日常生活中最基础的一环，也是日常生活中我们能够做到的最简单、最便捷的。

**（一）血液透析患者的饮食原则**

（1）优质蛋白（动物蛋白），每周两次血液透析患者蛋白质摄入量按照每天每公斤体重 1.0g 计算，每周三次血液透析患者按照每天每公斤体重 1.2g 计算。但是要限制蛋黄（含磷高）摄入，少吃海鲜、动物内脏。

（2）限钠盐，氯化钠每天摄入 1～2g，钠盐含钾较高，还可以减少口渴的发生。

（3）限磷补钙：限制磷的摄入，补钙也要适量，根据化验检查的结果适量补钙，防止血钙过高。

（4）少食或忌食香蕉、香菇、花生、葡萄等高钾食物。

（5）控制液体量的摄入：每天液体的摄入量应该限制在 1000ml，包括水、牛奶、汤、固体食物中的水。

**（二）控制饮水小方法**

（1）只有在口渴的时候才喝水。

（2）当感到口渴时，可以含一块冰块在口中，喝水时小口慢慢喝。

（3）冰镇漱口水有缓解口渴的功效，用冷漱口水或漱口液漱口后再吐出。

（4）喝水选择有刻度的杯子，用小碗或小杯子饮水，切记不可饮水过多，减少外出聚餐，不饮酒。

（5）口渴时可以吃冰块或吃一块冰的水果块，但是要记住，每块冰块中都含有 15ml 的水，一块冰块的解渴程度大于等量的液体，可以尝试冰冻食物，如把柠檬水制成冰棒。

（6）每天装满一罐水，当作一天的水分摄入量，每次口渴时倒出相同的量，这样就可以看出还剩下多少，以提醒自己一天水分的摄入量。

**（三）控制饮食的小方法**

（1）在饮食过程中，用叉子代替汤匙以减少液体的摄入。

（2）要注意食物中的含水量，像冰淇淋、果冻、布丁，看着是固体食物，但是食物中的含水量却是很高的。

（3）尽量不饮用饮料，因为饮料中的钾、磷含量较高，且不能够起到止渴的作用。

血液透析前需要摄入足够量的蛋白质，而且80%应该是高生物价优质蛋白，如蛋清、牛奶、瘦肉、鱼等动物蛋白。这类优质蛋白食物含人体所需的必需氨基酸较高，合成人体蛋白质的利用率高，产生的代谢废物少。血液透析会丢失一定量的蛋白质和氨基酸，同时也具有促进蛋白异化的作用，造成负氮平衡，因此较为合适。同时尽量选择磷蛋白比低的食物，以免摄入过多的蛋白导致高磷血症的发生。

要摄入足够的热量。充足的热量能够抑制蛋白异化并有维持体重的作用，若在透析前摄入的热量不足，就会加速蛋白的分解代谢，糖原异生增加，导致更多的代谢废物产生，对于维持性血液透析患者来说是无益的，一般热量的摄入是需要根据患者的营养状态、血脂浓度以及劳动强度来计算的。热量的摄入主要来源于糖类和脂肪，血液透析患者应该多摄入不饱和脂肪，其可以降低胆固醇、游离脂肪酸和三酰甘油，以免加重动脉硬化。

大多数维持性血液透析患者都是少尿或无尿，那么维持水平衡，严格控制水分摄入就是必须要做的一件事。维持水平衡是预防和减少并发症的发生、提高生存率的重要一环。所以在饮食中尽量减少食用含水分过多的食物，不要在血液透析前摄入过多的水分。血液透析所除掉的水分是血液中的水分，透析前所吃的食物以及饮用的水大部分存在于肠胃中，大部分肠胃中的水分是不能在当天的血液透析中被清除的，会导致人体水潴留以及循环负荷过重。透析患者要在两次透析期间，合理安排饮水量，最好是能够做到在每天同样的时间，穿同样的衣服测量体重和血压，并做好相关纪录，合理控制体重的增长。控制饮水小方法，喝热水比冷水更解渴一些，口含冰块可以缓解口渴，限制钠盐的摄入，可以避免口渴，减少饮水量。

肾脏疾病维持性血液透析患者饮食一定要注意含钾、磷食物的摄入。体内血钾过高会引起心律不齐、心脏麻痹，严重者甚至会引发心脏骤停。血液透析患者无论是在血液透析前或是日常生活饮食中，都要注意不要食用含钾高的食物。高钾的蔬菜有菠菜、芥菜、海带、木耳、黄瓜、豆芽等，含钾高的水果有香蕉、番石榴、哈密瓜、香瓜、葡萄、橙子、杨桃等；此外需要特别注意的是，高汤、浓汤、生菜等含钾也特别高，也应该少吃。饮食烹饪小技巧，蔬菜应该先切再洗，把蔬菜用水烫过，再煮熟，吃水果之前最好先用水浸泡 $1 \sim 2$ 小时再食用，可以通过浸泡、煮沸、低温冷藏等方式降低食物中的含钾量。低磷饮食也是血液透析患者必要的饮食方式，可以有效地避免高磷血症的发生。磷主要存在于奶制品、蛋黄、动物内脏、虾仁、花生、坚果类、豆制品中，当食用以上食物时，要适当地控制摄入量。在低磷饮食时，血液透析患者由于活性维生素缺乏以及身体对活性维生素的抵抗，可能会导致血钙浓度降低，在监测血钙浓度水平的条件下，需要适量补钙。另外，血液透析患者由于肾脏疾病会导致体内铁缺乏，发生贫血等情况，可以食用牛肉、羊肉、猪肉、猪血等补充铁剂，增加血红蛋白的含量。

血液透析患者在饮食过程中一定要遵循的选择就是食用适量各类食物，根据自身的情况，适当补充营养，透析患者必须要保证充足的营养，血液透析过程在清除水分、毒素的同时，也会导致体内营养成分的流失。按需适量补充营养是提高身体功能的基础，但是一定要适量进食。鉴于血液透析患者的特殊性使然，各种食物都有可能会对身体产生负荷，产生坏的影响。血液透析患者的饮食应该多样、适量，避免食用对身体产生负荷的食物。任何食物只有结合自身特性，能够对身体有益才是营养；否则，拥有再多的优点对透析患者也是负荷，还可能会产生不良的影响。血液透析治疗前，也不建议食用过饱，饱食会导致胃肠血管壁扩张，增加血流量，诱发低血压。

## 四、血糖

随着糖尿病患者平均寿命的延长，糖尿病肾病血液透析患者也在增多，而糖尿病血液透析患者就必须要加强对血糖的管理。由于血液透析多采用无糖透析液进行血液透析治疗，透析过程中会丢失葡萄糖，并且合并使用血管紧张素转换酶抑制剂类降压药物，也会增加对胰岛素及口服降糖药的反应性。接受血液透析的糖尿病患者更容易发生低血糖，在血液透析前要做好血糖的监测，在透析前要减少胰岛素以及口服降糖药的使用剂量，尽量避免使用血管紧张素转换酶抑制剂类降压药。建议患有糖尿病的血液透析患者，随身携带面包、糖果、巧克力等食物，如果出现头晕、心慌、饥饿、面色苍白、大汗淋漓等低血糖症状，应及时进食补充，缓解低血糖症状。

## 五、药物

慢性肾功能不全维持性血液透析患者，除血液透析治疗外，还需要服用药物来进行治疗，药物也是治疗疾病必不可少的。血液透析患者所用药品主要有以下几种：降压药、降糖药、钙磷结合剂、铁剂、活性维生素D、抗凝药、促红细胞生成素、左卡尼汀以及外用药多磺酸黏多糖乳膏等。但是抗凝剂等针剂类药品，一般由专业医护人员在透析过程中使用，以下就常用口服药对患者进行介绍。

### （一）口服药服用小技巧

（1）铁剂：铁剂口服药在空腹时服用，更有利于铁剂的吸收。口服铁剂时要避免与磷结合剂、制酸剂、碳酸氢钠一起服用，铁剂对牙齿有腐蚀作用，在口服铁剂时最好用吸管服用，并在服用后漱口。需要注意的是，服用铁剂后忌饮浓茶和咖啡，因为浓茶和咖啡中含有的某些物质与铁结合，会抑制身体对铁剂的吸收。

（2）降压药：服用降压药的目的是为了降低和控制血压，延缓肾衰竭，减少心血管疾病的发生。和原发性高血压相比，肾性高血压进展更快，心血管疾病的发病率和死亡率更高，肾脏疾病血液透析治疗对血压的控制要求就更高。在服用降压药时，要注意避免血压大起大落，维持血压平稳与降低血压的目标一样重要，一般长效降压药在长久服用的效果更好。长效降压药与短效快速降压药相比较，降血压与维持血压稳定的效果更好。一般建议刚开始透析的患者在血液透析之前停用降压药，观察血压情况后，再遵医嘱服用降压药。因为血液透析在一定程度上会导致患者发生低血压，部分患者会在血液透析过程中发生低血压情况。如果是在血液透析前高血压，血液透析过程中血压下降者，可将早上需要服用的降压药改成前一晚服用，这样可以避免在血液透析过程中血压下降过多。

（3）降糖药：对于患有糖尿病的血液透析患者，建议在血液透析前监测血糖，糖尿病血液透析患者维持血糖稳定很重要，无论是注射胰岛素控制血糖，还是口服降糖药控制血糖，都应该定期监测血糖，特别是透析过程中容易发生低血糖的患者，建议在血液透析治疗前停止注射胰岛素一次或是减少注射的剂量，但是要备好糖果或是巧克力，以备在透析中发生低血糖时食用。

（4）其他：钙磷结合剂、活性维生素D等药物，根据化验结果，遵医嘱服药即可，在血液透析前一般不需要更改剂量。

## （二）血液透析者药品存放及生活小技巧

（1）妥善保管及存放药品，服药前认清药物的作用和副作用，定时定量遵医嘱服药，不可以随意停服或更改药物的剂量。

（2）不可以随意服用中药。

（3）服药时不可以用浓茶、咖啡、牛奶送服，不可饮酒。

（4）如果忘记服用，应该尽快补服，若补服的时间已经接近下次服药的时间了，那就不建议补服了，以免重复服用。

（5）药品要与食品分开存放，以免误服，要将药品放置于阴凉干燥处，药品存放要保持药品标签完整清晰，不要用药品空瓶装其他药物，以免发生错服。

## 六、血管通路的评估

在血液透析前完成体重、血压等评估后，确定好超滤量、超滤时间以及血液透析模式后，准备好血液透析上机治疗前，就要进行血管通路的评估，只有良好的血管通路才能够支持完成透析治疗。血液透析的前提条件是有一个可靠的血管通路，血管通路的质量会直接影响到透析患者的透析和生存质量。无论选择哪种血管通路完成血液透析治疗，都要满足最基本的条件，有足够的血流量，能够持续地完成4小时的血液透析治疗。血液透析患者能够选择的血管通路有自体动静脉内瘘、移植物内瘘、半永久中心静脉置管和临时性中心静脉置管这四种，针对不同的血管通路进行个体化的评估。

动静脉内瘘在穿刺前，穿刺护士会对内瘘侧手臂进行评估，进行视诊、触诊、听诊的物理检查，要求内瘘吻合口震颤良好，无异常增强、减弱或消失；瘘体段的静脉平直、表浅、易于穿刺，血管的粗细均匀，血管壁弹性良好，有足够的穿刺区域；内瘘侧手臂肢体无肿胀，皮肤有无红肿硬结、破溃、渗血、渗液、斑痕；内瘘有无感染，有无瘤样扩张或动脉瘤，有无胸壁静脉扩张，拔针后压迫时间延长等。

建议使用内瘘作为透析血管通路的患者，三个月做一次多普勒超声检查内瘘情况，多普勒超声会显示内瘘血流量、血管壁厚度以及内瘘血栓等问题，及早发现问题，针对性治疗，有利于延长内瘘的使用寿命。

除使用动静脉内瘘进行血液透析治疗外，还有部分患者使用中心静脉置管进行血液透析治疗，中心静脉导管又分为半永久静脉置管、临时性静脉置管两种。众所周知，使用中心静脉置管的患者会出现感染、血栓、纤维蛋白鞘、出血、脱管等问题。所以在上机治疗前要进行充分的评估，观察有无导管移动或脱出，由于置管位置的特殊性，会因为行走、睡觉、翻身、如厕等动作造成导管移位或滑脱。观察置管口周围有无红肿、渗血、渗液，周围皮肤是否清洁干燥。

临时性静脉置管要观察置管处缝线是否完好，临时性静脉置管是没有皮下隧道的，主要是用缝线来固定导管的位置，如果缝线脱落极易导致导管脱出的发生。半永久性静脉置管有皮下隧道存在，需要注意观察涤纶套有无脱出，当发生导管脱出后可能会发生大出血情况。

当评估导管周围无感染、出血、渗液后，要打开导管，用无菌注射器进行抽吸，观察有无血栓形成，导管是否通畅，能否达到透析所需血流量，当导管血流量不足时，是无法进行血液透析治疗的，如果导管血流量无法达到 200ml/min，则认为是导管功能不良，无法进行充分的血液透析治疗。

当中心静脉置管出现问题，无论是颈内静脉、股静脉、锁骨下静脉置管，都要根据相应的问题，进行相应的对症治疗后，经过医生具体评估后无危险，方可以继续使用，或是必要时更换其他血管通路进行治疗。

## 第三节　血液透析中的注意事项

维持性血液透析治疗需要在透析室完成 4 个小时的血液透析治疗。血液透析治疗需要应用血液透析机、血液透析器、体外循环血路以及透析液进行代谢肾脏的治疗。在血液透析的过程中，并不是上机治疗开始后，就可以顺利地完成 4 个小时的血液透析治疗，在治疗过程中可能会有一些特殊情况的出现。在血液透析治疗期间，需要护士进行严密的观察治疗，及时处理在透析期间所发生的问题，是血液透析治疗顺利进行的重要保障，还可以提高透析患者的透析效果和透析中的安全性和舒适性。

血液透析中的监护内容包括病情生命体征的监护、体外循环监测、透析液的监护、血管通路监护等四个方面。在进行血液透析治疗时，作为被治疗的人，也同样会担心治疗是否能够顺利进行，治疗过程中会不会产生痛苦，会不会发生什么样的危险。没有任何一项治疗是绝对安全、没有任何危险的，尽管血液透析治疗发展至今，安全性有很大的保障，但是依旧需要护士在血液透析期间进行严密的观察护理，但是毕竟在透析期间，护理人员并不是一对一地进行护理，也需要当透析患者感到不适时，要及时告知护理人员。

在进行透析治疗时也会好奇护士为什么会测量血压，透析机为什么会发生报警，为什么会发生心慌等不适。血液透析治疗过程中发生任何情况都是有原因的，能够简单地了解发生的原因，也就不会产生恐惧了。

## 一、生命体征的观察

血液透析过程中要密切观察生命体征和意识状态，并且需要每小时记录一次血压、脉搏以及透析机的相关压力值的变化。在监测生命体征变化的过程中，血压、脉搏的变化尤为重要，要做到及时、动态监测血压的变化，医护人员会积极寻找引起血压变化的原因，并及时进行处理。与血液透析前的血压进行对比，患者在透析过程中可能会出现血压持续升高或持续降低，对于此类血压变化较大的患者，透析过程护士会进行严密的监测，就会对其特别关注，报告医生，遵医嘱应用降压药或升压药等。具体会根据个体情况因人而异，以免在透析过程中发生意外情况。

鉴于血液透析治疗的特殊性，在治疗过程中容易导致透析患者低血压、低血糖以及其他透析相关并发症的发生。当出现不适症状时，患者的神志变化往往是最明显的，生命体征的变化往往是急性并发症的先兆。血液透析过程中，透析患者的神志变化是观察的重点。当患者突然出现焦虑、气促、胸闷、脸色苍白、恶心、呕吐、烦躁不安、头痛、视物模糊、嗜睡、昏迷等情况，多与失衡综合征、空气栓塞、低血压、低血糖、严重心律失常或是心血管意外等透析并发症有关。如果血液超滤过快，也容易发生上述情况。此外，有时候在上述不适情况发生时，测量血压的结果可能在正常范围内，原因是部分血液透析患者血压波动较大，对高血压、低血压的反应不敏感，要在透析过程中严密观察并做好护理记录。

关于体温的测量，一般在血液透析开始前和结束前各测量一次体温，并做好护理记录。导致透析患者体温升高的原因有很多种，如果在透析一小时后出现发热考虑是否存在热源反应，在透析结束或是透析结束后几小时出现发热提示可能存在感染性发热，具体还是要根据检查结果才能够确定。

对于年龄较大、病情危重或肾移植手术后的透析患者，更要严密地进行生命体征以及相关症状的观察，透析治疗要选用生物相容性好的血液透析器，定时测量血压并做好护理记录，根据体重、血压情况，合理地设置超滤量，避免超滤过多、过快，导致机体不适的发生。

## 二、透析机、体外循环血路

血液透析机和体外循环管路、透析器、透析液供给和水处理形成一个密闭的血路循环来完成血液透析治疗，护理人员根据治疗需要的治疗量设置透析机的参数，并根据透析机检测的数据和患者生命体征的变化情况，进行机器参数的调节，确保血液透析治疗安全、顺利。

血液透析机是由体外循环血路和透析液水路以及微电脑集成技术的

监测系统组成的一个复杂的机电一体化的设备。在透析治疗过程中会在透析机上设置数值，透析机也会有各种监测，例如动脉压、静脉压、透析液压、温度、透析液浓度等压力监测，还有气泡报警和漏血报警等，用来保证血液透析治疗能够安全地完成。在透析过程中，若超过透析机的压力值设定的范围，透析机就会触发透析机的报警装置，导致透析机报警。血液透析机的各项监测是血液透析安全性的保障，当透析机发生报警时，要立即进行评估和应急处理，判断轻重缓急，评估可能出现的原因，选择相应的处理办法。

**（一）血液透析机常见的压力报警及处理**

**1. 静脉压力过高报警**

（1）发生原因

①静脉穿刺失败，穿刺针在静脉中的位置不当，静脉管路打折或扭曲，静脉壶滤网凝血，透析过程中肢体活动导致静脉针刺破血管壁。

②血流量不足、血泵流速低导致血液回路发生凝血，深静脉置管患者导管凝血阻塞。

③抗凝剂使用不足，无肝素透析模式，高脂血症或其他特殊原因使血液处于高凝状态，造成静脉管路凝血或整个体外循环管路凝血。

④机器本身存在故障。

（2）处理：护士会根据发生报警的原因进行对症处理，观察穿刺部位有无肿胀，静脉管路是否扭曲、受压，静脉是否受压；观察血液回路是否存在凝血以及凝血的部位和程度；调整静脉针的深浅与针尖斜面，必要时重新进行静脉穿刺；检查动静脉是否接反。

**2. 静脉压过低报警**

（1）发生原因

①静脉管路与穿刺针连接不紧密、静脉测压口松动或穿刺针脱出。

②动脉管路血流量不足或打折、扭曲、受压。

③透析器严重凝血堵塞。

④压力传感器保护罩潮湿、堵塞。

（2）处理：检查各个连接口是否紧密，穿刺针有无滑出血管外；检查静脉压力测定的夹子是否打开，动静脉管路有无打折、扭曲、受压；检查透析器有无堵塞，必要时更换透析器；寻找动脉血流量不足的原因，调整穿刺针的位置，调整留置导管的位置；降低超滤的速度，更换压力保护罩。

**3. 空气报警**　静脉管路上的静脉壶或静脉壶下面的管路有气泡时机器将发出警报，发生报警的同时，静脉回路上的静脉夹子关闭，血泵停止运转，是比较严重的报警，护士会立即观察确认报警的原因，采取相应的措施，以免空气进入透析患者体内，产生严重的不良后果。

（1）发生原因

①使用血泵前动脉的补液口输液完毕未能及时夹闭夹子，大量气体进入体外循环回路。

②血泵前管路破裂。

③动脉穿刺针或中心静脉置管的动脉端连接不紧密、脱落，动脉穿刺针滑出血管外。

④静脉壶液面过低或管路壁上有小气泡附着。

（2）处理：护理人员会及时关闭血泵，查找空气进入的原因，静脉壶管壁上有小气泡附着时可将静脉壶卸下，轻轻敲打使气泡上浮到液面，再重新安装；应当及时地调整静脉壶的液面，液面要在静脉壶的2/3以上。

**4. 肝素泵报警**

（1）发生原因：肝素泵没有开启，未设置肝素量，肝素夹子处于关闭状态，肝素注射器内无肝素注射液。

（2）处理：确定肝素泵报警的原因，查对医嘱确认肝素的用量，检查肝素泵设定的数值，打开肝素泵夹子，补充肝素注射器内的药液。

## （二）体外循环血路

血液透析器是由透析膜和支撑结构组成，不同的透析器会使用不同的材料，不同的人对透析器的适应性也有所不同，透析器对其清除率也是有所不同的。在透析期间可能会出现透析器过敏（生物相容性的原因，致热原反应）、透析器破膜（短时间内超滤量过大，跨膜压超过限度）、透析器凝血（患者处于高凝状态，抗凝剂使用不当）等问题。当发生以上透析器相关问题时，要及时更换新的透析器，选用生物相容性较好的透析器；当发生严重的透析器反应时，遵医嘱使用药物，并在必要时结束透析治疗。

血液透析所使用的体外循环管路，分为动脉、静脉两条，而且有一定的长度，就有可能发生体外循环管路凝血，连接处不紧密，产生气泡等危险。发生体外循环血路凝血的常见原因，是透析患者处于高凝状态、抗凝剂用量不准确或穿刺内瘘血流不够，导致透析机频繁发生报警暂停，导致凝血的发生。由于体外循环血路与穿刺针、透析器以及透析机处于活动性的连接状态，存在多个连接处，在透析进行过程中，可能就因为连接不紧密或管路本身质量问题，导致气泡的产生。在血液透析治疗过程中，护士会严密巡视观察，保证透析治疗的安全顺利进行。

## 三、透析液路监测

血液透析过程中需要水处理系统参与治疗，透析过程中需要对透析液路进行监测，因为透析用水直接与身体血液进行接触，所以在透析过程中要保证透析液路的安全。透析液路也有相关报警数值，当压力值超过设定安全范围就会出现报警。

## （一）透析液电导度高报警

### 1. 发生原因

（1）浓缩液配制偏高。

（2）机器的浓度配比系统出现故障。

（3）水流量不足或水压过低，导致反渗水比较少，混合后导致电导度偏高。

（4）机器电导度传感器出现问题或显示不正常，报警值设置过低。

（5）A、B液管路接头接反。

**2. 处理方法**

检查 A、B 液管路接头是否连接正确，浓缩液泵和血流量泵是否运转正常；检查浓缩液是否配置正确，是否摇匀，或是否要重新更换浓缩液；如果是机器发生故障，请专业维修人员进行检查维修后，经过实验室监测透析液浓度合格，才能再次应用于透析治疗。

**（二）透析液电导度低报警**

**1. 发生原因**

（1）浓缩液泵停转或浓缩液吸管阻塞、漏气。

（2）浓缩液用完需要更换。

（3）浓缩液中离子浓度偏低。

（4）报警值设置过高。

**2. 处理方法**

请专业技师检查，首先要检查浓度配置是否正确、浓缩液是否已经用完，必要时及时选择更换浓缩液；检查管道是否漏气或扭曲、滤网是否阻塞，观察浓缩液管是否正常吸收浓缩液；检查透析液流量泵是否转动异常，报警值的设置是否需要调整。

**（三）透析液温度及流量**

它的报警原因为：透析液的温度设置为 35～37.5℃，透析液温度控制系统失灵，导致透析液温度超过设定值。透析液流量一般设置为 500～800ml/min，透析用水水压太小或透析液流量控制系统故障，会导致透析液的流量不稳定。由专业人员检查透析用水供应是否充足，机器故障请专业人员进行维修。

### （四）跨膜压报警

跨膜压是指机器的半透膜两侧的液体静压，是血液侧的正压与透析液侧负压的绝对值之和。

**1. 发生原因**

（1）患者由于血管通路或病情的原因导致血流量不足，呈高凝状态，透析器内有凝血块，透析器发生部分或全部凝血，导致跨膜压高限报警。

（2）动脉管路受压、扭曲、凝血或超滤量过低会引起跨膜压低限报警。

（3）透析液压力传感器损坏，停水或是透析用水、透析液管路受压或与透析器连接不紧密都会引起跨膜压报警。

**2. 处理方法**　当出现跨膜压力高限报警时，护理人员要立刻检查体外循环血路、静脉壶以及透析器的颜色变化，减慢透析血流量，夹住动脉端管路，用0.9%氯化钠注射液快速从动脉端补液口冲洗管路及透析器，观察是否存在凝血或是哪一部分存在凝血，并对症处理，必要时更换透析管路以及透析器；紧密连接透析器各接头，检查透析液管路有无打折、扭曲、受压，理顺透析管路；如果是透析机器本身压力监测传感器损坏，要请专业人员进行维修。

### （五）透析器漏血报警

透析器漏血报警是机器通过对经过透析器透析区的透析液监测而发出的一项报警，用来评估、推测透析器是否破损。

**1. 发生原因**

（1）透析器质量问题或在预充过程中操作不当，将静脉管路夹闭造成透析器承受压力过高而发生破膜。

（2）透析液负压过大或静脉回流受阻导致跨膜压超限，进而透析器发生破膜。

（3）探测器故障或有脏物沉积，导致机器假报警。

**2. 处理方法**　透析机发出漏血报警后，会立即停止透析治疗，调整到"旁路"模式，减少或避免透析液进入血液，少量漏血，可以回输血液到体内，严重漏血，不可回输血液，废弃透析器和体外管路中的血液，更换新的透析器及管路。注意观察患者体温的变化，一旦发生畏寒或寒战及时遵医嘱对症处理。如果是机器故障，及时清洁维修。

### 四、血管通路的观察护理

血液透析血管通路分为动静脉内瘘和中心静脉置管两种，无论是使用哪种血管通路来进行血液透析治疗，都存在风险。在血液透析过程中，要使血泵持续不停地运转，就必须要保证血液流出端和回输端的正常，即血管通路处于正常状态。长时间的血液透析治疗，可能会发生穿刺针脱出、移位，穿刺部位出血、渗血，穿刺侧肢体血肿。

中心静脉置管的患者发生置管脱出，置管口渗血渗液。神志不清或意识模糊的患者常常不能够自我控制，更容易导致血管通路发生意外情况。

使用动静脉内瘘血液透析的患者，在进行内瘘穿刺后，会使用一条宽胶布固定针柄、一条小胶布回兜住针柄，之后再用一条小胶布加盖固定，最后在穿刺针柄下 2~3cm 处用宽胶布高举平台进行固定。虽然进行多项固定，但是由于透析时间长、患者出汗、患者肢体活动、穿刺针位置等原因，还是可能会发生固定用胶布松动，造成脱针、出血等意外情况的发生。

长时间的内瘘穿刺都在同一部位反复进行，当患者有凝血功能障碍或血管静脉压力过高时，穿刺部位就容易发生渗血。还有一种情况，因为血管穿刺部位的原因，导致穿刺针部分或全部脱出血管外，造成肢体局部血肿。上述情况可能会发生在穿刺时，也可能会发生在透析一段时间后。所以，在血液透析治疗过程中，无论是在夏天、冬天，都要求除穿刺针眼处用无菌敷料加盖，其他穿刺部位要暴露在外，不可以加盖，以便于护士在巡视过程中及时发现问题。

使用中心静脉置管进行血液透析的患者，尤其是临时性中心静脉置管，由于置管位置的原因，在颈部的颈内静脉或是在腿部的股静脉，在患者日常活动的过程中，容易受到牵拉，会导致置管口渗血或脱管情况的发生。临时性静脉置管一定要有两条缝线固定，外用无菌敷料在置管口粘贴固定，以防止置管移位脱出。半永久性深静脉置管相较于临时性深静脉置管，因其有皮下隧道安全性高一些，但一定要注意观察"卡夫"有无脱出。同样在透析过程中对导管进行有效固定，并且需要暴露置管的位置，以便于护士观察巡视。

## 五、药物的使用

在血液透析过程中根据血压、血糖以及患者一般情况的变化，会遵医嘱使用降血压药、升血压药、降血糖药、升血糖药。在透析期间使用的任何药物都应该遵医嘱使用，不可随意用药。血液透析过程中静脉补液，要严密观察患者的生命体征和一般状况，护士会根据医嘱进行相关治疗，例如输入铁剂或其他治疗性液体。

## 六、饮食、饮水

有关在透析过程中的饮食、饮水，如果非必要，不建议在透析过程中饮食，一般透析患者在治疗过程中的体位是平躺，并不方便进食。在患者进食干硬食物时，还可能会发生噎食，部分患者在透析过程中可能会因为进食，导致低血压的发生。建议在透析过程中携带方便易食的松软小面包、巧克力，必要时进食。在透析过程中可以少量饮水，携带有刻度的杯子，计算好一天的饮水量，以免饮水过多，加重身体的负荷。

## 七、运动

在透析过程中，可以适当地做运动，但是要避免大幅度的活动，尤其要避免内瘘穿刺侧肢体大幅度活动，以防穿刺针脱出。血液透析治疗过程中运动要适量，如果存在不适等情况，要及时停止运动，也要及时告知医生和护士。

透析中的运动一般建议运动时间在透析治疗中前两个小时、上机后30分钟进行。在透析患者上机前30分钟，刚开始进行透析治疗，部分人生命体征不稳定，会导致透析患者的不适感，也会使透析患者对透析中运动产生退缩感，所以建议在上机后30分钟生命体征平稳、无其他不适感时再进行相关运动。在透析治疗过程后两小时因容量、溶质清除，这个时候做透析相关性运动，相关不良反应会加大，也不建议进行透析中的运动。

透析中运动主要包括透析中弹力带（圈）的运动、透析中沙袋运动、透析中抬腿运动和床上踏车运动，具体实施方法请见本书"第十一章血液透析患者运动管理"。

# 第四节　血液透析后的注意事项

我们都知道血液透析治疗是一种代替肾脏功能的治疗方法，对于慢性肾功能不全维持性血液透析患者来说，血液透析是一项长久的治疗疾病的方式，需要坚持每周2~3次的血液透析治疗，每次4小时。人体的肾脏是24小时不间断发挥生理作用，但是血液透析是有时间限制的，并不能够完全代替肾功能，这就需要血液透析患者在透析结束后的日常生活中做好自我管理，良好的自我管理可以有效地提高透析患者的生存质量。

在血液透析结束后，需要复测体重并测量血压。复测体重的目的是为了证实血液透析治疗过程中实际的脱水量，是否达到自己的干体重，并为下次透析体重的增长做对比。透析治疗结束后一定要测量血压后方可离开透析室，以防跌倒的发生。在长时间的血液透析过程中，透析患者处在平躺的体位，突然坐起行走，容易发生体位性低血压，再加上血液透析治疗大量清除身体内水分和毒素，更容易导致患者低血压的发生。建议透析结束后遵循起床"三部曲"：平躺一分钟，坐起一分钟，站立一分钟，无头晕等不适后方可离开透析室。

在透析结束居家护理的过程中，主要注意以下几个方面：血管通路的保护，饮食、饮水，血压、血糖的监测，用药的护理以及运动等。坚持规律血液透析治疗，合理控制体重增长，遵医嘱服药，坚持适度的体育锻炼，是慢性肾功能不全维持性血液透析患者的基本护理措施。

## 一、血管通路的保护

使用内瘘作为血管通路的患者，在结束透析治疗拔出穿刺针后，应用无菌纱布或棉球轻轻压迫皮肤穿刺点以及血管进针点，再用弹力绷带进行包扎，加压止血的力度以不渗血并能触及震颤或听到血管杂音为宜。一般包扎止血的时间为 30~60 分钟，期间需要患者每隔 15~20 分钟缓慢松弹力绷带，以不出血为宜。弹力绷带包扎的时间不宜过长，长时间的加压包扎，可能会影响内瘘血流量，甚至造成内瘘堵塞。弹力绷带加压包扎期间，要经常性地自我对内瘘震颤进行评估，尤其是低血压患者，更要注意内瘘震颤是否正常。

透析完毕 24 小时内穿刺部位不得沾水，透析患者及家属要密切观察穿刺处有无渗血、肿胀，如果发现渗血、肿胀，立即压迫止血，压迫的力度以不再渗血又能摸到内瘘震颤为宜。有局部肿胀者 24 小时内可进行冷敷，每次时间不超过 30 分钟，24 小时之内不可以热敷，在 24 小时之后确定不再渗血后，可以热敷消肿。动静脉内瘘处如果有硬结或血管硬化，可以在局部热敷或涂擦喜多磺酸黏多糖乳膏。

保持内瘘侧肢体清洁卫生，切勿抓伤、碰伤皮肤，避免发生感染或出血情况发生。有动脉瘤者，可以应用弹力绷带或护腕加以保护，避免继续扩张及动脉瘤破裂出血，要切记松紧度要适宜，保持内瘘通畅。血液透析期间合理控制体重的增长，以防在血液透析过程中大量脱水、过度超滤，使血液浓缩黏稠形成血栓或发生低血压造成内瘘闭塞。严禁在内瘘侧肢体测量血压、抽血、静脉输液、输血，以上操作也可能会导致内瘘闭塞。内瘘侧肢体可以做适当的肢体活动，但不要用内瘘侧肢体负重，睡觉时避免内瘘侧肢体受压。养成自我检查内瘘通畅的习惯，建议每天至少3次，具体方法：将2~3根手指放在动静脉内瘘瘘口上，判定内瘘是否通畅，通畅的内瘘触摸时血管震颤感明显，手臂贴近耳朵可以听到血管杂音，如果震颤和血管杂音消失，要及时就医。坚持进行内瘘锻炼，每次15~20分钟，每天保证三次。

我们分享一个发生在患者身上的一个透析结束后内瘘渗血的案例以及处理方法。

**案例小故事**

一门诊常规血液透析患者，男性，年龄40岁，血液透析过程中生命体征平稳，血液透析结束后无不适，自体动静脉内瘘包扎固定完好，自行乘坐地铁返回家中。在乘坐地铁时，内瘘穿刺处发生流血，可能是由于穿衣服时导致弹力绷带移位或弹力绷带松动，那么，患者应该怎么办呢？

首先不要慌张，立即压迫出血的部位，寻找能够利用的东西，进行压迫止血，向周围人说明发生流血的原因，寻求周围人的帮助或及时寻求工作人员的帮助，可以请工作人员帮忙重新固定弹力绷带。观察出血量的多少，是否有效止血，内瘘震颤是否良好，有无皮下血肿等情况，必要时返回医院就医。如果自我压迫止血成功，无其他特殊情况，那么返回家中后可以清洗内瘘侧肢体，保持清洁卫生，但是穿刺针眼处不可沾水，更换新的创可贴覆盖穿刺针处，并对内瘘进行有效自我评估。

尤其是在冬季，衣服较厚，穿脱过程中容易造成弹力绷带移位或脱落，所以在穿脱衣物时要注意，绷带的松紧度以及位置要正确，松弹力绷带时要多次慢松，以免发生穿刺处出血。

使用中心静脉置管血液透析治疗者，在留置导管期间，首先最重要的就是预防脱管情况的发生，留置导管处于一个较粗大的深静脉中，发生脱管后会大量出血，不容易压迫止血，并且也有可能会导致空气进入人体，导致更加严重的并发症。如果发生置管处渗血，要立即压迫止血并及时到医院就医。

深静脉置管透析者要养成良好的卫生习惯，保持导管周围清洁干燥，避免污染。沐浴时，妥善固定导管，置管不可以沾水，保持导管敷料清洁干燥。中心静脉置管的患者要每日测量体温，有体温升高或置管处皮肤有红肿、发热、疼痛等导管感染的迹象，要及时就医，避免发生导管感染，进而导致全身感染的发生。

留置导管期间，要妥善固定导管，不要抓扯、牵拉导管。颈静脉留置导管的患者，避免颈部过度活动，睡觉时尽量仰卧或对侧卧，避免压迫导管，使导管打折、扭曲，影响导管使用。应尽量穿开衫的上衣，以免穿脱衣服时导致导管滑脱。股静脉留置导管不宜多活动，不宜久坐，以免导管弯曲打折，穿脱裤子时注意避免将导管拉出，一旦导管滑脱出体外，立即压迫止血，并及时到医院就医。任何类型的留置导管，出现皮下瘀斑，留置导管处渗血或其他部位的出血，都应该及时告知医生和护士。

我们分享一个深静脉置管患者在留置导管期间发生脱管的案例。

**案例小故事**

老年门诊规律血液透析患者，女性，70岁，血管通路颈静脉置管，在夜间睡觉时，无意识将导管拔出，应该如何做呢？

发现深静脉置管脱落后，要立即压迫皮肤开口处，可以有效止血和防止空气进入体内，防止导管继续脱出。无论导管脱出长度多少，都不可以回插导管，有效压迫身体置管开口处后，立即就医，遵医嘱进行有效治疗，观察出血量的多少，以及导管脱出的时间，及时向医生说明。这样有利于医生对相关并发症的判断。

尤其是存在意识障碍的老年患者，在应用置管进行血液透析治疗时，一定要非常注意脱管情况的发生。特别是临时性静脉置管，不可以过度牵拉导管，穿脱衣物时注意预防导管脱出。在夜间睡觉时，注意习惯导管的存在，勤观察导管的位置以及固定情况，建议使用贴膜对置管口进行固定，在一定程度上可以有效固定导管，家属夜间要对意识障碍的老年人多观察，血液透析应用的置管多比较粗，发生脱管后如果发现不及时，会产生较为严重的后果。

## 二、饮食、饮水

血液透析大量清除液体的同时，身体也会丢失大量蛋白质、氨基酸、维生素和激素，同时会促进蛋白异化，导致负氮平衡。透析结束后应该及时补充营养，否则透析患者可能因为血液透析而导致营养不良。血液透析结束后应该增加优质蛋白的摄入，并多食富含维生素的蔬菜；还要摄入足够的热量，热量不足身体就会燃烧食物中的蛋白质和肌肉中的蛋白质来为身体提供能量，使身体的肌肉营养越来越少，导致营养不良，透析结束后要摄入足够的热量来防止体重减轻和肌肉机体减少。

透析患者每天要保持一个良好的心理状态，焦虑、忧郁、恐惧、悲哀等不良情绪，会引起交感神经兴奋，抑制肠蠕动和消化液的分泌，使患者食欲下降，饮食减少，甚至厌食。轻松愉快的心理会促进食欲，保证营养的消化和吸收。保持心情愉悦，可提高透析患者对饮食的依从性，纠正不良的饮食习惯。要使透析患者懂得食物容量负荷过重对心脏和血压产生的不利影响，以及在透析过程中超滤过多会发生的并发症，希望透析患者能够自觉严格控制饮食，维持好的营养状态。

长期的低盐饮食会抑制食欲，家属可根据患者的饮食习惯，提供多样化色、香、味俱全的饮食，以增强食欲，代替含盐、含钾高以及对血液透析患者有危险的食物。高蛋白饮食多富含钾、磷，并可以提供更多的氢离子，在考虑高蛋白营养的同时，一方面要维持氮平衡，防止蛋白质缺乏，尽可能减少蛋白代谢物的蓄积；另一方面也要注意预防高钾血症、高磷血症和重度代谢性酸中毒。因此，一定要合理安排饮食，制定个体化的饮食方案，根据个体的需求进行不断变化，及时进行饮食调节，患者和家属要去了解食物的营养成分，并学会烹饪方法，以供患者正确食用。

营养是疾病康复的基础，是影响生活质量的重要因素。血液透析患者大多数存在不同程度的营养不良，血液透析患者和家属要学会血液透析饮食，积极地改善自身的营养状态，有不明白的地方，可以询问医生和护士。血液透析患者可以每日制定食谱，并按照食谱合理饮食，记录每天的饮食日记。患者再次进行透析治疗时，护士也可以从患者的饮食日记中了解患者的饮食是否合理，每日蛋白质、热量以及其他营养物质的摄入量，并可以根据食物成分表计算出饮食中的营养成分，然后通过蛋白摄入量和白蛋白、总蛋白、氮平衡等指标评估患者的营养状态。因此，透析患者在透析前要多摄入蛋白质，但不可过多，每天蛋白质的摄入量建议为 1.2g。

## 三、血压、血糖监测

不稳定的血压是血液透析患者最常见的问题之一，高血压是透析患者最常见的并发症之一，而高血压所引起的冠状动脉粥样硬化性心脏病和心力衰竭，更是血液透析患者常见的死亡原因，因此血压的控制刻不容缓。肾脏疾病的末期，约有 80% 的患者患有高血压，一旦发生高血压，即使服用多种降压药物联合治疗，高血压也不容易控制。血压控制不好，容易产生左心室肥厚性心脏衰竭，也就有更高的并发症死亡率。因此，控制血压非常重要。

维持性血液透析患者要做到每天定时测量血压，并做好血压记录。高血压患者要按时按医嘱服用降压药物，将血压控制在合适范围内。医生在选择降压药物时都会考虑是否适合透析患者，所以不要随意更改降压药的剂量和种类。

低血压患者要格外注意内瘘是否通畅，低血压可能会导致内瘘闭塞。血压的控制，对终末期肾病患者来说，是一个非常烦恼并隐藏许多危险的问题，血压的控制需要医生与患者合作，才能更好地控制。

透析患者想要更好地控制血压除了应用药物，更应该调整好生活习惯，戒烟酒，控制体重的增长，作息规律，睡眠充足；合理饮食，少吃胆固醇高的食物，控制钠盐、水的摄入。

糖尿病肾病血液透析患者在口服或注射降糖药之前，应先测量血糖。在透析前一次的降糖药应根据测量结果将降糖药减半。血液透析时常常使用无糖透析液，会导致患者血糖降低。及时就医检查血糖的变化，根据医嘱调整用药的剂量，以免发生低血糖现象。为了避免透析过程中低血糖，糖尿病患者应常备巧克力、糖果，以备在低血糖时食用。

血液透析患者，定期复诊，进行化验检查，根据化验检查的结果，遵医嘱服药，用药的原则：遵医嘱，规律不漏服，不随意更改剂量，不随意更换药品。

血液透析患者在身体允许的条件下适当参加体育运动，不仅可以促进血液循环、改善心肺功能，也可以增加食欲、增加肌肉力量以及营养的摄入水平，同时也可以对血糖、血脂有很好的调节作用，对预防心脑血管疾病、提高机体免疫力等诸多方面，也有很好的改善作用。运动还可以使人心情愉悦，增加自信心，改善血液透析患者的生活质量。血液透析患者适合低、中强度的有氧运动，可以散步、快走、慢跑、太极拳、八段锦、骑自行车等，每天持续 30 分钟左右。在运动过程中，避免高强度、持续时间长的运动，不建议游戏类运动项目，其可能会导致透析通路感染或透析导管脱落。简单的家务劳动也是很好的运动方式，不仅可以帮助家人分担家务，也可以让患者正常生活、工作、回归社会，对透析患者产生积极的影响。

## 四、出行安全

血液透析患者出行也是日常生活中必不可少的，出行安全是特别重要的。在准备透析前往透析室，透析结束后离开透析室的过程中安全是很重要的。有家属接送的患者安全性相对较高，当然也建议透析患者都有家属接送。但是由于各种原因，可能会有部分患者并没有家属接送，只有一个人自行前往进行透析治疗。但是独自一人前往透析的患者乘坐公共交通工具或是自己驾车出行，无论是哪种出行方式，都应该学会自我保护。

血液透析患者在日常生活中，可能并不会出现什么意外情况。但是有部分患者在血液透析结束后，可能会因为低血压、低血糖或脱水量多等原因，出现头晕，严重者可能会发生一过性意识丧失。我们都知道，由于透析患者应用抗凝剂的原因，如果发生跌倒，可能会有大量出血等严重的后果，所以透析患者一定要避免突然跌倒。

我们在此分享一位患者发生头晕跌倒的案例。

**案例小故事**

门诊透析患者，男性，33 岁，透析治疗至今一个月左右，一次常规血液透析治疗下机后，测量血压 135/76mmHg，心率 82 次/分，后自行离开。在行走 50 米左右后，突然感觉头晕无法站立。发生这种情况应该怎么做才是正确的呢？

首先在发生头晕无法站立时，一定要选择身体靠着坚固且安全的物体缓慢蹲下或坐下，以缓解头晕情况，避免跌倒摔伤头部，头部比较脆弱且容易发生出血。建议在透析治疗结束做到躺一分钟，坐一分钟，站立一分钟，如果没有不适情况再离开治疗区域。长时间平躺透析治疗，突然坐起行走，可能会发生直立性低血压情况。在坐起、站立的过程中，会有一定的缓解作用。尤其是平时血压波动较大的患者，或是高血压、低血压患者，更要注意不可突然站起。

我们建议血液透析患者，积极回归社会，适当地进行体育运动和学习、工作、生活。我们支持患者参加各种适宜的活动，这样也有利于心理的调节。每周除了几天的透析治疗之外，丰富自己的生活，更有利于身心的健康。

# 第六章　血液透析充分性

根据全国性流行病学调查数据，我国现有 3 期以上慢性肾脏病患者1900 余万人，预计到 2030 年，中国的尿毒症人数将快速增长。透析人数的增加必将带来沉重的社会负担。终末期肾脏病的替代治疗以血液透析为主，但其生存率并不理想。透析不充分引起的各种并发症逐渐成为导致患者死亡和生活质量下降的主要原因。那么什么是透析充分性呢？透析充分性重要吗？下面我们一起来了解一下相关知识。

## 第一节　血液透析充分性概述

### 一、血液透析充分性的定义

血液透析充分性是指通过血液透析能有效清除尿毒症患者体内潴留的水分和毒素，使各种并发症得以有效控制，透析过程中感觉舒适，使患者具有较好的生存质量和一定的社会活动能力。总的来说，透析充分性就是在自身感觉舒适的情况下，更好地清除患者体内潴留的水分和毒素的透析过程，能够更好地控制并发症的发生。

若透析不充分首先受影响的便是神经系统方面，主要体现为精神涣散，容易健忘、失眠等；食欲明显逐渐衰减，并会出现恶心以及呕吐的情况；逐渐出现血压升高的情况，且发生水肿、心力衰竭等；对血液系统也会产生很大的影响，如较难进行纠正的贫血。此外，还会出现口中氨味较为严重，同时伴随着皮肤瘙痒的情况；经过多年的临床实验证明，每周透析少于 8 小时，死亡率会明显增高，而透析时间长于 12 小时，则死亡率减少一半，也就是说保证透析治疗的时长，可在一定程度上减少透析相关的发病率及死亡率。综上可见透析充分性对维持性血液透析患者的重要性。

## 二、判断自己的血液透析充分性

判断自己的血液透析充分性，首先就是自我感觉良好，有充足的睡眠，食欲好，可适度地参加锻炼；达到干体重，长期并发症较少。

### （一）找到自己的干体重

**1. 干体重评估不准确的危害**　干体重评估过高会导致慢性体液蓄积，引起水潴留，增加心脑血管并发症（如左心室肥厚、高血压、心力衰竭、脑出血等）的发生率，成为影响你的生存质量及生存率的最主要因素，增加了你的住院率和病死率。干体重评估过低则会导致低血容量，引起透析过程中不良事件（如低血压、抽筋、血管通路阻塞等风险）发生率增高进而影响患者透析依从性及透析充分性。

**2. 如何找到自己的干体重**　大部分时间可根据自己的血压情况、自身是否存在浮肿来判断自己的干体重。那么还有哪些方法可以协助我们找到干体重呢？

（1）传统方法：透析过程中无明显的低血压；透析前血压得到有效控制；自身双腿及眼睑没有浮肿的表现。当满足以上要求时通常认为干体重把控的较好，该方法较适用于临床以及患者的自我评估，但此种方法受主观因素影响较大，同时还受基础疾病、饮食营养状况等因素的影响，是较粗略的指标。

（2）生物电阻抗频谱分析法：此种方法已在临床推广，较传统方法来说评价更具客观性。可以借鉴，详见体重管理。

### （二）血压控制得当

透析前血压控制在＜160mmHg（含药物治疗状态下）。血压不达标的主要原因即为没找到干体重，也就是说透析不充分。大部分透析患者血压控制不理想都是由于体内"存水"较多，随着体重的有效控制大部分高血压都可以得到有效控制；少部分达到干体重后血压仍偏高的患者需要调整药物治疗。

**1. 治疗客观因素**

（1）未达到充分透析，影响血压的尿毒症毒素未能有效清除。

（2）干体重设置不合理（未能有效超滤脱水）。

（3）降压药物治疗方案不合理。药物透析不能清除，导致透析后低血压，药物透析清除而出现高血压。

（4）透析液钠离子浓度不合理，透析液钠浓度高于自身血清钠水平，导致患者透析后口渴、饮水过多进而血压升高。

**2. 患者自我管理**

（1）不服从医嘱：私自减少血液透析次数或者缩短血液透析时间是造成不能达到干体重的最常见因素，进而导致体液蓄积"存水"、血压升高。

（2）血液透析时间短：由于各种客观因素减少致使血液透析时间短，不利于达到干体重。长时间血液透析进行缓慢连续超滤可降低血压，减少降压药物使用，可改善患者预后。

（3）膳食中钠摄入过多：透前高血压尤其是药物治疗后仍不可控的高血压问题，是大家共同面临的问题。首先找到自身问题所在，严格自我管理对把控高血压至关重要。

## 三、体液负荷的判断

判定体液负荷的指标有细胞外液容量，总体水容量、细胞内液容量，当细胞外液容量≥7%时定义为水负荷过重。

体内水容量增加以后将会出现水肿、血压上升、心脏扩大、肺水肿、肝淤血等一系列问题，自身将会出现呼吸困难、不能平卧、端坐呼吸、咳嗽、恶心、腹胀、外周水肿、肺部啰音、胸水、腹水、心包积液、难以控制的高血压等表现。细胞外液容量的增加，将导致心血管死亡的风险增加，因此对自身体液的把控显得尤为重要。

## 四、轻微酸中毒

代谢性酸中毒是慢性肾病的常见并发症之一。患者一旦发展为终末期肾病，血清碳酸氢盐浓度会显著降低，从而加重病情。

酸中毒纠正不良的常见原因如下所述。

（1）透析次数不足，单次透析时间短。

（2）透析液中缓冲碱浓度低，反渗水与浓缩 A、B 液比例不当。

（3）透析液流量或血流量较低。

## 五、营养状况的判断

血清白蛋白推荐指标≥35g/L。血清白蛋白不达标的原因如下所述。

（1）透析处方不合理，导致透析不充分。

（2）饮食结构不合理，特别是热量与蛋白质摄入不足。

（3）胃肠道疾病。

（4）恶性肿瘤、恶液质。

（5）系统性活动性疾病（如狼疮）。

## 六、肾性贫血

肾性贫血是指各种因素造成肾脏促红细胞生成素产生不足或尿毒症血浆中一些毒素物质干扰红细胞的生成和代谢而导致的贫血，是慢性肾功能不全发展到终末期常见的并发症，贫血程度常与肾功能减退的程度密切相关。肾性贫血为慢性肾病的伴随症状，慢性肾病一旦并发肾性贫血，常外在表现有面色萎黄、眼结膜苍白、唇甲苍白无光泽等症状。

**（一）发病因素**

肾性贫血疾病的发生主要是由红细胞的生成减少、破坏增多以及出现出血等综合因素引起的。具体表现如下所述。

（1）红细胞生成减少，多为促红细胞生成素减少、红细胞生成抑制因子作用、维生素及营养缺乏、微量元素失衡等导致红细胞的生成减少。

（2）红细胞的寿命缩短，多为尿毒症的毒素作用、内分泌激素作用、红细胞脆性增加以及脾功能亢进等引起。

（3）红细胞丢失增加。

**（二）推荐指标**

（1）成年女性血红蛋白（Hb）<120g/L。

（2）成年男性血红蛋白（Hb）<130g/L。

（3）建议血红蛋白（Hb）水平维持于110～130g/L。

**（三）血红蛋白（Hb）水平不达标的原因**

（1）透析处方不合理，长期透析不充分。

（2）未用红细胞生成素或应用方案不合理。

（3）铁缺乏或铁剂应用不合理。

（4）缺乏维生素B、叶酸；营养不良、胃肠道病；慢性活动性疾病未控制；恶性肿瘤。

（5）长期慢性失血如痔疮、胃溃疡。

（6）慢性炎症状态导致的红细胞生成素抵抗。

（7）红细胞再生障碍性贫血。

（8）饮食方案不合理等。

## 七、轻微肾性骨病

轻微肾性骨病仅血生化异常，骨活检基本正常。

### （一）肾性骨病

肾性骨病泛指继发于肾脏疾病的代谢性骨病，如纤维性骨炎、骨质疏松、骨软化、无力型骨病、骨硬化、混合型肾性骨病、骨淀粉样变等。肾病骨病也称肾性骨营养不良，即慢性肾脏病矿物质和骨代谢紊乱，是慢性肾功能衰竭时由于钙、磷及维生素 D 代谢障碍，继发甲状旁腺机能亢进，酸碱平衡紊乱等因素而引起的骨病。

### （二）肾性骨病的临床表现

（1）钙、磷、甲状旁腺素（PTH）或维生素 D 代谢异常。

（2）骨转化、矿化、骨量、骨线性生长或骨强度异常。

（3）血管或其他软组织钙化。

在慢性肾脏病早期，肾性骨病就开始出现，当肾小球滤过率 <50% 时，半数患者会出现肾性骨病的病理变化。发展到慢性肾脏病终末期（尿毒症期）时，几乎 100% 的患者都会出现肾性骨病。慢性肾病患者椎体和髋部发生骨折的概率是非慢性肾脏病患者的 3~4 倍。

### （三）生化指标的监测时机与频率

（1）血清磷：成人正常血清磷的范围为 0.87~1.45mmol/L；建议监测频率为 1~3 个月。

（2）血清钙：成人正常血清钙的范围为 2.10~2.50mmol/L；建议监测频率为 1~3 个月。

（3）甲状旁腺激素（PTH）：每升高 200pg/ml，骨折的相对风险都将大幅度提升。

（4）碱性磷酸酶（ALP）：主要来源于肝脏和骨骼，在临床上用来作为诊断评估肾性骨病的辅助手段。建议监测频率为 3~6 个月。

## 八、适当的运动

体力活动减少和运动水平下降在维持性血液透析患者中普遍存在，

二者相互影响形成恶性循环，加重肌肉消耗和肌力下降，心血管残存功能下降，导致虚弱和肌肉萎缩，严重削弱患者从事日常活动和独立生活的能力。通常进入透析治疗后由于自身时常感觉不舒适逐渐对生活缺乏兴趣，家属的过分担忧、照顾导致自身活动能力下降、肌肉萎缩，进而导致功能残疾、住院率、死亡率都大大增加，因此通过一定的运动训练增加自身的肌肉容积是非常必要的。

## （一）透析中的运动康复

透析中运动，即在透析治疗过程中进行的运动，可以增加透析充分性、预防透析相关并发症的发生，同时对维持性血液透析患者的整体健康和住院率也有积极影响。透析中运动可以节省维持性血液透析患者的时间，提高运动依从性，同时也便于医务人员对其进行监督，确保安全性。

**1. 透析中的抗阻运动（图6-1）**　抗阻运动会对运动功能产生影响，由于肾脏功能逐渐下降，肾衰、尿毒症等体内毒素逐渐累积，引起神经肌肉系统症状，如肌萎缩和肌无力等。此外，长期透析患者体内营养成分丢失，肌肉合成减少，再加上运动量减少，共同导致肌肉质量下降，运动能力下降。

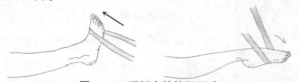

**图6-1　透析中的抗阻运动**

**2. 透析中的卧位体操**　充分利用每次透析的4小时进行医护人员监督下的低、中强度运动，可能是合适的运动方案之一。

**3. 透析中的踏车运动**　踏车运动（或称"骑自行车运动"）为主的透析期有氧运动在多个研究中显示，能提高生活质量，减轻微炎性水平并改善营养状态，在减少氧化应激反应等方面有明显优势。

## （二）透析中的运动康复工具

（1）沙袋。

（2）握力球（圈）。

（3）弹力带（圈）。

# 第二节　血液透析充分性的影响因素

## 一、技术方面

（1）保证透析时间是提高透析充分性的绝对条件，它可以独立于 kt/V、UUR 指标单独作为血液透析充分性的指标。患者自身也要克服主客观因素。

（2）提高血流量，但要与透析液流量相匹配：常规血流量从 200ml/min 提升至 300ml/min 时，清除率增加 15% 以上，并且可以减少抗凝药使用量，降低出血并发症，促进血中毒素转运，提高透析效能。就血流量单方面因素而言，理论上一般要求每分钟血流量至少达体重的 4 倍。简单地说就是在透析时长不变的情况下，在一定程度上增加血流量的速度可以增加血液通过滤器的频次，相对而言提高了透析充分性。日本维持性血液透析患者的血流量通常为 200ml/min，血流量为 250ml/min 者占 18%。由于患者心血管功能下降、对体外循环耐受性差异及血管通路条件等，部分患者血流量达不到要求，造成透析不充分及经济损失。

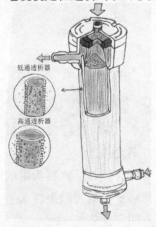

低通透析器

高通透析器

图 6 – 2　高通透析器与低通透析器对比

（3）使用高通量透析器（图 6 – 2）：常规血液透析只能清除小分子物质，保持电解质的平衡，对炎症因子这种中高分子清除作用不明显。高通量透析膜具有高弥散和超滤能力，中分子溶质清除率为普通透析器的

2~3倍，超滤率为普通透析器3~10倍。

（4）增加透析器膜面积，但要注意是否引起血容量不足。透析器膜面积是评价透析器的参数之一，理论上溶质的清除与透析器膜面积呈正相关。透析器清除溶质是通过弥散或对流方式。排出溶质的能力是由透析膜的结构及膜孔径大小、数量和构型所决定。在透析过程中，小分子物质的清除主要取决于血液和透析液间的浓度，而中分子物质的清除主要取决于透析器有效面积和治疗时间。增加透析器的膜面积就相当于在一定程度上为患者增加肾单位帮助大家更好地进行治疗。

（5）提高透析液流量：有学者早已证实溶质清除率与血液流速及透析液流速相关，适当增加血液与透析液流速有利于最大限度地保持溶质的梯度差，降低液体不流动层的厚度，减少膜的阻力，增加溶质的清除量，从理论上推测可以增加患者的透析充分性。

（6）透析中运动（如蹬脚踏器运动）：运动可增加患者四肢肌肉力量，促进肌肉收缩和血液循环，加速全身组织血液供应，促使尿酸、肌酐、尿素等溶质的转运速度加快，使其通过透析被带到体外，增加透析时溶质的清除量，使透析充分性增加，提高透析效果。

## 二、患者方面

### （一）残余肾功能

残余肾功能良好的患者在透析期间体重增长幅度较小，透析时超滤量小，肾脏血流动力学稳定，对降低透析患者远期并发症的发生、提高生存质量、降低病死率等方面有着非常重要的意义，是目前任何透析方式所不能完全替代的。

### （二）血液透析并发症

血液透析常见的并发症有低血压、肌肉痉挛、高血压、低血糖、心力衰竭、心律失常及感染等。一系列并发症的产生，多数将导致患者非计划性下机也就是提前结束治疗，导致治疗时间不足进而影响透析充分性。

### （三）干体重的控制

透析期间体重增加与干体重的比值能间接地反映患者的容量状态，应控制在3%为宜，最多不超过5%。透析期间体重增长过多时，导致透析过程中超滤量过多、超滤速度过快；当透析脱水速度大于毛细血管再充盈的速度时，易引起循环血量不足，出现透析相关性低血压，从而不得不停止或减少超滤，最终致透析不充分。

### （四）治疗依从性

有研究发现，患者不依从原因中55%早退是由于医疗原因，70%是由于肌肉痉挛，48%由于恶心，15%由于有症状性低血压。因此医护人员应加强宣教调整透析方案以防止透析中发生不适，在一定程度上保证患者的舒适度和依从性，减少不来透析和提前终止透析的发生。因此，采取必要的治疗或护理措施，提高患者依从性、增加透析治疗效果、改善生活质量也是我们急需解决的问题。

**1. 血液透析患者依从性的影响因素**

（1）心理因素：文化程度高、认知行为能力强、疾病相关知识掌握好的患者自我监测依从性好，并发症少。

（2）疾病因素：有研究表明血液透析时间少于6个月的患者80%依从性好，超过3年的患者有依从性变差的倾向，而维持性血液透析患者每日残余尿量<300ml者，透析期间体重增长值高，依从性差。这表明有残余尿量的患者依从性比无尿的患者依从性好。

（3）家庭经济因素：有研究显示，医疗付费的方式对患者造成极大的影响。居住在农村的患者，其医药费报销比例低，经济状况差，透析治疗依从性也差。而就业患者与治疗依从性呈正相关。未就业者，信息处于闭塞状态，并且交流减少进而认识不到自己在家庭、社会中的地位，认为生存无意义，只给家庭和社会造成负担，产生悲观、厌世情绪，甚至自暴自弃，采取不按时透析、不遵医服药、不配合饮食等行为。

**2. 如何提高依从性**

（1）强化健康教育：对于长时间血液透析治疗的患者，根据所处不同的行为阶段及与之相应的心理需求，进行持续性、循序渐进的健康宣教。根据患者的具体情况进行个体化的教育，成效将更加明显。

（2）解除患者的抑郁状态：主动了解患者的心理状态，针对患者存在的心理特征，因人施护。

（3）取得社会和家庭的支持：强有力的家庭社会支持体系是提高患者治疗依从性的重要因素。因此，要充分调动家庭社会的支持作用。家属的支持、理解、关心和鼓励能消除患者负面情绪，使其对治疗更有信心，从而更加珍惜生命，自觉转变遵医行为。鼓励患者回归社会，更好地融入生活有助于患者积极配合治疗。

# 第三节 正确设定血液透析剂量

## 一、血液透析剂量的设定

在正常生理条件下，肾脏每天 24 小时不间断地工作，除排泄尿液外，更重要的是排泄代谢废物和毒物，调节血浆渗透压、电解质和酸碱平衡，以保持体内环境的稳定和身体各器官的正常运转。因此临床实践发现，高效短时透析增加死亡率，而低通量长时间透析反而延长生存期，故长时间透析的方式应运而生。现在长时间透析的流行方式有三种，即增加透析频率、延长透析时间、既延长透析时间又增加透析频率。

### （一）理想模式

方法是每周透析 6 天或 7 天，每次 90～120 分钟，用高血流量和透析液流量，其优点是比每周透析 3 次方案（总透析时间相同）有较好的清除率。有实验研究表明每天透析患者的血压和左心室质量指数明显下降，平均时间尿素浓度明显下降，$kt/V$ 指数增加，干体重提高，表明热量摄取增加，标准化蛋白分解率明显增加；即为每天透析可有效改善患者的血压、心脏情况以及营养状况。每天透析还有潜在的优点，例如降低尿毒症患者血浆毒素的峰值，减少血浆毒素水平的波动，使透析治疗更具有生理性；每天透析脱水缓慢，有较好的血流动力学稳定性；在一定程度上提高患者对透析的耐受性，高血压、头疼、痉挛、透析后疲乏等症状减少或消失，精力和体力更加充沛，有效地提升了患者的生活质量。

每天透析虽然可以在一定程度上改善患者的不适感和提高生活质量，但是高频次的血液透析将带来巨大的经济负担以及患者身体是否耐受、家庭支持度等一系列问题。关于治疗时间的最终决定最好根据患者的可接受性和经验、剩余肾功能、身体表面积正常化的 $kt/V$ 以及预期的超渗透率进行个性化。

### （二）临床应用模式

那么究竟什么样的透析处方，可以在满足透析充分性的条件下降低患者的经济负担呢？我们根据多项研究参考得出，肾脏的功能可以被间歇性的血液透析所替代。血液透析不仅能消除体内水分和代谢物的滞留，还能补充透析液与血液渗透作用所需的物质，纠正电解质和酸碱平衡紊乱。可想而知，每周超过 12 小时的血液透析可以代替 168 小时的肾功能正常工作。

有研究发现，当单次治疗 $kt/V < 0.8$ 时，患者并发症多，死亡率高；当单次治疗 $kt/V < 1.2$ 时，患者死亡率每增加 0.1 下降 7%，数轴显示高于 1.2 的曲线较为平缓。因此，当每次治疗 $kt/V$ 为 1.2，每周透析 3 次时，患者治疗充分，长期生存率可以维持在较高水平。如果将每周 3 次透析改为每周 2 次透析，则每周总 $kt/V$ 值将降至常规值的 2/3，无法达到充分治疗的目的。当然，从长远来看，会影响患者的生活质量，进而影响生存率。因此，将每周三次规律透析作为普遍的一个参考。

# 第七章　血液透析患者的相关检查

　　医学上所谓的实验室检查指的是：通过物理化学和生物学的实验方法，对人体的血液、体液、分泌物、排泄物、细胞取样和组织标本等进行化验检查，目的是获得病原学、病理形态学或器官功能的状态等相关资料，进而能够明确一些疾病的诊断以及疾病的发展阶段。所以对于人们来说，实验室检查的部分是必不可少的。实验室检查结果不仅仅只确认疾病的发展阶段，还应用在疾病治疗的过程中，根据相应的化验指标来确认治疗的情况，及时调整用药。当实验室检查结果与临床表现不符时，必要时要进行复查。

　　那么对于已经明确患有肾脏疾病的血液透析患者，实验室检查的意义又是什么呢？我们都知道血液透析治疗只能替代部分的肾脏功能，并不能够代替完整的肾脏功能。所以，首先实验室检查就是要明确，因肾脏疾病给我们的身体带来了怎样的变化，肾脏功能处于何种状态，体内的毒素水平如何，服用药物剂量和种类是否正确，血液透析治疗是否充分，实验室检查都能够在一定程度上给予我们答案，医生也会通过检查结果来进行对症治疗。我们根据肾脏疾病所需要做的相关检查来加以说明，希望通过这些内容能够帮助到肾脏疾病血液透析患者。下面对肾脏疾病初期和血液透析期两个阶段对部分化验指标来进行讲解。

## 第一节　肾脏疾病初期化验检查

　　我们观察发现肾脏疾病人群在初期通常身体会出现一些不明原因的水肿（在身体的四肢部位或其他部位出现莫名的肿，按压下去时按压部位不能快速地回弹)、腰痛、尿液中出现不正常的红色(正常尿液的颜色为淡黄色)、有红色血块的症状出现、排尿后感觉还有较强的尿意、感觉总是需要频繁去卫生间、感觉自身异常的疲乏,睡不醒等情况。每人发生的情况不同,医师在进行初步的诊断时会根据相应症状(简单来说就是医师会根据问诊内容来提取有用的信息对疾病进行初步的判断),及相应的实验室检查,以证实或排除疾病。一般肾脏疾病的检查都有哪些呢?主要有尿液方面的检查、血液方面的检查、肾脏彩色超声检查以及肾脏活体穿刺等。

## 一、尿液检查

尿液大家都非常熟悉了,肾脏疾病为什么要做尿液方面的检查?什么是尿液?来自哪里?尿液的检查结果又能够说明什么呢?

当我们喝水或吃东西后,当身体吸收大部分水分、葡萄糖、无机物等物质后,剩余的代谢废物就是水和尿液。尿液是血液经过肾脏的滤过、重吸收后所产生的废物和毒素,是一种液体,清晰透明,一般颜色呈现淡黄色或橘色。尿液是机体的排泄废物,当不能够正常小便时,小便的量、颜色就会不正常,体内产生的废物将无法进行排泄,就会造成一系列的问题,如:小便的频率变化、小便后疼痛等,同时这些问题的产生说明尿液中的成分超过了正常指标,进一步说明产生尿液的场所(也就是肾脏)出现了问题。当肾脏出现了问题甚至进一步加重,那么尿液中的成分可能就会含有其他一些成分在里面,比如不应出现的血细胞、蛋白等。尿液的成分和组成会充分地反映肾脏的代谢情况,并且还会受机体其他系统功能的影响。因此尿液检查是肾脏疾病检查中不可忽视的一项检查,属于初步检查。

尿液的一般检测包括以下几个方面。

(1)尿量的多少、尿液气味的观察、尿液的颜色、尿液的比重和酸碱度。

（2）化学检测：尿蛋白、尿糖、尿酮体、尿胆原、尿胆红素。

（3）尿沉渣（显微镜检测）：检测细胞、管型、结晶等。

大部分肾病早期会出现蛋白尿、血尿、白细胞尿或者尿液中存在管型成分，一旦在尿液中发现这些异常情况，多数存在肾脏或尿路疾病，如要确诊疾病，需要进一步的检查。尿液检查分为尿常规、尿培养、24小时尿蛋白定量，下面将会分别讲述它们的不同之处以及注意事项。

**（一）尿常规**

**1. 尿常规检查的项目** 一般的尿常规检验包含：颜色，尿中的白细胞、红细胞、葡萄糖。正常人体尿常规检查值在正常范围内，当患有某种疾病或身体受到某种（化学、物理、生物、机械）不良刺激和创伤时，身体的内环境和外环境的平衡发生了变化，其正常值就发生了变化，检查结果就会存在异常值。

**2. 尿常规采集时的注意事项**

（1）在做尿常规检查时原则上不需要特别注意，任何时间段的尿液都可以做尿常规检查。

（2）临床上多采用晨起的新鲜尿液做尿常规检查，晨起尿液是指清晨起床后未进食早餐、未运动之前排出的第一次尿液。由于晚夜间饮水较少，肾脏排出的尿液含多种成分储存在膀胱内，有利于提高检查的准确性。如果是大量饮水后做尿常规检查，尿液中含有大量的水，尿液中的异常成分不易被检出，这样的话可能会导致检查结果的不准确。

（3）留取要送检的尿液需要在 1 小时内送检，时间过长时尿液中的各种成分会发生变化，也会导致检查的结果发生一定的误差。因为各种原因门诊就诊患者并没有办法做到留取晨起尿，并在 1 小时内送检，也可留取随机的尿液。

（4）在留取尿液之前尽量避免大量地饮水，以免尿液稀释进而影响尿液检查的结果。

（5）一般在留取尿常规时，选用中段尿液，中段尿液的留取方法为先排出一部分尿液后，留取 10ml 于检查容器内送检，先排出一部分尿液的目的是为了冲洗尿道口及前尿道的细菌，提高检查的准确率。

（6）女性在留取尿液时不可混入白带和经期血，女性切记来例假期间不得做尿常规检查。

（7）男性不要混入前列腺液。

（8）在检查前应避免服用水果和饮料，否则可能会影响尿糖的化验检查结果。

（9）如果有长期服用抗生素类的药物应停止服用一段时间后才可去检查。

（10）如果不能够及时送检，适当地利用防腐剂或冷藏保存。

**（二）尿培养**

尿培养主要检查的是尿路感染方面的情况。尿培养是对尿液中的细菌进行培养，因此在做尿培养时尿液留取要求与尿常规是不同的。用于尿培养的尿液必须是清洁的，需要在留取前（在医护人员的指导下）清洁外阴、包皮及尿道口，排除外界的细菌干扰，提高检查的准确性。在留取时留取晨起第一次尿液的中段尿，且尿液要求在膀胱内停留 6 ~ 8 小时，留取做尿培养的尿液一般在半小时内就会送检，放置时间过久会受到污染及细菌在尿液中生长繁殖，导致检查结果的不准确。如果患者是在服用抗生素的情况下，需要停用抗生素 5 天以上才可以做尿培养检查，因为服用抗生素可能会导致假阴性的检查结果。

**（三）24 小时尿蛋白定量**

24 小时尿蛋白定量又被称为 24 小时尿蛋白排泄率，主要是通过收集 24 小时全部尿液来测定尿液中 24 小时的蛋白量。所以 24 小时尿蛋白定量检查时必须要留取 24 小时的尿液，一般为晨起 7 时始至次日 7 时止，将 24 小时内的尿液留取在一个清洁容器内混匀，并加入防腐剂，容器放置于阴凉干燥处，取 10ml 送检。尿蛋白是肾脏疾病的常见表现之一，同时一些全身性的疾病也会出现蛋白尿现象。

尿液的实验室检查是尿液检查的一部分，此外尿液异常还包括气味的异常（氨臭味、蒜臭味、烂苹果味、鼠臭味）、颜色的异常（淡红色、浓茶色、红葡萄酒色、酱油色、乳白色）、尿量的异常以及排出的尿液是否正常。正常的尿液是清澈透明颜色，一般会是淡黄色或橘色。但是如果排尿时出现大量泡沫，颜色出现异常，如尿液颜色呈酱油色或乳白色或尿液 24 小时的排出量少于 400ml 或者多于 2500ml 等一系列的情况，都属于异常情况，都需要及时就诊，根据医师指示做相关性检查。当然，尿液的检查只是肾脏病检查开始的一部分。

## 二、肾功能检查

肾功能检查代表肾脏最主要的功能，包括肾小球功能检查、肾小管功能检查、血尿酸检查、肾小管性酸中毒检测。当然单一一项检测功能的异常并不能确定肾脏损害的病因或严重程度，还是要结合多种化验检查来确定。单一指标说明一定问题，但是并不完全能够说明身体所反映的情况及疾病的严重程度。

### （一）肾小球功能检测

肾小球功能检测主要应用静脉采血，化验检查的类型为血生化，血生化检查需要在晨起空腹，在不喝水、不吃饭的情况下抽取的静脉血，吃饭或喝水会影响检测结果的准确性。肾小球的功能检测最能够反映肾脏功能的检查有以下几项。

**1. 血肌酐测定** 血肌酐是体内肌酸的代谢产物，主要是由肾小球滤过排出体外，是临床上检测肾功能的主要方法之一，也是了解肾脏功能损害程度的重要指标。全血肌酐的正常值男性为 $53 \sim 106 \mu mol/L$，女性为 $44 \sim 97 \mu mol/L$。当血肌酐增高时一般为各种原因引起的肾病、急慢性肾脏功能衰竭、心肌炎、巨人症等。而血肌酐降低时一般为进行性肌肉萎缩、白血病、贫血、肝功能障碍等。在检测时需要特别注意必须空腹进行。

**2. 内生肌酐清除率测定** 内生肌酐清除率测定是肾脏在单位时间内把若干毫升血液中的内在肌酐全部清除出去，大部分是从肾小球滤过的，正常值为 $80 \sim 120ml/min$，当测得的值在不同的结果区间，就表示肾脏不同程度的损害，当内生肌酐清除率低于 $10ml/min$ 时，就需要行血液透析治疗了。

**3. 血尿素氮测定** 血尿素氮测定是人体内氮的主要代谢产物，由肾小球滤过后随着尿液排出体外。可以通过它的含量初步判断肾小球滤过率的功能，是肾功能的重要指标之一。成人的正常值是 $2.9 \sim 7.1$ mmol/L。出现生理性增高时一般为吃高蛋白食物所致；病理性增高常见于剧烈呕吐，消化道的大量出血，急性、慢性肾小球肾炎，肾功能衰竭和肾脏病晚期等；降低的原因有急性肝脏萎缩、肝脏病变等。

**4. 肾小球滤过测定** 正常值为 $100 \sim 120ml/min$，当肾小球滤过降低则表示急性或慢性肾功能衰竭、慢性肾功能不全、甲状腺功能减退；当肾小球滤过增高时常见于巨人症和糖尿病肾病早期。

**5. 血 $\beta_2$ 微球蛋白** $\beta_2$ 微球蛋白在免疫应答中起到了重要作用，对于肾移植术后患者能够更加动态地观察和诊断早期发生的排斥反应。通常会被肾小球滤过，但会被肾小管重吸收，不再随着尿液排出体外。正常值为 $0 \sim 3.04\mu g/ml$，当肾功能发生损伤时，$\beta_2$ 微球蛋白会在血液检查中被检测出。它除了表示肾脏功能受损外，还反映了肾小球滤过功能的情况。长期进行血液透析的患者发生 $\beta_2$ 微球蛋白升高时可能会出现淀粉样变、骨关节疾病、腕管综合征等。

**6. 血清胱抑素 C 测定** 血清胱抑素 C 测定：正常值为 $0.6 \sim 2.5mg/L$，它是一种碱性蛋白，有利于判断肾功能的早期损害。

**7. 肾小管功能检查** 肾小管功能检查分为近端肾小管功能检查和

远端肾小管功能检查。肾小管的功能检查主要检查的是尿液中的相关成分，比如近端肾小管检查主要检测尿液中 β 微球蛋白及视黄醇结合蛋白测定。远端肾小管功能测定是测量尿比重、昼夜尿比密、尿渗透压测定、尿量等。

血尿酸检测结果浓度升高表示肾小球滤过功能损伤、体内尿酸生成异常增多，而血尿酸浓度降低则表示肾小管重吸收尿酸功能损害，以及肝功能损害造成尿酸生成减少。肾小管性酸中毒的检测主要是检测体内是否存在肾小管性酸中毒或全身性酸中毒，检测尿酸功能失常的原因。

### （二）肾脏活体穿刺

肾脏活体穿刺简称肾穿，是在 B 超引导下使用穿刺针获取少量的肾组织进行检查。肾穿在现代医学中属于安全性高、创伤小且恢复快的活体检测技术，并且是对肾脏疾病诊断有重要意义的一项检查技术，对于不明原因的肾小球疾病是一种必不可少的检查方法。

在临床中，经过尿液、血液检查后，治疗效果不明显或治疗过程中病情依旧急剧恶化，会采用肾穿来确定病因，并有利于对症治疗。肾炎综合征、肾病综合征、急性肾炎综合征、持续性无症状尿检异常、蛋白尿、镜下血尿、原因不明的急性肾功能减退或慢性肾功能减退及肾移植手术后检测肾功能等都可采用这种方法。

有一部分患者是不能够做肾穿的，如患有癫痫、精神类疾病不能配合操作、有出血倾向、多囊肾、肾肿瘤、肾动脉瘤，肾脏存在感染或有心力衰竭等。其他严重脏器病变及孤立肾等患者是不可以做肾穿的。

肾脏活体穿刺是一项安全的操作，不会对肾脏造成损害，但是作为一项侵入性操作还是会有一些风险，可能会有血尿、肾周围肿胀、腰痛等，但是一般经过保守治疗后都会自行痊愈。一般要求在肾穿后 24 小时内卧床休息，多饮水，吃容易消化的食物，一周后逐步恢复活动。

### 三、B 超

B 超检测是检查肾功能不全疾病的主要方式之一，B 超检测具有安全无损伤且不需要患者本身做特殊准备等便利的优点。B 超可以测定肾脏大小、形态和位置是否正常，测量肾皮质与髓质的厚度和回声，肾囊肿、肾积水的诊断，肾脏肿块、肿瘤的鉴别，肾移植术后肾脏功能的检测，肾下垂、肾结石、肾先天性异常等情况都可以很好地做到检测和鉴别；同时还具有简易、费用低、无痛苦、无反射危害等优点。

除了尿液、血液、肾脏活体穿刺、B 超等检查外，还有腹部平片、静脉肾盂造影、逆行性肾盂造影、核素肾图、CT、磁共振、血管造影等，就诊后医生会根据病情开具相应的检查，结合综合检测的结果来进行诊断。单一的检测结果在一定程度上不能完全说明问题，所以建议出现不适及时就诊，肾脏损害在一定程度上说是不可逆的，应早发现、早治疗。在肾脏疾病发展的初期，及时检查就诊，遵医嘱治疗是可以治疗或延缓肾脏功能损害的。在检查前不要大量饮水，进行检查时需配合医师进行仰卧位，最好能够做到空腹检查。怀疑是肾盂病变的患者需遵医嘱适当饮水。

## 第二节　血液透析期化验检查

当肾脏疾病持续发展后或其他疾病所造成的急、慢性肾衰竭发展到需要进行血液透析进行治疗时，在进行血液透析治疗前应当进行充分的检查来确定病情发展的程度，体内有害物质（肌酐、尿素氮）的累计情况，是否存在严重的贫血情况等。每个人身体情况各有不同，疾病发展的程度各有不一，所以要根据化验结果的显示完成对应的药物治疗；也可以确定透析的频率、超滤量及抗凝剂的应用。感染八项的检测，是为了检测血液中乙肝、丙肝、梅毒、艾滋病等血液传染性疾病是否存在，检测阳性的患者需要单独的透析机进行透析，血液检测阴性、阳性的患者是严禁在同一区域进行透析的，避免交叉感染，保护他人的同时也确保自身的安全。

在透析患者进入长期规律透析的阶段，就需要有计划、有规律地定期进行化验检查的检测。透析只是一种肾脏替代治疗的方法，不可以替代全部肾功能，再加上肾脏疾病的发展、引起相关并发症以及血液透析治疗相关并发症（如肾性贫血）的发生，定期进行实验室检查是必要的。定期实验室检查是为了检测全身的情况，尽早地发现问题，及时地更改相应的治疗方案和及早进行治疗纠正。长期规律透析的人群要求在每月、每季度、每半年、每年都进行相应的化验检测。

在所有的化验检查中尿液的检查是方法最简单、价格较便宜，对早期肾病的筛查、长期随访、判断肾脏疾病的发展程度和预后起到了重要的作用。血液检查主要是为诊断疾病的发展和预后，对进一步肾脏病后期的治疗及用药的调整起到重要的作用等。当然还有其他一些检查同样都起到了很重要的作用，因此检查是不能只单单依靠一个项目来进行，而是多个联合进行判断、诊疗。

## 一、血常规

血常规主要的检查项目有：血红蛋白、红细胞计数、血细胞比容、白细胞计数、血小板计数等。

### （一）血红蛋白

**1. 血红蛋白的定义**　血红蛋白就是平时俗称的血色素，是反映贫血程度的主要指标。血红蛋白主要是红细胞内含有铁元素的蛋白质血，发挥着在肺部与氧气结合的作用，并将氧气输送到全身各处。

**2. 血红蛋白的正常值**　正常值男性为 $120\sim160g/L$，女性为 $110\sim150g/L$，新生儿为 $170\sim200g/L$，透析患者为 $110\sim120g/L$ 即可。

**3. 临床意义、症状**

（1）血红蛋白增高：临床上当血红蛋白大于 160g/L 时即可认为是增高。由于血液由血细胞和血浆组成，所以血红蛋白病理性增高分为两种情况：第一种情况是当出现体内的血浆容量减少时会造成血红蛋白的增加，常见于严重的腹泻、呕吐、大面积烧伤、大量出汗等。第二种情况是红细胞增多，其又分为继发性的和原发性的，继发性的就是由于红细胞生成素过多；原发性的红细胞增多是血液肿瘤的一种。生理性增高多见于新生儿、高原居民。当血红蛋白过高时会出现头痛、眩晕、皮肤和黏膜红紫等。

（2）血红蛋白减少：婴幼儿和年龄不到 15 岁的儿童血红蛋白会比正常人低 10% ~ 20%。有些老年人、妊娠中期和后期都可能会发生红细胞减少的症状，是属于人体特殊时期的正常反应，是生理性减少。病理性减少多见于各种贫血。当血红蛋白减少时会出现心功能不全、心悸、头晕等。

当透析患者血红蛋白浓度不在正常范围内时，要根据血红蛋白值及时给予干预处理，比如当血红蛋白增高后，血红蛋白在 130g/L 时就应该给予现有的促红细胞生成素或其他升血药物进行减量处理，以免血红蛋白浓度过高引起的透析时的管路凝血。当血红蛋白降低时就要及时地根据病情应用促红细胞生成素、铁剂、叶酸、维生素 $B_{12}$ 等药物。因此透析患者应了解血红蛋白的重要性并引起重视。

**（二）红细胞计数**

**1. 红细胞计数的定义**　红细胞计数是指对血液中红细胞的数量进行计数、检测。红细胞数量的多少受到很多因素的影响，但是在相同的年龄和性别上在 ±20% 之间波动。

**2. 红细胞计数的正常值**　成年男性为 $(4.0 \sim 5.5) \times 10^{12}/L$，成年女性为 $(3.5 \sim 5.0) \times 10^{12}/L$，新生儿为 $(6.0 \sim 7.0) \times 10^{12}/L$。

**3. 临床意义**　症状增高多见于先天性心脏病、慢性肺脏疾病、呕吐、腹泻、高原反应等；降低多见于急慢性出血、溶血、再生障碍性贫血、尿毒症等。

### （三）血细胞比容

**1. 红细胞比容的定义**　红细胞比容是指血液中血细胞成分所占的容积百分比的数值。

**2. 红细胞比容的正常值**　成年男性为 42% ~ 49%，成年女性为 37% ~ 43%，透析患者为 30% ~ 35%。

**3. 临床意义、症状**　红细胞比容可反映红细胞的增多和减少，受到很多方面的影响，可以因为血浆容量、红细胞体积的大小而改变。

（1）红细胞比容增高：红细胞大于 50% 时可称作红细胞比容增高，通常有各种原因所导致的血液浓缩、红细胞增多等。例如：真性红细胞增多时，红细胞比容可增高到 60% 以上，而恶性贫血时红细胞比容就会减少。当红细胞比容增高时就会出现头痛、出血，透析患者容易造成内瘘堵塞。

（2）红细胞比容减少：红细胞比容减少时可见于各种贫血，要精准到确认是什么类型的贫血，需要跟血红蛋白、红细胞计数相结合才能够准确地判断。比如：缺铁性贫血时红细胞比容就会减少。当血细胞比容减少时就会出现心功能不全、心悸、头晕、气喘等。

### （四）白细胞计数

**1. 白细胞计数的定义**　白细胞计数是血液中含有白细胞的数量。

**2. 白细胞计数的正常值**　成年人正常值为 $(4 \sim 10) \times 10^9/L$，新生儿为 $(15 \sim 20) \times 10^9/L$，6 个月至两岁婴幼儿为 $(11 \sim 12) \times 10^9/L$。

**3. 临床意义**　增高分为生理性和病理性。生理性增高的主要原因是因为月经前、妊娠、剧烈运动、饮酒等，新生儿及婴儿明显高于成人；病理性增高多见于急性感染、严重烧伤、组织损伤、大手术后、白血病，降低多由于伤寒、再生障碍性贫血、急性粒细胞缺乏、脾功能亢进、放射性核素照射等原因。

**（五）血小板计数**

**1. 血小板计数的定义**  血小板计数是血液中含有血小板的数量。

**2. 血小板计数的正常值**  正常值为（100～300）×10$^9$/L。

**3. 临床意义**  增多由于原发性血小板增多症、慢性粒细胞性白血病、肿瘤骨髓转移等；血小板减少多由于原发性血小板减少性紫癜、脾功能亢进、尿毒症、白血病、再生障碍性贫血、白血症等。血小板在参与凝血过程中有重要意义，血液透析患者多加关注有利于发现体内有无出血，及时调整抗凝剂的用量。

## 二、血生化检查

血生化检查主要采用抽取静脉血的方式进行检测，一般在早晨空腹饮水及进食前采血，最好避免进食过于油腻、高油、高蛋白的食物。血生化检查中主要观察以下几项的结果。

### （一）谷丙转氨酶

谷丙转氨酶主要是存在于肝脏、心脏和骨骼肌中，当肝细胞或某些组织损伤、坏死时都会引起谷丙转氨酶的异常。谷丙转氨酶的正常值为0～40U/L，是诊断病毒性肝炎、中毒性肝炎的重要指标之一。谷丙转氨酶增高多见于肝脏疾病（传染性肝炎、肝癌、肝硬化活动期、药物中毒性肝炎）、胆道疾病（胆囊炎、胆管炎）、心血管疾病、内分泌疾病、妊娠期、服用药物或毒物的影响。

### （二）谷草转氨酶

谷草转氨酶主要分布在心肌上，同时也分布于肝脏、骨骼肌和肾脏的组织中。谷草转氨酶的正常值为0～37U/L，主要是作为心肌梗死和心肌炎的辅助检查，对诊断心肌梗死、肝病及营养不良有重要价值。

### （三）血浆白蛋白

血浆白蛋白是存在于血浆中的水溶性较高的球状蛋白质，也称之为血清白蛋白。白蛋白主要是干细胞合成的，当肝脏发生病变时就会造成白蛋白合成的减少，所以白蛋白对肝功能检测有重大意义。

新生儿的白蛋白正常值为 $28\sim44g/L$，14 岁以后的白蛋白正常值是 $38\sim54g/L$，成年人的白蛋白正常值为 $35\sim50g/L$，60 岁以后人群的白蛋白正常值为 $34\sim68g/L$，血液透析患者维持在 $30\sim53g/L$ 即可。

白蛋白正常值增高多是由于严重脱水、休克、严重烧伤、急性出血等原因造成血液浓缩导致其相对性增高，长期食用一些高蛋白的食物也会引起增高；血蛋白正常值降低是由于肝硬化合并腹水、肾病综合征、营养不良、慢性消耗性疾病、尿毒症等。

### （四）血浆总蛋白

血浆总蛋白正常值为 $60\sim80g/L$，分为白蛋白和球蛋白，主要作用是反映肝脏的合成功能以及肾脏对蛋白质的丢失情况测定，是反映身体营养情况的指标。

### （五）血肌酐

**1. 肌酐的定义**　血肌酐是指给肌肉提供能量的肌酸的代谢产物，随着血液被肾小球滤过后不被重吸收，随着尿液排出体外。肌酐是血液中蓄积的尿毒症毒素之一，反映了透析患者毒素累积的情况，而肌酐往往受到人体内肌肉量大小的影响，因此体型较为健壮的人群肌酐的数值会较高。

**2. 肌酐的正常值**　男性 $53\sim106\mu mol/L$，女性 $44\sim97\mu mol/L$。

**3. 临床意义**　血肌酐增高多见于各种原因引起的肾小球滤过功能减退的患者，例如：急性肾功能衰竭同时可伴有少尿或无尿；慢性肾衰竭等。生理性变化多发生于老年人，一旦发生升高现象，就需要注意是否引起肾功能的减退。老年人和比较消瘦的人群血肌酐相对来说可能会偏低一些。

**（六）尿素氮**

**1. 尿素氮的定义** 血尿素氮测定是反映尿素中氮的总含量，尿素是蛋白质代谢产物，主要在肝脏合成。它可以随着蛋白质的摄入量、蛋白质代谢的量、肾功能的情况进行增加和减少。当肾功能下降且尿素氮有升高时就可以说明肾脏的功能有所障碍。

**2. 尿素氮的正常值** 成人的正常值为 3.2～7.1mmol/L，婴儿、儿童的正常值为 1.8～6.5mmol/L，透析患者的目标值小于 35.2mmol/L。

**3. 临床意义** 血中尿素氮增高常见于器质性肾功能损害，例如各种原发性的肾小球肾炎、肾盂肾炎、肾肿瘤等所导致的慢性肾衰竭；肾前性少尿，例如严重脱水、大量腹腔积液、肝肾综合征等导致的血容量不足等；蛋白质分解或摄入过多，例如急性传染病、高热、上呼吸道大出血等。

血尿素氮又可以作为肾衰竭透析充分性的指标，对于透析患者有着重大意义，但不能仅仅凭借单一的结果评价肾功能。

**（七）尿酸**

**1. 尿酸的定义** 尿酸主要是嘌呤产物的代谢终产物，为弱酸性，在嘌呤物氧化后随着尿液排出。

**2. 尿酸的正常值** 尿酸的正常值男性为 150～416μmol/L，女性为 89～357μmol/L，透析患者的目标值为小于 540μmol/L。

**3. 临床意义** 当尿酸增高时根据不同的阶段会有不同的表现。

（1）无症状的高尿酸血症：化验时可发现尿酸增高，但身体上未出现任何异常的变化，比如：未曾出现过关节炎、高尿酸石、肾结石等症状。

（2）急性高尿酸性关节炎：化验时发现尿酸增高，同时伴有四季均可发病的特点，以春秋季节较为明显。关节的局部损伤、饱餐暴饮、过度疲劳、某些药物等均可引发。

（3）尿酸性肾病（痛风肾病）：当透析不充分时就会导致高尿酸的产生，虽然不会造成痛风的症状，但是也要注意它的上限值。

## （八）电解质

### 1. 血清钾

（1）血清钾正常值：血清钾浓度的正常值为 $3.5 \sim 5.5 mmol/L$。

（2）临床意义

①血钾增高：当血清钾浓度超过 $5.5 mmol/L$ 就可以叫做高钾血症，发生血钾过高的原因有很多，例如：输入大量的库存血液，静脉中输入大量的钾盐，食用过多的高钾食物等都会造成钾摄入过多，从而引发高钾血症；排出量减少也可引起高钾血症；缺氧、酸中毒、严重溶血、大面积烧伤等可以导致细胞内钾外移，从而引起高钾血症；也有假性高钾的情况，例如采血时上臂压迫时间过长引起的钾细胞外放等。血钾高于正常值时会引起味觉异常、麻痹、四肢无力等。

②血钾降低：血清钾浓度低于 $3.5 mmol/L$ 时被称为低钾血症，发生低钾血症的原因有：分布异常，例如细胞内钾内移、细胞外液稀释，常见于应用大量的胰岛素、心功能不全、大量输入无钾的液体；丢失过多，常见于频繁呕吐、长期腹泻、肾衰竭处于多尿期等；摄入不足，常见于长期的低钾饮食、饥饿、营养不良等；也可发生假性低钾，常见于标本长时间未送检。

当出现低钾时会出现肌力下降、倦怠感。当血钾浓度在 $3.0 \sim 3.5 mmol/L$ 时为轻度低钾血症，当血钾浓度在 $2.5 \sim 3.5 mmol/L$ 时为中度低钾血症，小于 $2.5 mmol/L$ 为重度低钾血症。

血钾浓度增高多见于肾功能不全而补钾过多、酸中毒、胰岛素缺乏、急慢性肾功能衰竭无尿或少尿期；透析患者血钾浓度增高多见于血液透析不充分、饮食中含有钾成分过多等。血钾降低多见于长期禁食、厌食、少食、碱中毒、胰岛素治疗、腹泻、呕吐、排钾利尿剂的应用等。

当透析患者高钾时是有生命危险的，血钾主要来源于食物，所以透析患者一定要避免食用高钾的食物，要遵医嘱充分透析。

**2. 血清钠**

（1）血清钠正常值：血清钠浓度的正常值为 135 ~ 145mmol/L。

（2）临床意义

①血钠增高：血清钠浓度增高一般会大于 145mmol/L，发生血钠增高的原因有：水分摄入量不足、水分丢失过多、内分泌病变等，例如：水源断绝、大量出汗、肾上腺皮质功能亢进症、心肺复苏时输入过多的大量的碳酸氢钠等。

②血钠减少：血清钠浓度一般会小于 135mmol/L，发生血钠减少的原因有：丢失过多，丢失过多又分为肾性丢失、皮肤黏膜丢失等；细胞外液稀释、消化性低钠或摄入不足等，例如：慢性肾衰竭多尿期、饮水过多而导致的血液稀释、饥饿、营养不良、长期低钠饮食等。

**3. 血清钙**

（1）正常值：正常值为 2.25 ~ 2.58mmol/L，血液透析患者的目标值为 2.1 ~ 2.37mmol/L。

（2）临床意义

①血钙增高：血钙增高多发生于肾功能损害、摄入过多、吸收增加等，例如：原发性甲状旁腺功能亢进、急性肾衰竭少尿期、静脉输入大量的钙、大量应用维生素等。

临床表现有焦虑感、失眠、骨痛、关节疼痛等。

②血钙减少：血钙减少多发生于吸收减少、摄入不足、吸收不良等，例如：佝偻病、长期低钙饮食、甲状旁腺功能减退、钙及维生素吸收障碍、大量输入柠檬酸盐抗凝血后。

临床常见表现有心律不齐、抑郁状态。

**4. 血清无机磷**　血清无机磷主要存在于骨骼中，有少部分存在于体液中。血磷的水平受年龄和季节影响，也受到夏天紫外线的影响，夏天时血磷水平相对来说要高于冬季。

（1）血清磷正常值：血清磷正常值为 $0.97 \sim 1.61\text{mmol/L}$，血液透析的人群目标值为 $1.06 \sim 1.87\text{mmol/L}$。

（2）临床意义

①血磷增高：血磷增多见于内分泌疾病、排除障碍、吸收增多等，例如：原发性或继发性甲状旁腺功能减退，肾衰竭人群导致的磷排泄障碍，摄入过多的维生素 D 也可以导致血磷的升高，急性重型肝炎等。常见的症状有瘙痒、关节痛。

②血磷减少：血磷减少主要是由于摄入不足、吸收障碍、丢失过多、转入细胞内等，例如：饥饿、吸收不良、腹泻、大量呕吐、糖尿病酮症酸中毒、碱中毒等。症状表现并不明显。

血液透析患者磷升高时往往是由于摄入食物中的磷过多，没有充分地进行透析，没有合理地使用降血磷药物，活性维生素 D 使用过量等。为了避免这一现象的发生，透析患者应当遵医师指示进行充分的透析，不随意更改透析时间、透析次数；要按时服用降磷药物，学会正确的服用方法；限制高磷食物的摄入，认识高磷的食物有哪些，有哪些方法可以去除食物中磷的含量等。

### （九）血浆二氧化碳总量

**1. 血浆二氧化碳总量的定义**　血浆二氧化碳总量是指血浆中各种形式存在的二氧化碳总量，是判断代谢性酸中毒和碱中毒的指标之一。

**2. 血浆二氧化碳总量的正常值**　静脉血 $23 \sim 27\text{mmol/L}$，动脉血 $24 \sim 29\text{mmol/L}$。

**3. 临床意义**

（1）血浆二氧化碳总量增加：常见于代谢性碱中毒、呼吸性酸中毒等。

（2）血浆二氧化碳总量减少：常见于代谢性酸中毒、呼吸性碱中毒等。

### （十）碱性磷酸酶

**1. 碱性磷酸酶的定义**　碱性磷酸酶是在碱性环境中能够水解磷酸酯产生的磷酸，主要部分在肝脏、骨骼、肾、小肠内。常作为肝脏疾病的检查指标，也作用于黄疸类型的鉴别。

**2. 碱性磷酸酶的正常值**　男性 45～125U/L，女性 20～49 岁为 30～100U/L；50～79 岁为 50～135U/L。

**3. 临床意义**　碱性磷酸酶增多：碱性磷酸酶在生理情况下增多主要和骨生长、妊娠、成长、成熟和吃过多的脂肪有关；而病理性情况主要是肝胆系统疾病、骨骼疾病，例如各种肝内疾病、胆管梗阻性疾病、佝偻病等。碱性磷酸酶增多时也有助于黄疸的鉴别，例如梗阻性黄疸、干细胞性黄疸等；还有其他一些情况，例如严重贫血等。

### （十一）血脂

血脂检测时静脉采血，采血前一晚常规规律饮食，但是要注意不食用油炸、高油的食物，晨起后空腹抽取静脉血。

**1. 高密度脂蛋白胆固醇**　高密度脂蛋白胆固醇是总胆固醇里的重要成分，适当地升高没有过多的危害，高于正常值的 1～2 倍时应当引起注意。正常值为男性（＜40 岁）0.9～1.83mmol/L，女性（＜40 岁）1.1～2.0mmol/L，增高多见于高密度脂蛋白胆固醇血症、接受雌激素或胰岛素治疗；降低多见于高三酰甘油血症、肝癌、吸烟、冠心病等。

**2. 三酰甘油**　三酰甘油又被称为脂肪，是由食物脂肪与肝脏合成的，是血液中血脂的重要一种，正常值为 ＜1.7mmol/L，增高见于冠心病、粥样硬化、高血压、糖尿病、肾病综合征、肥胖等；降低多见于甲状旁腺功能亢进、肾上腺皮质功能低下、消化不良、肝实质病变等。

### （十二）C - 反应蛋白

C - 反应蛋白是机体在受到感染和组织损伤时血浆中急剧上升的一种急性蛋白，只有当身体受到了炎症的入侵受损时才会出现。C - 反应蛋白正常值推荐为 $0 \sim 3mg/L$。

C - 反应蛋白升高可发生于各种炎症、手术创伤；也可辨别呼吸道感染类型、恶性肿瘤等。

## 三、其他血液检查

### （一）血清铁

**1. 血清铁的定义**　血清铁即与转铁蛋白结合的铁，其含量的影响因素不仅仅是血清中铁的含量，还受到转铁蛋白的影响。

**2. 血清铁的正常值**　男性为 $10.6 \sim 36.7\mu mol/L$，女性为 $7.8 \sim 32.2\mu mol/L$，儿童为 $9.0 \sim 22\mu mol/L$。

**3. 临床意义**

（1）血清铁增多：血清铁增多常见于铁利用障碍、铁释放增多、铁蛋白增多和铁摄入过少，例如：再生障碍性贫血、白血病、溶血性贫血和铁剂输入过多治疗过量时。

（2）血清铁减少：血清铁减少多见于铁的缺乏、慢性失血、摄入不足，例如缺铁性贫血、月经过多、长期缺铁饮食等。

### （二）转铁饱和度

转铁饱和度反映了达到饱和铁结合力的转铁蛋白所结合的铁的量，参考值为 $33\% \sim 55\%$。当转铁饱和度增高时常见于铁利用障碍，例如再生障碍性贫血、血色病，当转铁饱和度大于 $70\%$ 就可作为血色病的可靠指标；转铁饱和度降低时常见于缺铁或缺铁性贫血，当转铁饱和度小于 $15\%$ 时再结合自身的病情就可以诊断为缺铁性贫血。

### （三）甲状旁腺激素

**1. 甲状旁腺激素的定义**　甲状旁腺激素是甲状旁腺主细胞分泌的一种激素，主要存在于肾脏、骨骼和肠道中。主要是促进骨的吸收，作用是维持血液中钙离子浓度。

**2. 甲状旁腺激素的正常值**　参考值为 1～10pmol/L，透析患者的目标值是 150～300pmol/L。

**3. 临床意义**

（1）甲状旁腺激素增高：甲状旁腺激素增高是诊断甲状旁腺功能亢进症的主要依据。当甲状旁腺激素升高，同时还有血钙的升高和血磷的降低时就为原发性甲状旁腺功能亢进。临床上多见于维生素 D 的缺乏、肾衰竭等。也可见于癌症引起的甲状旁腺功能亢进，例如肺癌、肾癌所导致的甲状旁腺功能亢进。

（2）甲状旁腺激素减少：多见于甲状旁腺功能减退症，甲状腺和甲状旁腺手术后，活性维生素 D 制剂服用过多时。

**4. 检查注意事项**　甲状旁腺检查前停用含碘的食物 2～4 周，例如海带、紫菜、海鱼、虾等含碘高的食物。检查前如果在服用含碘药物或影响甲状腺功能的药物，须停药 2～8 周，在检查当日空腹抽取静脉血进行检查。

透析患者由于一直处于慢性肾功能不全的状态无法正常地排出磷，而磷在体内进行蓄积后就会刺激甲状旁腺素的增高，慢性肾功能不全的状态也会抑制活性维生素 D 的合成，当合成不足时也会造成甲状旁腺素的增高。当甲状旁腺素升高时就会引起血管的钙化从而导致心肌梗死。所以大家对这三个目标值要引起重视。

### （四）B 型钠尿肽

B 型钠尿肽主要是能够起到调节血压和血容量的自稳平衡，并且起到了利尿的作用。用于早期诊断慢性、充血性心力衰竭以及可以判断病情的严重程度。

B 型钠尿肽的正常值为 0～100pg/mL。当小于 100pg/mL 可以排除心衰的存在；当大于 100pg/mL，结合自身有胸闷气短、夜间阵发性呼吸困难、大汗淋漓出现时应当考虑左心衰竭，当大于 400pg/mL，就可以确定为左心衰竭。

## 四、透析充分性

透析充分性是计算得出的作为毒素清除的指标，也可以作为观察透析是否充分的指标。其计算公式是 kt/V，其中 K 代表透析器的尿素清除率，t 代表时间，V 代表患者的液体总量。

血液透析充分性受血液流量、透析液流量、膜面积、透析时间等的影响。所以在可控的范围内根据自身的情况提高血液流量，使用较大的膜面积和保证充分的透析时间能够达到充分性的可控因素。

血液透析患者充分性的目标值在 1.2 以上。

## 五、感染八项

感染八项检查的内容包含乙肝表面抗原、乙肝表面抗体、乙型肝炎 e 抗原、乙肝 e 抗体、乙肝核心抗体、丙型肝炎病毒抗体、艾滋病病毒抗体、梅毒血清特异性抗体。

（1）乙肝表面抗原：是乙肝病毒的外壳物质，并不具备传染性。

（2）乙肝表面抗体：是指感染乙型肝炎的患者恢复期后出现的抗体。

（3）乙型肝炎 e 抗原：产生于病毒的内部，可分泌到血液中，当检测结果呈阳性时提示病毒有活动而且是具备传染性的。

（4）乙肝 e 抗体：是人体针对 e 抗原产生的一种蛋白质，当阳性时提示病毒的传染性变弱，病情已处于恢复期。

（5）乙肝核心抗体：乙肝核心抗体分为 IgM 和 IgG 两种，IgM 成阳性时提示病毒有传染性且在活动期内，IgG 提示以往有感染，但现在不具备感染性，不需要进行抗病毒治疗。

（6）乙型肝炎病毒抗体：当乙型肝炎病毒抗体呈阳性时可能出现现症感染、既往感染或出现假阳性的结果；阴性显示无乙型肝炎病毒感染、窗口期、微量感染。

（7）艾滋病病毒抗体检测：艾滋病病毒抗体检测时作为窗口期的诊断，阴性结果不代表没有感染。

（8）梅毒血清特异性抗体：梅毒血清特异性抗体是临床上诊断梅毒感染的重要方法。当结果呈现阳性时可表示现在已有梅毒感染，当梅毒感染后复发或在感染期，检测结果可能为假阳性。

感染八项检测方式是抽取静脉血，检查内容为乙肝五项（大三阳：表面抗原阳性、e 抗原阳性、核心抗体阳性；小三阳：表面抗原阳性、e 抗体阳性、核心抗体阳性），丙型肝炎抗体测定（阳性为患病），梅毒螺旋体特异抗体测定（阳性为患病），人免疫缺陷病毒抗体测定 HIV（阳性为患病）。

## 六、其他辅助检查

胸部超声、腹部超声检查内脏情况，看胸、腹腔脏器内有无积液，看内脏有无实质性的病变，观察大小形态是否正常，用来调整透析脱水量及干体重的调整。

心脏超声属于无创性，且可以判断血管病变的部位。长期血液透析的患者会有心功能的损伤。心脏超声可以明确血管内径、狭窄、闭塞、血栓、斑块、血流量等情况，也对血管通路的治疗有意义。

血管通路超声检查是用来判断透析血管通路的检查。血管通路是透析患者的生命线，应定期检查、及早发现问题、及时治疗和预防。血管通路的正常使用是血液透析充分性的基础。

在知道了常用的检查项目后就来看下各个检查推荐的频率。

每月检查的项目推荐为：血常规、血生化、透析充分性。每三个月检查的项目推荐为：$\beta_2$微球蛋白、甲状旁腺素、BNP、铁蛋白、血液四项、凝血四项、血管通路超声。每半年检测感染八项及胸部超声、腹部超声、心脏超声。每年检测乙肝 DNA 定量、丙肝 RNA 定量、血清肿瘤标志物，这些内容检测必要时需进行检测，癌细胞或肿瘤在早期发现，治愈率和生存率会大大提高。此外，血液透析患者还需要检测凝血时间，意义在于检测体内血液的状态是属于高凝状态还是低凝状态，有无出血倾向。血液透析患者长期应用抗凝剂易于诱发出血性疾病，并且出血极易引起大出血，出血不止。

化验检查频率汇总表

| 检查项目/时间 | 每月 | 三月 | 半年 | 每年 |
|---|---|---|---|---|
| 血常规 | √ | | | |
| 血生化 | √ | | | |
| 透析充分性 | √ | | | |
| 血透四项 | | √ | | |
| 凝血四项 | | √ | | |
| 甲状旁腺素 | | √ | | |
| $\beta_2$微球蛋白 | | √ | | |
| B 型钠酸肽（BNP） | | √ | | |
| 铁蛋白 | | √ | | |
| 感染八项 | | | √ | |
| 乙肝 DNA 定量 | | | | √ |
| 丙肝 RNA 定量 | | | | √ |
| 血清肿瘤标志物 | | | | √ |
| 胸部超声 | | | √ | |
| 腹部超声 | | | √ | |
| 心脏超声 | | | √ | |
| 血管通路超声 | | √ | | |

以上内容所述的各种检测都不是单一检测就能够说明问题的，透

析患者要结合多项检测的结果来评估自身的情况。每月、每季度、每半年、每年的检测内容只是建议定时检测，如果在透析治疗过程中出现其他异常情况或感到不适应及时就医。

透析患者及家属应当重视这些辅助检查，只有化验检查才能够清晰明了地判断发生了什么情况。透析患者在长期透析过程中会产生一系列并发症，影响到患者的生存质量。在定期的化验检查中会在初期发现问题，并及时用药或手术治疗，以及调整透析的时间、超滤量、抗凝剂和口服药的使用等，会减少透析患者的疼痛并提高舒适度。希望以上内容会帮助透析患者及其家属更好地了解自我，延长生命，提高生命质量。

**注释：**

血常规：白细胞、红细胞、血红蛋白、红细胞积压、红细胞平均体积、平均 HGB 含量、平均 HGB 浓度、血小板、中性粒细胞百分比、淋巴细胞百分比、单核细胞百分比、嗜酸细胞百分比、嗜碱细胞百分比、中性粒细胞、淋巴细胞、单核细胞、嗜酸细胞、嗜碱细胞、血小板分布宽度、血小板平均体积、血小板压积、PLT 平均分布宽度、RDW 标准差、RDW 变异系数。

血生化：谷丙转氨酶、谷草转氨酶、总胆红素、直接胆红素、总蛋白、白蛋白、球蛋白、白球比、三酰甘油、总胆固醇、高密脂蛋白胆固醇、低密脂蛋白胆固醇、空腹葡萄糖、肌酐、尿素氮、尿酸、总钙、镁、磷、二氧化碳总量、钠、钾、氯、铁、不饱和铁结合力、总铁结合力、转铁蛋白饱和度。

感染八项：乙肝表面抗原、乙肝表面抗体、乙肝 e 抗原、乙肝 E 抗体、乙肝核心抗体、梅毒血清特异性抗体、丙肝病毒抗体、艾滋病毒抗体。

血透四项：$\beta_2$ 微球蛋白、铁蛋白、25－羟维生素 $D_3$、全段甲状旁腺激素。

凝血四项：凝血酶原时间、活化部分凝血活酶时间、纤维蛋白原含量、凝血酶时间。

尿常规：尿酸碱度、尿蛋白、亚硝酸盐、尿糖、隐血、胆红素、尿比重、尿胆原、尿酮体、尿白细胞、颜色、透明度、红细胞、白细胞、鳞状上皮、非鳞状上皮、透明管型、颗粒管型、草酸钙结晶、尿酸结晶、细菌、酵母菌、黏液丝。

# 第八章　血液透析患者常用药物

　　药物治疗在疾病的发展过程中是必不可少的一环。在疾病发展的初期，药物治疗可以在一定程度上减缓疾病的发展或直接治愈疾病；在疾病终末期也可以减缓身体上的疼痛，提高终末期患者的生存舒适性。药物治疗无疑是至关重要的，如果不是专业人员，了解用药知识是相对困难的，药品说明书又长又难懂，大部分人就直接会放弃了，觉得用药是医师的事，自己则并不需要懂得药理知识；或者有人觉得药物剂量和种类并不重要，也不需要了解自己在吃什么药物，只要医师说能够治病就好了；又或者觉得只要血液透析就够了。甚至一部分人认为血液透析可以解决一切问题，当出现高钾、高磷、低钙等情况时只是透析不充分，恰恰忽略了药物的重要性；还有部分人认为血液透析再加上吃一些药物就可以了，不需要具体去了解怎么治疗、怎么吃药，从而忽略了药物使用不当的危害性。当然，希望患者和家属能了解药品的相关知识，从而结合自身情况，在日常生活中科学合理地用药，并告知患者和家属，滥用药物的后果是危险的，对身体的损害是巨大的。

　　当肾脏发生损伤后，原有的分泌功能、调节体内电解质和酸碱平衡等功能都会受到不同程度的影响。当肾损伤继续加重达到终末期时，为了生存或治疗肾脏疾病会采取肾脏替代疗法，也就是血液透析治疗。然而无论血液透析治疗还是其他代替疗法都不能完全代替肾脏的全部功能，尤其不能够代替肾脏的内分泌功能。肾脏又是人体最重要的排泄器官，大部分药物也需要肾脏进行代谢。当肾脏受到损害时，肾功能也就不能够完全发挥作用，通过肾脏排泄的药物就无法正常排出，从而导致药物的蓄积，进一步加重肾脏的损伤。因此合理地服用药物对肾功能损伤患者就尤为重要。

# 第一节　磷结合剂

磷的排泄主要依赖于肾脏，当透析患者肾功能损害时，对磷的排出能力就会降低。常规血液透析清除磷的数量是有限的，常规血液透析清除量大约为 800mg，腹膜透析每天的清除量为 300～315mg，这样就导致体内含磷量增高，最终导致高磷血症的发生。

人体所吸收的磷主要来源于食物，高磷血症会给透析患者带来皮肤瘙痒且容易造成骨折、肌肉痉挛等现象的发生。控制高磷血症的发生尤为重要，那么怎样控制透析患者发生高磷血症呢？除了严格地控制饮食，食用含磷相对较低的食物，保证充分的透析治疗外，另外就是要合理地使用磷结合剂。那么磷结合剂究竟是什么？它是怎样起到治疗作用的呢？磷结合剂就是用药物结合食物中的磷，使磷从粪便中排出，不被人体所吸收。

磷结合剂又分为含铝的磷结合剂、含钙的磷结合剂、非钙非铝的磷结合剂。这么多的含磷结合剂究竟该如何选择呢？

## 一、含铝的磷结合剂

含铝结合剂主要有氢化铝和硫糖铝，它们的优点是磷的结合能力强；缺点是容易造成潜在的铝中毒相关疾病、骨病和贫血。由于含铝结合剂所造成的诸多缺点，临床应用效果不是很理想，现在临床上很少使用。

## 二、含钙的磷结合剂

含钙的磷结合剂主要有碳酸钙和醋酸钙。含钙的磷结合剂对于磷的清除力较好、价格比较低，是临床上比较常用的降磷药物。

（1）碳酸钙的种类繁多有片剂、咀嚼片、胶囊等，它的优点是可以有效地清除磷，但是效果不如含铝的磷结合剂，缺点是存在潜在的高钙风险（包括骨外的钙化）、对甲状旁腺的抑制作用、消化道的不良反应等。

（2）醋酸钙主要是以胶囊和片剂为主，相对比碳酸钙来说醋酸钙的磷结合能力较强，钙的吸收比碳酸钙少；缺点和碳酸钙是一致的，同样存在高钙风险。服用含钙的磷结合剂时，应该随餐服用，吃饭同服药一同进行，这样才会达到更好的治疗效果。建议从小剂量开始服用，分2~3次进行服用，用药时钙的摄入量不得超过2000mg/d（碳酸钙里含有的钙元素为40%，醋酸钙里含有的钙元素为25%）。含钙的磷结合剂适用于低钙血症人群和服用西那卡塞的人群，其他情况下尽可能地不服用。在服药期间应定时监测血钙的浓度，避免引起高钙血症，不得随意停药或更改剂量，发生严重的胃肠道反应时应及时与医师进行沟通，遵医嘱选择正确的服用方法。

服用含钙的结合剂时不应与洋地黄类药物一起使用，服用四环素类的药物应在服用含钙结合剂前的1小时进行服用，以免共同服药时产生冲突，影响治疗效果。活性维生素 $D_3$ 可增加肠道对钙、磷的吸收，不宜与含钙的磷结合剂同时服用。

## 三、非钙非铝的磷结合剂

非钙非铝的磷结合剂主要有盐酸司维拉姆、碳酸司维拉姆、碳酸镧。

（1）盐酸司维拉姆：一般为片剂，规格是800mg。优点是能够有效地降低磷且不含钙成分，有减轻冠状动脉和主动脉钙化的作用，能够改善体内的酸碱度；缺点是相比较含钙剂费用较高，由于不含钙的成分，可能会引发血液透析患者低钙情况的发生。出现低钙血症的人群要服用钙片。它能够引起代谢性酸中毒和胃肠道反应，盐酸司维拉姆结合胆汁酸，会干扰正常的脂肪吸收，导致脂溶性的维生素 A、维生素 D、维生素 K 的吸收。

食用方法是每日三次，随餐服用。推荐剂量为初始剂量 800mg或 1600mg，具体情况要根据患者血清磷的水平确定：血清磷的水平为 1.78～2.42mmol/L 时推荐是 800mg，随餐服用，一日三次；血清磷的水平大于 2.42mmol/L 时推荐是 1600mg，随餐服用，一日三次。

（2）碳酸司维拉姆：主要是片剂和粉剂，其优缺点与盐酸司维拉姆基本上是一致的。

（3）碳酸镧：为咀嚼片，规格为 500mg/片、750mg/片和 1000mg/片。优点是能够有效地降低磷且不含钙成分，能够偶尔减轻主动脉钙化的作用；缺点费用较高，存在胃肠道不良反应。

碳酸镧主要依靠镧离子和食物中的磷结合，形成不溶性的磷酸镧，不被胃肠道吸收，从而降低身体内磷的含量。

碳酸镧的使用建议从小剂量开始，血清磷的水平为 1.78～2.42mmol/L 时推荐是 250mg 服用，一日三次；血清磷的水平大于 2.42mmol/L 时推荐是 500mg 服用。服用时需咀嚼后咽下，不要整片吞服；可以碾碎后服用，服用方法为与食物同时服用或餐后马上服用。

在磷结合剂的选择上，要基于血钙及 PTH 水平，是否存在低动力性骨病或血管钙化，以及药物副作用的基础上，高钙血症、动脉硬化或存在动力缺失性骨病的透析患者，应该限制使用含钙的磷结合剂，超出人体负荷的钙会引起血磷水平的升高，进而导致钙在软组织的沉积，导致钙化。按时服用磷结合剂、合理控制饮食与充分血液透析相结合，才能够共同维持钙、磷代谢平衡。

# 第二节　纠正贫血药物

尿毒症人群的肾功能都受到了一定的损害，血液透析治疗只能够帮助其排出体内的水分、毒素，调整电解质失衡，比如钾离子的水平、酸碱度的平衡。血液透析治疗能够做到的只是代替了肾脏的部分机体功能，还有一部分功能是不能够通过血液透析治疗能够完成的。虽然说通过血液透析治疗能够达到帮助排出体内的毒素，但是人体的肾脏是每时每分都在进行工作的，每时每刻都在调节人体的平衡，而血液透析患者大部分都是一周三次，一次四小时，这样的透析频率是无法和完好的肾功能相比拟的。由于血液透析长时间代替肾脏功能难免会造成毒素的累积，而这些毒素的累积对我们骨髓中的红细胞的增加、成长有很大的影响，红细胞的寿命也会缩短，肾脏自身产生红细胞生成素的功能也是血液透析所没有的。鉴于尿毒症人群血液透析饮食的限制，很多时候不能够及时补充人体内造血的原材料，例如蛋白质、铁等；透析治疗过程中可能会有抗凝剂使用不当造成身体出血情况的发生，以及管路凝血、隐性失血等。以上种种因素都会造成尿毒症血液透析患者贫血，这种贫血的类型就叫做肾性贫血。

肾性贫血的本质是人体的红细胞减少，虽然人体内的红细胞每天都在拼命地工作来给人体运输足够多的氧气和营养物质，但是由于体内的红细胞太少，红细胞再怎么拼命工作都无法去完成人体的需要量。因为他们的数量太少了，不仅仅是无法完成人体的生理需要，而在人体内存在的尿毒症毒素又对红细胞的生理功能的完成树立了重重阻碍，其中尿毒素中的甲状旁腺素更是直接抑制了新的红细胞生成，还有铁的缺乏、维生素 $B_{12}$ 的缺乏导致了红细胞的寿命缩短。没有足够多、足够强大的后备军，导致完成血液生成前行的路途艰难险阻，随着红细胞的不断减少，人体出现了大量的不适症状，如头晕、头疼、心跳加速、面色惨白等贫血症状的发生。随着情况逐渐变得严重，红细胞的生理功能无法达到身体所需，再怎么努力的红细胞都无法正常工作，唯有等待"救援"——促红细胞生成素。

## 一、促红细胞生成素

大多数接受血液透析治疗的人群都会有贫血的表现，是因为肾脏受到损伤后无法或减少分泌促红细胞生成素（也可以叫做重组人细胞生成素）。它是目前接受血液透析患者的常用药物，可以很好地改善贫血状态。对于维持性血液透析人群，贫血带来的危害也不容小视，贫血可能会引起身体组织的氧供和氧耗下降、心输出量增加、心脏扩大、心室肥厚、心绞痛、充血性心力衰竭，还会导致认知能力和思维敏感度下降等危害，显著地影响透析患者的生活质量和病情进展。大量科学研究表明，血液透析患者治疗贫血一般应用铁剂治疗与促红细胞生成素治疗相结合，这样既能减少透析患者的医疗费用，又能够增强血液透析患者的生存质量。

### （一）适应证

（1）用于肾功能不全引起的贫血（包含接受和未接受血液透析治疗的人群）。

（2）治疗除了骨髓恶性肿瘤应用化疗引起的贫血。

### （二）禁忌证

（1）对于促红细胞生成素过敏的人群。

（2）对人血清白蛋白过敏的人群。

（3）感染的人群。

### （三）保存条件

促红细胞生成素的保存条件较为严格，需要在 2～8℃的温度避光条件下进行保存，如果在需要透析患者自备促红细胞生成素的透析室进行透析治疗，有个保存的方法建议在保温杯里加入冰块进行温度的控制，或者放置在隔热袋内。在温度较高的夏天保存时，要尽量在适宜保存的温度下放置，以免影响药效。

### （四）给药剂量

一般促红细胞生成素的剂量为 4000IU、5000IU、10000IU，医师会根据患者的化验检查结果来开具使用剂量以及使用次数。在医师对血液透析患者给予促红细胞生成素治疗时，会告知患者每月对血常规进行检查，通过血常规检查结果对促红细胞生成素的剂量进行相应的调整。

医师都会对哪些化验结果进行评估来进行促红细胞生成素剂量的调整呢？通常情况下会通过血常规里的血红蛋白的值进行调整，当查血时发现血红白蛋低于 100g/L，医师就会给予相应的促红细胞生成素的应用，按照每周分为 2~3 次注射，剂量为体重乘以 100~150IU 或者是每周一次性给予 10000IU 的剂量。当开始应用促红细胞生成素后每个月医师就会查看血红蛋白的值及时对促红细胞生成素的剂量进行调整，在医师的预期范围内血红白蛋的值增加至 10~20g/L 时就不需要对使用的剂量进行调整；当血红蛋白的值增加过快超过 20g/L 时就对使用的剂量减少 25% 后继续使用；当血红蛋白的值增加过少不足 10g/L 时就加大剂量，增加为每周三次在原始剂量的基础上增加体重乘以 60IU 或者每两周给予三次 10000IU 的剂量；当血红蛋白超过 130g/L 的时候，医师会相应地暂时停止促红细胞生成素的应用。

### （五）给药方式

一般来说有两种给药途径：第一种是在透析治疗结束后根据医师开具的医嘱，通过透析机静脉给药的方式给予相应的药物，这种给药方式相对来说减少了疼痛；第二种是透析下机后根据医嘱给予皮下注射的方式，注射的部位一般为上臂三角肌、腹部，这种注射给药的方式吸收较好，缺点是直接皮下注射会产生疼痛，具体选择哪种给药方式可根据自身情况而定。

## （六）不良反应

常见的不良反应有高血压、癫痫、透析通路血栓等。

**1. 高血压**　接受促红细胞生成素治疗的人群前期都应该对血压实施监控，对于出现高血压这种不良反应的时候可以适当地服用降压药物，除非难以控制的高血压需要停止或者暂时不使用，一般来说无须停止或者不用。

**2. 癫痫**　癫痫病史的人群也可以使用促红细胞生成素，对于癫痫应在体重增加过多或者高血压难以控制时注意预防。

**3. 透析通路血栓**　在使用促红细胞生成素治疗后会有红细胞增多、血液黏稠的现象发生，可能会增加血液透析时的血栓形成，严重者会造成血液透析管路凝血的发生。

## 二、铁剂

血液透析患者营养不良、消化道出血时会引起体内铁的缺乏。医师在正常给予使用促红细胞生成素治疗后，增加了红细胞的生长速度，就会更加需要铁剂的配合，当铁剂不能够满足红细胞的需求量时就会造成促红细胞生成素治疗反应差的结局。因此对肾性贫血患者，应定期对体内的铁含量状态进行评估，积极地寻找铁缺乏的原因，正确、有效、合理地使用铁剂治疗来改善贫血的状态。

什么样的指标反映了身体内铁剂的缺乏？临床上常用血清铁蛋白作为铁储存的指标，转铁饱和度作为铁利用的指标。接受透析治疗的人群应当每1~3个月进行一次铁剂状态的评估。

## （一）给药方式

补充铁剂的方法有两种：一种是静脉补铁，例如蔗糖铁注射液、右旋糖酐铁等；第二种是口服补铁例，如罗沙司他。

那么如何选择究竟是口服还是静脉？对于接受血液透析的人群常用的为静脉补铁，在血液透析的过程中，直接输入一定剂量的铁剂，在血液透析时透析器不会清除所输入的铁，这样方便铁剂的输入，还减少了再穿刺输入铁剂所产生的疼痛，一举两得。当转铁蛋白饱和度达到20%~50%时，血清铁蛋白在200~500ug/L，同时血红蛋白达标时也可以使用口服铁剂来维持治疗。

**（二）适用人群**

（1）需要接受铁剂治疗的血液透析患者。

（2）缺铁性贫血人群。

**（三）不良反应**

（1）胃肠道的刺激，如恶心、呕吐、腹痛、腹泻等。

（2）过敏反应，如皮肤潮红、头昏、荨麻疹、发热、关节疼痛等。

**（四）注意事项**

（1）在静脉输入铁剂时应严格按照说明书上所写必须先做过敏试验，无过敏的人群才可以使用，做铁剂过敏试验前1小时应当缓慢输入，密切观察是否存在过敏等不良反应。

（2）补充铁剂的时候应当严格按照在医师指导下进行补充，不可随意调整剂量或停止使用。

（3）在补充铁剂时应当按照医师指示定期抽血化验，以防止铁在体内存储过高而导致的内脏含铁血黄素沉积，从而产生对身体不利的其他影响。

（4）有全身性活动感染的人群和严重的肝病时应禁止使用静脉铁剂。

肾脏疾病血液透析患者由于促红细胞生成素减少带来的贫血，严重影响透析患者的生活质量，增加了心脑血管疾病及死亡风险，因此当发生慢性肾功能不全时就应该重视贫血的发生，积极地纠正和治疗贫血，从早期开始发现、治疗能够大大地降低心脑血管疾病及死亡率。早期开始纠正贫血不仅仅提高了慢性肾功能不全人群的生活质量，降低了心脑血管疾病的发生率及死亡率，也可以延缓肾衰竭的进程。

大量的临床实验和研究都表明铁剂和促红细胞生成素的摄入能够很好地治疗血液透析患者的贫血状况。为了维持血液透析患者的血红蛋白和红细胞积压在正常范围内，需要同时补充铁剂和促红细胞生成素，这样才能保持稳定性和长期性。在血液透析患者贫血应用铁剂和促红细胞生成素治疗过程中，严格在医师的指导下进行有效治疗，注意防止由于铁剂摄入过量而造成心脏、脾脏以及肝脏的沉积，从而导致其他并发症的发生，定期遵医嘱抽血检查，并按医嘱及时调整用药剂量。

# 第三节　抗凝血药物

抗凝血药物顾名思义是防止血液凝固的药物，在什么情况下我们会使用到抗凝血药物？对于血液透析患者而言，抗凝血药物的主要作用就是防止在透析过程中发生体外循环凝血，或是血栓性相关疾病、自体动静脉内瘘取栓后的治疗。血液是一种流体组织，在机体的循环系统内流动，给身体的各个部位带去营养物质或进行物质交换。在正常的生理条件下，体内的血液凝固系统、抗凝系统和纤维蛋白原降解系统保持一种平衡的状态，保证人体血液正常地流动。当人体肾脏发生损害时，会导致血液出现高凝状态或在治疗过程中出现凝血状态，所以血液透析患者是高危凝血人群。当进行血液透析治疗时，自身的血液会通过动脉穿刺针从体内引出，再经过动脉管路、滤器、静脉管路后由静脉穿刺针回输到体内，这一过程中部分血液在人体外进行循环，在体外循环中血液接触这些物体表面时会引发体内的抗凝机制，进而会导致血液凝固。为了防止在体外循环过程中发生血液凝固现象，医师通常会采取不同的抗凝血药物来防止凝血的发生，对于血液透析患者来说，抗凝剂的使用意义就在这里。当然抗凝剂还可以治疗血栓类疾病，或在血管通路进行溶栓治疗时使用。

抗凝血药物的合理使用以及剂量的准确是非常重要的。当使用量不足的时候会导致体外循环中血液凝固，当使用过量时会导致体内出现出血的情况，严重时可引发大出血的现象。因此，透析室的医师会根据患者的体质和体征，选用不同种类的抗凝剂和应用不同的剂量。虽然说抗凝剂使用的剂量是由医师来决定的，但是自身对使用的抗凝血药物也要有一定的了解，当对抗凝药物有一定的了解后，再使用抗凝血药物时出现不良反应，自己能够及时发现，及时与医师进行沟通，提前做好应对措施。常用的抗凝血药物有增强体内凝血抑制因子，从而达到抗血液凝固的药物，如肝素、低分子肝素等；有直接抑制凝血因子的药物，如阿加曲班、枸橼酸钠等。

除了血液透析治疗需要用到的抗凝药物，还有口服的一些抗凝血药物，如阿司匹林等。

这么多的抗凝血药物，医师是如何选择的呢？其作用和副作用又是什么呢？通过以下介绍来认识一下平时常见的抗凝血药物。

## 一、肝素钠

肝素钠之所以被称之为肝素，是因其在肝脏中被发现的。现在临床上药用的肝素主要是由牛肺脏和猪小肠黏膜提取而来的，因为肝素的特性，口服不易吸收，肌内注射易产生皮下血肿，最佳的给药方式是静脉给药，且肝素不能被透析清除。肝素是现在国内比较常用的抗凝剂之一，价格相对其他抗凝剂来说比较实惠，应用也比较广泛。肝素用量过大时也可以通过鱼精蛋白来中和，减少出血的发生，使用较为方便。临床上常用的肝素钠注射液为针剂无色至淡黄色液体。

**1. 规格**  2ml∶12500IU。

**2. 作用机制**  能够使凝血酶Ⅲ原本能够防止血液凝固的特性发

生改变，在体内有很强的抗凝活性，防止血液的凝固。

**3. 临床应用**

（1）在血液透析治疗时，用于体外循环时防止血液凝固的抗凝血药物。

（2）静脉置管人群的封管药物，通常情况下用于肝素钠注射液封管，防止置管内有血栓凝集。

（3）除了用于血液透析治疗和封管药物的使用外，还可以用于防治血栓的形成或栓塞类疾病，例如肺栓塞、心肌梗死等，也可以用于导管术等。

**4. 不良反应**

（1）肝素钠注射液作为防止血液凝固的药物，注射过量时可引起出血，严重时可引起严重的出血。

（2）部分人群会对本药品有过敏反应，出现皮肤起疹子、引发哮喘等现象。在化验查血常规时会发现血小板减少的现象。

（3）少数人群可引起脱发，偶尔可见一次性腹泻。

（4）长期使用可以引起骨质疏松和自发性骨折。

**5. 禁忌证**

（1）对于应用肝素发生过敏现象的人群禁止使用。

（2）对于用肝素后自身发生出血倾向的人群禁止使用。

（3）血液凝固时间延长的人群禁止使用。

（4）有出血的人群（如创伤、产后、手术后出血人群）禁止使用。

（5）严重的肝功能不全的人群禁止使用。

（6）妊娠期的人群应用时会导致早产迹象或胎儿死亡，有先兆流产的人群也不应使用。

（7）严重的高血压患者不应使用肝素。

**6. 慎用人群**　怀孕后期人群和分娩后人群，使用后会增加出血倾向，应慎用。

**7. 储藏方式** 在遮光、密闭的空间，温度不超过 20℃ 的阴凉处进行储存。

**8. 用法用量**

（1）血液透析治疗：血液透析开始上机治疗时首次给药的剂量一般为 0.3~0.5mg/kg，在透析过程中一般追加的剂量为 5~10mg/kg，在透析结束前的 30~60 分钟内停止肝素的使用。透析室医师会根据血液透析治疗后透析器中凝血分级和透析者的体重以及化验检查中凝血时间调整肝素剂量。

（2）透析置管人群的封管液：国内现在置管人群的封管浓度不同，大多数应用 1000~10000IU，按照置管动静脉（红、蓝色）管腔内的容积 +0.2ml 进行推注封管，一般根据导管的长短和类型来判断使用封管液的多少，半永久置管、临时性静脉导管、颈内静脉、股静脉的剂量也都是不同的。

**9. 肝素使用注意事项**

（1）在透析结束和封管结束后发现自身有出血倾向时应及时与医师沟通并来医院就诊。

（2）在日常生活中观察体内有无明显诱因的瘀紫、出血点及眼底有无出血，发现有以上情况时及时就医，并在下次进行治疗时告知医师和护士。

（3）查看尿液的颜色，判断有无出血血尿，观察粪便有无出血黑便，可判断有无消化道出血。当出现肉眼可见的以上情况，说明出血量大，应及时就医。

（4）女士月经期间应告知医师，减少使用量。

（5）在日常生活中不慎摔伤应立即告知医师，并及时就诊，医师会根据情况决定是否继续应用抗凝剂。

（6）因其他疾病或内瘘、置管等需要手术时，手术前、手术后应告知医师停止使用肝素注射液。

（7）使用其他口服或注射用的抗凝血药物和抗血小板药物时应提前告知医师和护士，避免重复使用，从而引起出血风险的发生。

（8）该药口服不吸收，需要皮下注射和静脉注射。

## 二、低分子肝素

低分子肝素是指用普通肝素分解出来的分子量为 2000～12000Da 的抗凝血药物。常规用药时被血液透析清除的较少，对血小板的影响比较小，骨质疏松的发生概率也比较低。

注射用低分子肝素的主要作用是能够拮抗凝血因子里的 Xa 因子，从而达到防止血液凝固的作用。低分子肝素钙的抗凝效果相对来说较好，半衰期较短，使用起来比较安全，能够减少出血风险的发生。由于低分子肝素相对于其他抗凝剂存在诸多的优点，在临床使用过程中效果好。在临床上如果没有活动性出血性疾病、无低分子肝素钙过敏史且血小板数量正常者，通常情况下更推荐透析患者使用低分子量肝素。

**1. 低分子量肝素的分类**

（1）注射用低分子量肝素钙：本品为白色粉末或白色冻干状物。规格：2500/5000IU。

（2）低分子量肝素钙注射液：无色或淡黄色澄明的液体。规格：0.3ml：5000IU；0.4ml：4000IU；0.5ml：2500IU；0.5ml：5000IU；0.6ml：6000IU；1ml：5000IU。

（3）注射用低分子量肝素钠：本品为白色粉末或白色冻干状物。规格：2500IU/5000IU。

（4）低分子量肝素钠注射液：规格：0.2ml：3000IU；0.2ml：2500IU；0.4ml：5000IU；0.5ml：5000IU；1ml：2500IU；1ml：5000IU；1ml：10000IU；2ml：5000IU。

**2. 低分子量肝素常见种类**　透析时较常用的低分子量肝素的种类有伊诺肝素、替地肝素、那屈肝素等，下面是几种低分子肝素的简要说明，简单地了解各种低分子肝素有何不同或其优缺点。

（1）低分子量肝素钙：是由肝素分解而成的，它具有能够持续并且快速地抗血液凝固的作用，能够防止在血液净化治疗过程中血液透析管路发生凝血。在没有任何出血的情况下，根据体重来计算给药的剂量，一般小于 50 公斤体重的人群在血液透析治疗开始时给予 0.3ml，50~69 公斤体重的人群在透析治疗开始时给予 0.4ml，体重大于 70 公斤的人群在透析治疗开始时给予 0.5ml。当然，抗凝剂在透析过程中注射的剂量不可能一成不变，如果存在有出血或潜在出血的风险，要减少使用剂量或停止给药；在本身处于高凝状态时，要适当地调整增加给药的剂量。有关抗凝剂给药剂量多少，必须要遵医嘱执行，上面所介绍的剂量只是理论上在透析过程中应给予的剂量，具体个体在透析过程中应用剂量多少要遵医嘱。

（2）那屈肝素钙：那屈肝素钙是目前为止比较新的抗凝血药物，它具有明显的抗血栓形成的作用，持续时间比较久，风险比较低，具有很强的防止血液凝固作用，每次透析开始时由静脉给药即可。

**3. 临床应用**

（1）主要用于在血液透析治疗时，防止体外循环血液凝固的抗凝血药物。

（2）也可以用于预防和治疗血管栓塞性疾病。

**4. 不良反应**

（1）偶尔会见少量的轻微的出血。

（2）部分人群会对本药品有过敏反应，一般血液检查会出现异常，例如检查血常规时发现血小板减少的现象。但由于是过敏反应，个体是存在差异的，具体要因人而异。

（3）如果采用皮下注射方式给药，也有部分人会出现局部注射部位有轻微的血肿和坏死。

**5. 禁忌证**

（1）对于应用注射用低分子肝素钙发生过敏现象的人群。

（2）严重凝血功能障碍的人群。

（3）有低分子肝素或肝素诱导的血小板减少症的人群。

（4）有活动性消化道溃疡或身体器官有出血反应的人群。例如消化道出血，如果出现消化道出血，一般都会有呕血和黑便的情况发生。

**6. 慎用人群**

（1）出血性脑卒中患者。

（2）难以控制的动脉高压患者。

**7. 储藏方式**　遮光、密闭的条件保存。

**8. 用法用量**　使用人群和使用剂量，应在医师指导下使用。如果发生不适要及时与医师进行沟通。

**9. 低分子肝素使用注意事项**　同肝素钠使用注意事项。

## 三、阿加曲班

阿加曲班是一种能够抑制凝血酶的药品，是人工合成左旋精氨酸衍生物，可逆地与凝血酶活性位点相结合，从而达到抗凝的效果。阿加曲班药物所产生的废物主要是在我们人体肝脏内进行代谢的，其中有20%从人体的肾脏代谢。因而肾功能不全的人群使用时不必担忧药物代谢慢，阿加曲班的代谢时间一般为20~40分钟，使用起来安全系数大，主要给药方式是静脉注射给药。

**1. 临床应用**

（1）用于发病48小时内的缺血性脑梗死急性期人群，改善神经状态（如：改善运动）以及日常的活动（如：走路、站起、长时间的坐位、饮食）。

（2）用于血液透析治疗时防止血液凝固的抗凝血药物，阿加曲班对游离的凝血酶和血凝块凝血酶都具有抑制的作用。

**2. 不良反应** 在用药的过程中，药物除了治疗疾病外可能会带来不同的不良反应，部分轻微的不良反应在药物的使用过程中可能会消失，当使用药物遇到不良反应时应及时和医师进行沟通。对于透析患者来说，在透析用药的过程中，药物引起的一些自身的主观反应，像恶心、呕吐、腹痛、腹泻等情况，要在发生反应时及时告知医护人员，便于及时处理。

以下内容是用药过程中发现的不良反应，可能并不全面，除以下不良反应外，还可能出现其他不良反应。

（1）血液凝固时间会有所延长，会有出血、血尿、贫血，化验时会有白细胞增多、血小板减少的现象，一旦发生上述现象应立即停止使用，或者遵医嘱减少药物的用量。

（2）会出现全身的过敏反应（皮疹），一旦发生立即告知医师停止药物的使用。

（3）会发生恶心、呕吐、食欲不振、腹泻、腹痛的现象。

（4）会发生血压降低、发热等现象。

**3. 禁忌证**

（1）颅内出血的人群。

（2）血友病及其他凝血障碍的人群。

（3）消化道、尿道出血、咯血的人群。

（4）流产、早产或分娩后有生殖器官出血的孕产妇。

（5）对本品过敏的人群。

（6）肝功能障碍的人群。

**4. 慎用人群**

（1）血小板减少的人群。

（2）血压较高和患有严重糖尿病的人群。

（3）患有内脏肿瘤的人群。

**5. 用法用量** 用于血液透析抑制凝血的药物：首次给药剂量推荐

为 250μg/kg，在血液透析过程中推荐追加量为 2μg/kg，通常情况下在透析结束治疗前 30~60 分钟停止给药。

**6. 注意事项**

（1）在透析过程中或在使用后的一段时间里，要勤观察穿刺部位是否有出血现象的发生。

（2）作为药品使用者，最好是能够做到严密观察自身是否有出血点、有出血情况的发生。出血点对于自我观察而言，主要是观察身体某个部位是否出现淤青或青紫情况，或会出现在一小块皮肤区域内，也有可能会是全身多个地方。如果有内血的情况发生，主要表现在有黑便或便血、伤口与穿刺处出血不易愈合。

（3）推荐遵医嘱按时做血液化验检查或其他项目的检查，以便观察是否有出血，是否存在血小板减少情况的发生。定期检查是不可或缺的，当出现不良反应时检查结果能够直观地说明问题。

**四、枸橼酸钠**

在血液净化治疗过程中，枸橼酸钠抗凝血主要作用于血液透析过程中体外循环管路里的血液，防止其凝固，主要与葡萄糖酸钙结合，使枸橼酸钠丧失抗凝作用，这样对人体内的血液就不起作用了。作为一种体外抗凝血的方式，枸橼酸钠究竟是怎么进行的？下面通过简短的介绍来认识这一种体外抗凝的药物，了解它的作用。

在血液净化治疗使用枸橼酸抗凝血时，主要的作用原理是枸橼酸钠能够和血液中的钙离子进行结合，从而降低血液中钙离子的成分，起到抗凝的效果。它与血液中的钙形成的难以分解的可溶性络合物，在与钙形成的可溶性络合物进入人体后会经过肝脏、骨骼肌进行代谢作用。通常情况下在血液透析管路的动脉端使用枸橼酸钠，在静脉端使用钙离子进行补充，使人体内的钙离子达到正常的水平，这样就能够达到枸橼酸钠对体外循环管路内血液中的钙进行影响，起到抗凝血作用，达到不起体内抗凝的效果。

**1. 临床应用**

（1）作为血液净化治疗时体外抗凝血的药物。

（2）用作输血、储血的抗凝血剂。

**2. 不良反应**

（1）会引起低钙血症，发生抽筋等现象。

（2）会导致代谢性碱中毒。

（3）出现低血压的症状，严重时引起低血压休克。

**3. 禁忌证**　对于枸橼酸钠这种抗凝血药物，禁忌证目前尚不明确，没有专业的书面资料介绍其有禁忌证。尚不明确并不代表没有禁忌证，可能是尚未发现或其表现尚不明显。

**4. 慎用人群**

（1）对于孕妇、哺乳期妇女、老年人使用本品时应在医师指导下使用。

（2）对于肝肾功能不全的人群在使用时应慎用，可能会产生不良反应。

（3）哺乳期的人群在使用时应暂停哺乳。

**5. 用法用量**　临床上一般选用的是4%的枸橼酸钠注射液，使用时人体内的钙离子浓度应控制在 1.0~1.35mmol/L。在血液净化治疗过程中应持续进行枸橼酸的体外抗凝，直至治疗结束，在血液透析使用枸橼酸抗凝时需要根据情况在医师指导下进行血气分析的检查，以便于调整用法用量。

**6. 注意事项**

（1）在应用药物过程中，需要在医师指导下进行血气分析检查，防止枸橼酸使用过量或钙离子补充不足，根据血气分析结果，及时调整剂量。

（2）发生头晕、头疼等主观现象应及时告知医师，遵医嘱减药或停药处理。

## 五、无抗凝使用

在血液透析时，除应用以上抗凝剂外，还有一种透析方式是无抗凝剂的治疗方式，称之为无肝素透析，主要针对的是有出血风险和已经有出血现象的患者。无论使用何种抗凝血方案都是有危险的，会加重出血量或提高出血的风险，无抗凝剂的透析治疗对于有出血现象时是较安全的治疗。但是无抗凝剂必然就会有透析时凝血的风险，血液透析时间长或透析者本身凝血功能异常，透析时凝血的风险发生率就会增高。如果发生凝血情况，那么就会导致部分体外循环管路内的血液无法回输到体内，失血的可能性增高。无肝素透析时间也短，并不利于充分透析，对于一些透析患者无抗凝剂透析也是无奈之举。

**1. 用法用量** 无抗凝透析时在进行治疗之前用含有肝素的 0.9% 氯化钠溶液进行密闭式循环（让肝素盐水充满管路后，使用连接工具将动静脉管路连接到一起形成一个密闭的循环，方便管路和滤器进行肝素吸附 30 分钟），同时界面达到治疗运转状态，设置超滤率为 1000ml/30min，泵的运转速度为 500ml/min，30 分钟后用 0.9% 氯化钠溶液对管路及滤器内没有被吸附的肝素进行排空，防止有肝素进入人体内造成出血。

**2. 注意事项** 在无肝素透析时血流量尽可能地达到 250～300ml/min，血流速度的增快可以减少凝血的发生，同时每 20～40 分钟用 0.9% 氯化钠溶液 100ml 进行冲洗管路及滤器，透析时间一般建议在 3.5 小时内。

**3. 适应证** 对于有下列情况的患者，建议在进行血液透析治疗时选择无肝素透析治疗：有活动性出血的人群，近期要做手术的患者（出血风险较大），凝血系统有异常的人群，血小板减少的人群，对肝素等抗凝剂过敏的人群。

抗凝剂作为血液净化治疗过程中不可缺少的药物之一，而且要长期使用，对于人体的影响是比较大的。如何正确地使用抗凝剂、如何选择抗凝剂，当然是医师的职责所在，但是使用者本身也应该有所了解，有利于规避一些使用的风险，24 小时观察自身情况的只有自己，了解抗凝剂的相关知识是为了能够更好地使用。只有对自身使用的药物进行了解，才能够及时地跟医师反映自身情况，或在发生突发状况时可以有自我认识，也使医师在用药过程中加强对个体的认识，更加准确地选择使用药品的种类，更精准地掌握使用剂量。

对于抗凝剂使用的剂量问题，医师会根据药品使用说明进行用药，剂量的多少、种类的选择以及给药方式都是因人而异的。以上各种药品的使用是根据药品说明及临床使用的总结，并不是完全适用于每位透析者，在使用过程中必须要遵医嘱使用。对于非专业人员，只要做到了解就够了，做到认识自身，并能够做到在出现问题时与医师沟通是最好的。

对于上述使用不良反应，同样也是药品使用说明和临床使用总结，建议血液透析患者仔细阅读，有利于自我评估，当出现症状时能够及时与医师进行沟通。只有正确地应用和选择抗凝剂，选择合适的抗凝方案才能够保证血液净化治疗的顺利进行，尽可能地减少治疗人群血液的丢失。

# 第四节　降压药

高血压是慢性肾脏患者群最常见的并发症之一，也是导致肾脏继续损害的重要危险因素。接受血液净化治疗的人群中有 80% ~ 90% 患有高血压，只有小部分人群的血压能达到 140/90mmHg 以下，还有部分血液透析患者在透析过程中发生高血压，或是在透析一段时间后发生高血压且持续存在高血压疾病。

高血压也会进一步加快肾脏疾病的发展，特别是本身患有糖尿病和慢性肾小球肾炎的人群。高血压也会加快血液透析患者的其他并发症的发展，提高血液透析患者的死亡率，所以虽然高血压作为一种常见疾病出现，但是它所带来的影响是不可小视的，那么如何控制高血压对于血液透析患者来说事关重要。科学、合理地控制血压在正常范围内且减少高血压对身体的影响是必然要解决的一项任务。

控制高血压除了要做到合理饮食，改变不良生活习惯，使用降血压类药物也是必不可少的。降压药的种类有很多，如此多的降压药要如何使用、如何选择？什么样的降压药才是对人体理想的药物呢？首先在选择降压药时要选择降压效果好，能够使血压长时间地稳定维持在目标范围内，而且要做到安全系数高、不良反应小，长期服用对人体的肝功能无损伤，不再加重肾功能的损伤；也要服用起来较为方便，不影响其他疾病治疗的药物。当然在诸多种类中选择出适合自身情况的降压药，还是要对降压药有一些大概的了解。

## 一、钙通路拮抗剂

钙通路拮抗剂顾名思义就是阻断钙离子进行正常工作，其通过阻断部分钙离子进入血管平滑肌（抑制钙离子向血管平滑肌流动），导致肌肉松弛和血管的收缩，而肌肉松弛和血管收缩会导致血管的阻力降低，从而降低了血压。简单来说，可以把钙离子比作"红牛"，而人体血管和心肌都需要这个"红牛"，当多数"红牛"进入血管和心肌时，血管因为钙离子开始变得兴奋，血管开始收缩，就会导致心肌收缩更厉害，心肌收缩增强，这时候人体血压就会升高。而作为降压药的钙通路拮抗剂会抑制钙离子进入心脏和血管，钙离子进入血管和心肌少，也就减少了心肌的异常收缩，血管慢慢地就变得舒张了，心肌的收缩也就变得少而正常了，这样血压就自然会降低了。

常用的钙通路拮抗剂的名称基本都叫"××地平"，如硝苯地平、尼群地平、氨氯地平等。下面对这几种钙通路拮抗剂类降压药，做一些简要的介绍，例如：硝苯地平的主要作用原理是扩张外周的血管和冠状动脉血管来达到降血压的效果，而硝苯地平又分为硝苯地平片、硝苯地平控制片、硝苯地平缓释片。

## （一）硝苯地平

**1. 硝苯地平片** 硝苯地平片和其他两种相比是三个里面最普通的，价格也相对便宜，规格是 10mg/片，糖衣的包装，颜色呈淡黄色，服用方式一般都是舌下含服。它通过舌下毛细血管进行吸收，含化后的药快速地进入人体，达到快速降低血压的效果，是一种快速见效的短效降压药。

正是因为硝苯地平片的作用效果很快，服药后能够很快地使血压降低，使血压降低的数值较大，且很多时候达到正常血压水平时只消耗了一部分药效，另外部分药效并未能完全被身体消化吸收，等药效完全被吸收后血压会降低很多，可能又会引起低血压，使服药者感到不适。它的副作用就随之而来了，比如会导致心脏的不舒服，心率增快，可以观察到服药者面部有潮红现象。硝苯地平片的降压效果一般维持在 6 ~ 8 小时，持续高血压者达到降压效果需要一天内多次服用，才能够达到稳定血压的效果。这样的话就会增加服药次数，使服药者感到麻烦，而且也会出现漏服。

服药者千万要注意的是服用硝苯地平不可过量，遵医嘱服用，不可因想要快速降低血压而加大服药的剂量，血压不可降低过快，否则会引起身体的不适。哺乳期妇女应当停止服用硝苯地平片，如果必须服用的话就要停止哺乳。长期服用硝苯地平片的人群，需要注意的是想要停服药物，不要立即停止服用，应当慢慢减量至彻底停止服用。服药期间不应忘服、漏服，避免体内的药物被消化、吸收完全后，导致血压突然升高，引起不适的发生。

还有部分人群对硝苯地平过敏，应禁止服用硝苯地平片降压。过敏带来的伤害远比高血压要严重的多。

**2. 硝苯地平控制片**　硝苯地平控制片的作用就是控制硝苯地平药物的扩散。它能够控制硝苯地平片药物扩散的时长和药物分解出的颗粒，释放的时长可达到 16～24 小时，使体内能够持续地有硝苯地平的小颗粒来保持血压的稳定性，大大地减少了不良反应的发生，而且其服用次数较少，是长效降压药物的一种。但是，需要注意的是硝苯地平控制片服用时要将药片完整地用水进行吞服用，不可掰开或者碾碎药片，建议直接吞服。

硝苯地平控制片的存放应该是在防潮避光的条件下进行保存，服用后如果在粪便中发现完整的包衣，那也是正常现象，不用惊慌。空药片是人体不可吸收的一部分，对人体无害，而且药力已经被人体吸收了，已经达到了降低血压的目的，需要注意的是服用该药品时不可服用葡萄柚汁，否则会影响降压的效果。

服用本品的人群如果还吃了奎尼丁（一种抗心律失常的药物），二者同时服用时务必自我严密地监测血压，二者可能在人体内共同作用，发生不舒适时应及时就医。

以下人群使用时应该慎重：胃肠道严重狭窄的人群，硝苯地平控制片主要在胃肠道内吸收，对于心力衰竭及严重主动脉狭窄的人群是不可使用的，怀孕 20 周内和哺乳期妇女不可使用，对本品成分有任何过敏的人群都不可以服用。

**3. 硝苯地平缓释片**　硝苯地平缓释片的作用就是减缓硝苯地平小颗粒的释放速度，使得药效能够在体内维持 1～6 小时，通常情况下一天要服用两次。和硝苯地平控制片一样的是：建议吞服，不可掰碎或掰开食用。它最大的副作用是吃完药后，很多人会有下肢浮肿的变化。注意的是应该在医师的指导下停药或者减药，不应当自行停止；患有严重的主动脉狭窄或肝肾不全的患者应慎用。禁止服用的人群为孕妇和儿童。

以上就是三种类型硝苯地平的不同优点和缺点，同时提醒大家无论服用哪种药物一定在医师的指导下进行药物的调整，不可盲目调整，不可自行停药。高血压的治疗过程是长久持续的，以上内容只是把三种硝苯地平类药物进行简要的说明，无论服用何种药物，都要谨遵医嘱，不可私自决定服药的种类和剂量，如要服用多种降压类药物，要遵医嘱合理搭配，不可私自服用。也不可因为血压下降至正常范围，私自停药，要及时就医，调整服药方式。

### （二）氨氯地平

氨氯地平和硝苯地平的药效差不多，但是区别在于氨氯地平的作用时间比硝苯地平的时间上要长，氨氯地平的作用原理在于舒张全身的血管和冠状动脉，从而达到降压的效果。氨氯地平对肾脏有一定的保护作用，而且肾脏病血液透析人群在透析时使用不会被清除，对于透析患者来说是很好的降血压药物。

所有的药物在服用后都有可能会有不良反应，氨氯地平的常见不良反应为头痛、水肿、疲劳、嗜睡、恶心等，还有一些较少见的不良反应有秃顶、关节痛、消化不良、呼吸困难等。需要注意的是肝功能不全的人群要慎用氨氯地平，建议孕妇和哺乳期妇女能不使用就不使用，老年人开始时应以小剂量开始使用，逐步调整增加用药的剂量，让身体有个逐步适应的过程。禁止服用的人群有：重度主动脉狭窄的人群，对本品过敏的人群。肺动脉高压和儿童高血压患者必须在医师指导下才可以进行服用。

## 二、β 受体阻断药

β 受体阻断药的作用原理就是阻滞 β 受体，达到降低血压的目的。β 受体广泛分布于我们人体的各个地方，主要分为三部分：$β_1$ 受体主要分布在心肌，分泌过多时就会引起心率和心肌的收缩力；$\beta_2$ 受体主要分布于支气管和血管的平滑肌上，分泌过多时可引起支气管扩张、血管舒张、内脏平滑肌松弛；$\beta_3$ 受体主要分布在脂肪细胞上，可引起脂肪溶解。

对于这些专业的名词其实不需要理解，我们的目的只是了解这类药品的作用而已。我们了解了 $\beta$ 受体的分布后，就来认识一下哪些属于 $\beta$ 受体阻断药。

$\beta$ 受体阻断药是对心脏 $\beta$ 受体的阻滞，主要是作用于心脏，进而达到降低血压的目的。一方面，当心脏的 $\beta$ 受体阻断后，心率就会降低，心肌收缩力减弱，心输出血量就会减少，心肌耗氧量进而降低，房室传导时间延长，从而降低了血压。另一方面，对于肾脏疾病患者，当肾脏的进球旁细胞 $\beta$ 受体兴奋，可促进肾素分泌，通过肾素紧张素系统的作用，可以使血压升高；当 $\beta$ 受体阻断药作用于肾脏的 $\beta$ 受体，使得肾素分泌减少，从而发挥了降压的作用。

当人体的心脏分泌出过多的 $\beta$ 肾上腺素时，心脏就会加快心率，提高心肌收缩力，心肌的高收缩力就会引起人们的高血压、心绞痛、心律失常。既然是 $\beta$ 肾上腺素分泌过多而导致身体产生这些不舒服的情况，那么解决的方式就要想办法去阻断心脏分泌过多的 $\beta$ 肾上腺素，这个时候 $\beta$ 受体阻断药的作用就可以充分地发挥出来了。$\beta$ 受体阻断药能够抑制 $\beta$ 肾上腺素的分泌，使其分泌减少，心脏没有那么多的 $\beta$ 肾上腺素的分泌，自然就会慢慢地减慢心率，心肌的收缩力也逐渐地降低了，心输出量也就减少了，降低血压的目的也就达到了。

另一方面，当肾脏进球旁细胞的 $\beta$ 受体阻滞剂升高了，也会带动肾素的升高，肾素通过肾素 – 血管紧张素将血压升高。$\beta$ 受体阻断药能够抑制 $\beta$ 肾上腺素，$\beta$ 肾上腺素分泌的没有那么多了，肾素也就没那么兴奋了，肾素 – 血管紧张素也慢慢回归平静，这时候血压也就慢慢地降下来了。以上是 $\beta$ 受体阻断药的作用原理，下面就来介绍 $\beta$ 受体阻断药的种类，β受体阻断药的名称一般都是后面带洛尔的，比如说美托洛尔、阿替洛尔等。

## （一）美托洛尔

美托洛尔分为酒石酸美托洛尔片和琥珀酸美托洛尔缓释片，其作用机制是一样的，都是抑制 $\beta_1$ 受体减慢心率和抑制过度的肾素－血管紧张素来起到降低血压的作用。美托洛尔的降压效果强而持久，起效较快，同时还具有降低心肌收缩力，降低心肌耗氧量，改善心肌缺血和心绞痛的症状等作用，减少心血管异常活动，保护心肌。下面就两种药物的不同做简要的说明。

酒石酸美托洛尔片主要是在胃肠道被人体吸收，所以推荐空腹或餐前60分钟服用，服用后可快速在胃肠道内溶解释放，起效较快，作用时间短。它的半衰期较短，为3~4小时，一日需服用两次。

琥珀酸美托洛尔里有多个肉眼不可见的小球囊，每个小球囊里都含有美托洛尔的成分，进入胃肠后可快速分解，分布于消化道的各个位置。小球囊里的药物会以恒定的速度不断地往外面释放，所以服用时不受吃饭的影响，最好是在早上，但服用琥珀酸美托洛尔时不能嚼碎或压碎，服用时最好用半杯温水送服，它的半衰期较长，为12~24小时，一日服用一次即可。

美托洛尔的主要适用人群包括高血压、心绞痛、心肌梗死、心律失常等；而不能使用本品的人群有运动员、严重的支气管哮喘、对本品任何成分过敏的人群。需要注意的是，服药谨遵医嘱，切记不能擅自调整药物的使用及随便更改药物的剂量，严格按照说明书来进行服用，以免造成不必要的痛苦和严重的后果。

美托洛尔常见的不良反应有以下几点，大多数时候都与服用的剂量有关。

（1）胃肠道的反应：腹痛、恶心、呕吐、腹泻、便秘等，症状较轻，一般人群可以耐受，但是也有小部分患者无法耐受。

（2）会有头痛、头晕的现象，少数人群可见抑郁、记忆力损害、睡眠障碍等情况出现，发生以上症状应当及时就医，在医师指导下进行更换药物。

（3）可见心悸、心动过缓（出现心动过缓时应及时就医）、四肢发冷。

（4）会引起血糖的不稳定，还可以引起三酰甘油和低密度脂蛋白胆固醇升高、高密度脂蛋白胆固醇降低，糖尿病和血脂异常人群在服用本品时应密切观察血糖、血脂的变化。

### （二）阿替洛尔

阿替洛尔对于 $\beta_1$ 受体有较大的阻断作用，对于 $\beta_2$ 受体影响力较小，可以使心肌收缩力减弱，减缓心率，降低心肌耗氧等；主要应用于冠心病、心绞痛、室上性心动过速、房颤、高血压的治疗。保存时应当避光、防潮，密闭保存。

常见的不良反应有心动过缓和低血压；心功能不全的人群可加重心力衰竭，对于以下人群应当尽可能不用：严重的心动过缓、妊娠、支气管痉挛者。需要值得注意的是血液透析治疗的人群，在进行透析治疗时阿替洛尔的药效会被清除，要在透析治疗后再服用才能达到良好的效果。

### 三、α 受体阻滞剂

上面我们讲述了 β 受体阻断药，接下来我们来一起认识一下 α 受体阻滞剂，我们还是先来了解一下 α 受体的分布，其主要分为两部分：$\alpha_1$ 受体主要分布在血管平滑肌，激动时可引起血管的收缩；也分布在瞳孔开大肌，激动时可导致瞳孔扩大。$\alpha_2$ 受体主要分布于去甲肾上腺素能神经的突触前膜上，分泌过多时可引起去甲肾上腺素减少，对其产生负反馈调节。需要血液透析治疗的人群很少会用到 α 受体阻滞剂。

α 受体阻滞剂只能和 α 受体相结合，从而拮抗 α 受体激动时产生的一系列反应。α 受体阻滞剂分为短效和长效两种，短效 α 受体阻断药和 α 受体结合力度较小，作用温和，维持时间短，和激动药之间有竞争的关系，又被称为竞争性 α 受体阻断药，可以作用于降压、急性心肌梗死和顽固性充血性心力衰竭等。长效 α 受体阻断药阻断性强，维持时间长，起药效时间缓慢，主要应用于外周血管痉挛性疾病、休克、嗜络细胞瘤所导致的高血压，肾功能不全的人群应谨慎使用。

## 四、肾素－血管紧张素药物

### （一）血管紧张素转换酶抑制剂

在人体中有一个系统是调整血压及水盐代谢的，即肾素－血管紧张素－醛固酮系统。肾素是由肾脏分泌的，可以把肝脏分泌的血管紧张素原转化为血管紧张素Ⅰ，血管紧张素转换酶可以把血管紧张素Ⅰ转化为血管紧张素Ⅱ，血管紧张素Ⅱ是非常强的收缩血管的物质，并可以增加醛固酮分泌造成水钠潴留，其表现就是血压升高。血管紧张素转换酶抑制剂（ACEI）通过抑制血管紧张素Ⅱ的生物合成而控制高血压，主要应用在心力衰竭、高血压、肾小球疾病。

ACEI 一般都叫"××普利"，如卡托普利，都能够抑制血管紧张素转换酶，都有相同的适应证、不良反应和禁忌证。本品主要应用于心力衰竭、冠心病、糖尿病肾病、非糖尿病肾病等。

什么人群不可以使用血管紧张素转换酶抑制剂呢？妊娠、高钾血症、双侧肾动脉狭窄的人群不可使用。它的不良反应有干咳（如果干咳厉害可以用血管紧张素受体转换剂代替）、皮疹、高钾血症、急性肾功能衰竭等。

### （二）血管紧张素Ⅱ受体阻滞剂

同血管紧张素转换酶抑制剂相同，血管紧张素Ⅱ受体阻滞剂也是应用于肾素–血管紧张素–醛固酮系统。与前面的药物不同的地方是本品和血管紧张素Ⅰ竞争，和血管紧张素Ⅱ结合，直接阻断血管紧张素Ⅰ和血管紧张素Ⅱ结合，所以血管紧张素转换酶抑制剂抑制了血管紧张素转换酶从而达到降压的效果，而血管紧张素Ⅱ受体阻滞剂是阻止了血管紧张素Ⅰ和血管紧张素Ⅱ结合达到降压目的的一类降压药品。

血管紧张素受体阻滞剂一般都叫"××沙坦"，主要作用于心力衰竭、冠心病、左心肥厚、糖尿病肾病等人群。不能够使用本品的人群跟血管紧张素转换酶抑制剂一致，它的不良反应有急性肾衰竭、高钾血症等。

## 五、利尿剂

利尿剂属于辅助降压药物，但对于血液透析人群来说不推荐使用，不过由于肾病患者自身情况的不同，会有部分患者是需要应用的，遵医嘱即可。

降压药的种类有很多种，作用的效果也不尽相同，每种药物的使用人群也是不同的，以上内容也只是对常用的降血压类药物做简单的介绍。高血压人群在选择服用的药物时，一定要谨遵医嘱。高血压属于需要长期规律治疗的一类疾病。降压药应用一般都会选择从小剂量开始，根据需要逐渐增加，优选长效制剂的药物，即每日给药1次、有效平稳血压24小时的药物。

由于肾病血液透析患者的特殊性，在应用降压药时可能会有联合用药的情况，一般联合应用会选择增加降压效果，减少不良反应。以上降压药物是面向大部分人群的，但是对于治疗性服药，也一定要遵循个体化原则，根据人群自身的具体情况和耐受性选择合适的降压药物。高血压作为一种常见疾病，尤其是针对血液透析患者来说危害是极大的，如引发脑出血、加重肾脏损害等。在选择降压药时一定要遵医嘱服用，不可道听途说，听信他人的所谓"经验"，就擅自停药、换药、更改剂量等；还有部分人群在服用降压药物一段时间后，血压平稳后就停药了，自以为治好了高血压，这种行为是不对的，血压平稳后要复诊，由医师来决定是否停药或更改剂量。

治疗高血压是一个长期的过程，不单单是通过降压药物来调控，也不是单单靠降压药能够治疗的。除了药物治疗，更多的应该是对自身的控制，比如饮食的控制，饮食少油、少盐有利于血压的控制；血液透析患者干体重的控制以及调整也是必要的一环，体内存水多也同样会导致高血压。合理健康的运动方式对高血压的纠正也有一定效果，其不仅治疗高血压，也可以帮助有效控制透析超滤量。药物、饮食、运动、血液透析相结合才是治疗高血压的黄金搭配，最后希望血液透析患者加强对高血压的认识并加以重视。

# 第五节　活性维生素 D 及其类似物

维生素分为很多种，维生素 D 就是其中的一种，缺乏维生素 D 会影响骨的形成，降低体内钙的吸收。维生素 D 的补充除了接受阳光照射到皮肤后合成，还可以吃一些富含维生素 D 的食物。经过合成后的维生素 D 并不能被人体直接吸收，需要通过肾脏进一步加工成活性维生素 D 后才能够被体内吸收和利用。当血液透析患者肾功能受损时，会导致活性维生素 D 合成减少。活性维生素 D 减少时会引起甲状旁腺功能的亢进，引起高磷血症。所以血液透析患者就会极易造成骨痛、自发性或多发性骨折等。当血液透析患者发生这种情况的时候就应该适当地补充活性维生素 D。活性维生素 D 主要有骨化三醇、帕立骨化醇等。

## 一、骨化三醇

骨化三醇一般以胶囊、胶丸、注射液为主，是一种活性维生素 D，主要用于绝经后的人群、骨质疏松的老年人群、透析患者中肾性骨营养不良的人群、术后甲状旁腺功能低下的人群等。缺点是会引起血钙和血磷的水平升高，出现甲状旁腺素的下降。

## （一）使用方法

**1. 小剂量地不间断口服**　适用于轻度的继发性甲状旁腺功能亢进并且甲状旁腺素处于稳定可以控制的状态，对于口服能够达到效果的人群起始剂量推荐为 $0.25 \sim 0.5\mu g/d$。当甲状旁腺素持续升高时应在医师的建议下改为不连续的口服冲击治疗。

**2. 间歇口服冲击治疗**　当上述方法使用无效时应采用此服用方法，推荐剂量为 $1 \sim 2\mu g/$次，一周使用两次为宜。当甲状旁腺素降低原有水平的30%时可加大剂量为 $1 \sim 3\mu g/$周；当甲状旁腺素降低接近目标范围时可以减少 $1 \sim 2\mu g/$周。

**3. 间歇静脉给药治疗**　与口服用药相比，静脉给药对于钙、磷在胃肠道的吸收较少，可以在很短的时间内起到更高的疗效。当甲状旁腺素为 $300 \sim 1000pg/ml$ 时推荐剂量为 $1\mu g/$次，每周三次；当甲状旁腺素为 $1000 \sim 1500pg/ml$ 时推荐剂量为 $2\mu g/$次，每周三次；当甲状旁腺素大于 $1500pg/ml$ 时推荐剂量为 $3\mu g/$次，每周三次。静脉注射骨化三醇的最大剂量为 $9\mu g$。

**4. 甲状旁腺切除术后**　术后 $2 \sim 4$ 周内可以每天使用骨化三醇 $2 \sim 4\mu g$。

## 二、帕立骨化醇

帕立骨化醇和骨化三醇相比，能较好地抑制甲状旁腺的分泌作用，降低高钙血症的发生率。帕立骨化醇主要是注射液，剂量为 $1ml/5\mu g$ 和 $2ml/10\mu g$，主要用于透析患者继发性甲状旁腺功能亢进。

**1. 小剂量的不间断口服**　适用于轻度的继发性甲状旁腺功能亢进并且甲状旁腺素处于稳定可以控制的状态；对于口服能够达到效果的人

群起始剂量推荐为 1μg/d。当甲状旁腺素持续升高时应在医师的建议下改为不连续的口服冲击治疗。

**2. 间歇口服冲击治疗**　当上述方法使用无效时应采用此服用方法，推荐剂量为 2~4μg/次，一周使用两次为宜。当甲状旁腺素降低原有水平的 30% 时可加大剂量为 5~15μg/周；当甲状旁腺素降低接近目标范围时可以减少 5μg/周。

**3. 间歇静脉给药治疗**　与口服用药相比，静脉给药对于钙、磷在胃肠道的吸收较少，可以在很短的时间内起到更高的疗效。当甲状旁腺素为 300~1000pg/ml 时推荐剂量为 5μg/次，每周三次；当甲状旁腺素为 1000~1500pg/ml 时推荐剂量为 10μg/次，每周三次；当甲状旁腺素大于 1500pg/ml 时推荐剂量为 15μg/次，每周三次。当甲状旁腺素 ≥ 600pg/ml，建议更改为或联合西那卡塞治疗。

## 三、拟钙剂

拟钙剂能够很好地降低甲状旁腺素，同时也能够很好地降低血钙和血磷的水平，对于钙、磷代谢紊乱引发的并发症起到延缓或抑制作用，能够提高患者的生存率。主要适用于对活性维生素 D 治疗效果不好的人群、甲状旁腺素升高并伴有高钙血症的人群。

目前维持性血液透析患者所用的拟钙剂主要是西那卡塞，在使用拟钙剂初期以及在使用剂量调整阶段，应该密切观察反应症状，注意不良反应的发生。在服药前测量 iPTH 和血清钙，在服药初期及调整剂量阶段（给药约 3 个月），应该每两周测定一次 iPTH 浓度，每周测定一次血清钙，维持期每两周测定一次血清钙，在 iPTH 稳定后，每月测定一次，在 iPTH、血清钙、血清磷稳定的基础上调整用药的剂量，当已经调整最大剂量后两个月 iPTH 无下降应该考虑是否拟钙剂治疗无效。

**1. 禁忌证**　对西那卡塞过敏的人群、低钙血症严重的人群。

**2. 不良反应**

（1）低钙血症：在服用拟钙剂后发生血清钙下降是比较常见的，当停用后大部分患者的血清钙浓度都缓慢地恢复。

（2）胃肠道反应：常见的胃肠道不良反应为恶心呕吐、胃部不适、食欲不振和腹胀等，不良反应的发生率与服用药物的剂量有密切关系。一般胃肠道的反应症状是短暂的，程度较轻或是中度，为减轻胃肠道的反应症状，建议服药在下午或是夜间。

**3. 使用方法** 血钙大于 2.2mmol/L 才可以使用，从小剂量开始，西那卡塞 25mg/每日一次，建议下午或夜间服药，服用时应随餐或餐后立即整片吞服，不建议分开服用。

**4. 注意事项**

（1）当血清钙小于 2.2mmol/L 时应停止使用，在医师建议下补充钙剂和维生素 D 制剂且血清钙大于 2.2mmol/L 后方可使用。

（2）有癫痫发作风险的人群，既往有癫痫史、肝功能异常的人群、消化道出血的人群或者消化道溃疡病史的人群应谨慎使用。

（3）孕妇以及哺乳期女性慎用，哺乳期妇女如果必须要使用，要停止哺乳。

（4）由于 65 岁以上人群的不良反应发生率较 65 岁以下人群高，故65 岁以上的人群谨慎使用，发生不良反应及时调整剂量或停药。

# 第六节 降糖药

糖尿病是一组由于胰岛素分泌缺陷或胰岛素作用障碍所致的以高血糖为特征的代谢性疾病。持续性的高血糖与长期的代谢紊乱等可导致全身组织器官，特别是眼、肾、心血管及神经系统的损害及其功能障碍和衰竭。糖尿病会引起严重的肾功能损害，随着糖尿病的发病率不断升高，糖尿病肾病是终末肾衰竭的重要病因之一，糖尿病肾病是需要透析治疗中比例最高的。

透析患者所用的降糖药主要分为双胍类药物、磺脲类药物、α-葡萄糖苷酶抑制剂、胰岛素，下面就几种胰岛素进行简单介绍。

## 一、双胍类

双胍类降血糖药物分为苯乙双胍、二甲双胍，不促进胰岛素分泌，其降血糖的原理是促进脂肪摄取葡萄糖，使肌肉组织无氧酵溶解，增加体内葡萄糖的利用，拮抗胰岛素因子，减少葡萄糖经消化道吸收，使血糖降低，还可以抑制高胰岛素的分泌。

### （一）用法用量

苯乙双胍口服2~3小时可使血糖降低，作用维持在6~8小时。成人口服开始时1次25mg，1日两次，饭前服用，餐中服药可减轻胃肠道反应，一般在服药一周后血糖即降低，但是欲达到正常血糖水平需要继续用药3~4周。二甲双胍口服1次0.5g，1日1~1.5g，可根据病情调整用药剂量，餐中服用有利于减轻胃肠道反应。

### （二）不良反应

双胍类药物的不良反应主要为胃肠道反应，如厌食、恶心、呕吐、口中有金属味等，服用剂量较大时可能会发生腹泻。服药后还会有乏力、疲倦、体重减轻、头晕和皮疹等。

### （三）注意事项

在服用苯乙双胍后的注意事项有以下几点。

（1）可能会引起乳酸性酸血症，死亡率高达50%。

（2）可能会使血红蛋白减少，产生巨幼细胞贫血。

（3）患有充血性心力衰竭或肝、肾功能不全者，服用要尤为注意。

（4）糖尿病合并酮症酸中毒和急性感染禁用，孕妇慎用。

（5）服药期间要经常检测空腹血糖、尿糖及尿酮体。在治疗使用过程中，尤其是在调整用药期间，严密观察，预防低血糖、昏迷、酸血症。

（6）双胍类降糖药可与磺脲类降糖药合用，具体剂量根据病情适当调整，具体服药剂量谨遵医嘱。

## 二、磺脲类

磺脲类降压药主要分为甲苯六丁脲、格列吡嗪、格列齐特、格列美脲、格列喹酮、格列苯脲。

### （一）甲苯六丁脲

甲苯六丁脲为磺脲类口服降血糖药，主要选择作用胰岛素 β 细胞，促进胰岛素的分泌；还能增强外源性胰岛素的降血糖作用，加强胰岛素的受体后作用，而糖耐量的改善可导致血浆胰岛素的浓度降低，其结果将使胰岛素受体数目增加，进而导致胰岛素的敏感性增高。

**1. 用法用量**　口服：1 次 0.5g，1 日 1～2g，一般每日 1.5g 为维持剂量。

**2. 不良反应**　有时引起腹胀、腹痛、厌食、恶心、呕吐等胃肠道反应，可改饭后服药。其他不良反应有过敏、黄疸、肝功能损害、骨髓抑制、白细胞减少、粒细胞缺乏、血小板减少、低血糖等，应立即停药并予以处理。

**3. 注意事项**

（1）不宜用于肝、肾功能不全，经受较大外科手术及对磺胺过敏的患者。

（2）胰岛素依赖型糖尿病，非胰岛素依赖型糖尿病伴酮症酸中毒、昏迷、严重烧伤、感染、外伤、白细胞减少的患者应禁用。

（3）体质虚弱、高热、恶心和呕吐、甲状腺功能不正常者、老人等应慎用。

(4) 用药期间定期检查尿糖、尿酮体、尿蛋白和血糖、肝功能、视力、眼底视网膜血管。

(5) 饮食治疗是使用本类药物的前提, 肥胖糖尿病患者应在医生指导下限制每日摄入的热量。

## (二) 格列吡嗪

格列吡嗪主要作用于胰岛素 β 细胞, 促进内源性胰岛素分泌, 抑制肝糖原分解并促进肌肉利用葡萄糖。此外, 还可能通过胰腺外的作用, 改变胰岛素靶组织对胰岛素的反应, 增强胰岛素作用。

**1. 用法用量**　治疗成年型糖尿病因人而异, 根据定期测定尿糖和血糖调整剂量, 1 日 2.5~30mg, 先从小剂量开始, 餐前 30 分钟服用。

**2. 注意事项**

(1) 对格列吡嗪过敏者禁用。

(2) 对大多数胰岛素依赖型糖尿病、有酮症倾向、合并严重感染及伴有肝、肾功能不全者禁用。

(3) 治疗中注意早期出现的低血糖症状, 及时采取措施, 静脉滴注葡萄糖。

**3. 不良反应**　与甲苯磺丁脲相同。

## (三) 格列齐特

格列齐特为口服类降糖药, 主要用于成年人糖尿病患者降低血糖, 治疗糖尿病代谢紊乱, 还可以防止血管病变, 改善视网膜病变和肾功能。

注意事项: 妊娠期妇女禁用; 肾功能不良者慎用。

不良反应与甲苯磺丁脲相似。

## (四) 格列美脲

格列美脲的作用原理是促进胰岛素分泌, 治疗 2 型糖尿病。早餐前或进早餐时服用, 不必餐前半小时服用, 服药时整片吞服, 不要嚼碎。

注意事项：孕妇、哺乳期妇女、有明显肝功能损害者、重度肾损害者禁用，轻度肾功能减退者可减少服用的剂量。

### （五）格列喹酮

格列喹酮为口服磺脲类降糖药，适用于糖尿病合并轻度至重度肾功能减退者。该药较少引起低血糖的发生，孕妇禁用。

### （六）格列苯脲

格列苯脲为口服降糖药，其作用是甲苯磺丁脲的 200～250 倍。口服后 30 分钟出现作用，持续 16～24 小时，不良反应及注意事项与甲苯磺丁脲相似，应从小剂量开始使用。

## 三、α-葡萄糖苷酶抑制剂

### （一）阿卡波糖口服降糖药

阿卡波糖口服降糖药，在人体肠道内抑制葡萄糖苷酶，降低多糖及蔗糖分解生成葡萄糖，减少并延缓吸收，因此具有降低饭后高血糖和血浆胰岛素浓度的作用。

注意事项：孕妇、哺乳期妇女及患肠炎、肠梗阻、肝肾功能不全、腹部手术者禁用，可能会出现近期肠道多气、腹胀、腹痛、腹泻；个别也会出现低血糖现象。

### （二）伏格列波糖口服降糖药

伏格列波糖口服降糖药，主要是抑制肠道内双糖类水解酶——α-葡萄糖苷酶，延迟双糖水解、糖分的消化和吸收，改善饭后血糖。

注意事项：严重肝硬化患者用药时，注意观察排便的情况，发现异常立即停药并遵医嘱做适当处理，有时会出现腹部胀气，排气增加，还可能会出现肠梗阻症状，偶见黄疸及严重肝功能障碍。

## 四、胰岛素

胰岛素的种类有很多，分为普通胰岛素、低精蛋白锌胰岛素、精蛋白锌胰岛素、预混胰岛素、门冬胰岛素、赖脯胰岛素、甘精胰岛素。现有的胰岛素种类繁多，作用功能也不同，下面就普通胰岛素做简要说明。

普通胰岛素又分为短效胰岛素、速效胰岛素、可溶性胰岛素、中性胰岛素。普通胰岛素的作用是增加葡萄糖的利用，加速葡萄糖的无氧酵解和有氧氧化，促进肝糖原和肌糖原的合成和贮存，并能促进葡糖糖转化为脂肪，抑制糖原分解和糖异生，因此使血糖降低。

### (一) 适用人群

(1) 轻、中型经饮食和口服降糖药治疗无效者。

(2) 合并严重代谢紊乱、重度感染、消耗性疾病和进行性视网膜、肾、神经等病变以及急性心肌梗死、脑血管意外者。

(3) 合并妊娠、分娩及大手术者。

### (二) 不良反应

少数用药者会出现荨麻疹，偶见过敏性休克。用药过量可能会出现低血糖症状。

### (三) 注意事项

(1) 低血糖、肝硬化、溶血性黄疸、胰腺炎、肾炎等患者禁用。

(2) 胰岛素使用过量会引起低血糖，其症状视血糖降低的程度和速度而定。

(3) 注射液多含有防腐剂，不宜静脉注射，静脉注射者宜用注射用胰岛素制剂。

(4) 注射的部位可能会出现皮肤发红、皮下结节和皮下脂肪萎缩等皮肤局部反应，注射要经常更换注射的部位。

胰岛素的种类很多，本章仅介绍部分胰岛素以及胰岛素的部分治疗作用，糖尿病及持续的高血糖在一定程度上都会加重肾功能的损害，糖尿病患者的血糖控制对于血液透析患者来说是非常重要的。高血糖不仅仅在于加重肾功能的损害，还会引起并发症的发展，比如说，糖尿病对血管的损害，不利于血管通路的建立和血管的应用。血液透析患者需要把血糖控制在合理的范围内，但是部分降糖药存在对肾脏的损害。一般血液透析患者使用胰岛素控制血糖，减少部分口服降糖药对于肾脏的损害，并且在血液透析患者使用降糖药的过程中，临床上胰岛素控制血糖效果较好。

糖尿病血液透析者要控制血糖在合理的范围内，在透析当日建议所使用的降糖药减半，因为血液透析所应用的透析液属于无糖透析液，糖尿病患者在透析前应用降糖药会导致血糖降低，而透析也会引起低血糖，二者共同的降糖作用，会让血液透析者血糖过低，引发低血糖的发生。有关于降糖药的服用问题，要根据血糖值来及时调整剂量，定期复查。降低血糖所用的药是可以联合应用的，具体应用遵医嘱及根据自身血糖情况决定，上述降糖药所描述的剂量，只是常规应用剂量，具体应用因人而异。学会自我监测血糖，在应用降糖药期间，要经常自我监测血糖，建议糖尿病血液透析患者在血液透析时自备糖果、巧克力等，在低血糖时食用以防止低血糖症的发生。

# 第七节 其他类药物

## 一、注射用尿激酶

部分血液透析患者的血管通路为中心静脉置管，在使用中心静脉置管时，当透析患者发生导管位置扭曲、置管时间过长、封管用的药物剂量不准确及封管药物推注的量不正确时都极易发生导管内血栓，血栓形成后医护人员回抽静脉置管时，会出现阻力大，上机后机器会频繁提示血流量的不足，极易造成体外凝血情况的发生，因没有足够的血流会导致透析的充分性大大下降。

动静脉内瘘的人群会因为血压低，自身的高凝状态，弹力绷带压迫的力度过大、时间过长，血管狭窄等问题而造成内瘘处的血栓形成，当血栓形成时，会出现肿、硬、痛等表现。长时间地存在血栓会影响动静脉内瘘的使用，甚至导致动静脉内瘘失功。当发生这些情况时要选择使用尿激酶，尿激酶的作用就是溶解血栓，尤其是对形成时间较短的血栓，治疗效果简单显著，方便且费用相对便宜。尿激酶是从健康人的尿液中直接分离出来的，或者是从人肾组织培养中获得的一种酶蛋白。

### （一）作用机制

可以直接作用于内源性纤维蛋白溶解系统使其催化裂解。

### （二）适应证

（1）血管栓塞性疾病的溶栓治疗。

（2）急性心肌梗死、急性脑血栓的形成。

（3）72 小时内动静脉内瘘血栓形成。

（4）透析患者中心静脉置管血栓形成的预防及血栓形成后。

### （三）禁忌证

（1）14 天内有过活动性出血、做过手术、活体检查的人群。

（2）难以控制的高血压、不能排除有主动脉夹层动脉瘤的人群。

（3）有（或曾经有）出血性脑卒中的患者。

（4）妊娠、二尖瓣病变、房颤细菌性心内膜炎。

（5）糖尿病合并视网膜病变的人群。

（6）有出血倾向的人群。

（7）意识障碍的人群。

（8）严重的肝功能损害的人群。

（9）对本品过敏的人群。

（10）低血糖人群。

**（四）不良反应**

（1）使用剂量过大时会引起出血的现象如皮肤、黏膜等肉眼及显微镜下血尿。

（2）会发生严重出血的现象，如大量咳血或消化道出血等，应立即停止对本品的使用。

（3）少数人群会出现过敏现象，一般表现较轻，如支气管痉挛、皮疹等，偶尔可见过敏性休克。

（4）2%～3%的人群会出现不同程度的发热现象。

（5）恶心、呕吐、食欲不振、疲倦，可出现谷丙转氨酶升高。

## 二、左卡尼汀注射液

左卡尼汀注射液又名左旋肉毒碱，是食物的组成成分，山羊肉中含量最高，植物中含量最少。人体本身也能够合成，主要分布于心肌、骨骼肌，是人体内特殊的氨基酸。血液透析患者因毒素水平等原因导致食欲不振、食物摄入不足，体内的合成量不足，血液透析中会丢失部分药物，因此要应用左卡尼汀类注射液进行补充。左卡尼汀注射液药物能够对骨髓红系组细胞起到作用，可以提高促红细胞生成素的疗效；可以减轻血液透析患者的急性炎症反应；可以提高肌肉免疫力，改善血液透析患者的食欲。

**（一）适应证**

适用于血液透析人群因继发性肉碱缺乏产生的一系列症状，如心肌病、心律失常、高脂血症、低血压和透析中痉挛。

**（二）禁忌证**

对左卡尼汀过敏的人群禁忌使用。

### (三) 规格

5ml：1g 或 5ml：2g。

### (四) 不良反应

(1) 长期应用可能会出现各种轻度的胃肠道反应，突然的恶心、呕吐过一阵会有好转，以及腹部痛性痉挛和腹泻等。

(2) 口服或静脉注射左卡尼汀可能会引起癫痫的发作，不管之前是否有过癫痫病史；有病史的人群可诱发癫痫和癫痫的加重。

(3) 轻度肌无力一般出现在尿毒症血液透析患者中。

本章内容所提及的药品属于血液透析患者的常用药物，根据血液透析患者的特殊性以及临床使用的总结，由于每个人情况不同，所有药品的使用都是存在个体差异的。上述药品的使用剂量、适用人群主要是依据药品说明书进行总结和阐述的，在用药过程中，涉及用药剂量、用药时间和用药频率等问题，谨遵医嘱服用，不可按照个人意愿随意更改药品的剂量或自己随意服药或停药。

疾病的治疗是长期规律的过程，不按照医嘱用药百害而无一利。透析患者相对普通人群，用药较有差异，并且有一些药物需要长期持续地使用，所以透析患者用药需要在专业医师指导下进行，且需根据化验指标随时调整药量。对于各种药物的不良反应，需要引起自我重视，不良反应的出现是可大可小的存在，在服药前做好充足的相关检查，在服药时严格按医嘱进行，才能发挥最佳药效，在服药后如果出现不良反应，应该及时就医，按照医嘱调整剂量或停药。

血液透析患者使用药物是不可避免的，但药物治疗也只是在一定范围内起作用，并不是万能的，在服药的同时也要做好充分血液透析治疗。合理地控制饮食与合理地运动相结合，才能够更好地提高维持性血液透析患者的生命质量、生活质量。血液透析难免会带来一些并发症，给透析患者带来身体、心理上的不适，但是规律的用药、服药会在一定程度上减少透析所带来的并发症，减少发生率和一些疾病的发病率，降低死亡率。对于维持性血液透析患者来说，治疗性用药、服药是长期的。长期规律的用药是治疗疾病和延缓并发症的根本。最后，望以上用药的相关知识能够帮助一部分人更加了解自身，在进行血液透析时能与医师进行有效沟通，与医师配合科学合理地用药，提高自身的生命质量。

# 第九章　血液透析患者常见并发症

并发症是指一种疾病在发展过程中引起另一种疾病和症状的发生，后者产生的疾病和症状就被称为前者的并发症。对于接受血液透析的患者来说，血液透析并不能完全代替肾脏全部的生理功能，并且伴随透析年限的增长所面临的考验就越多，其并发症的发生率也随之升高。并发症的出现是不可避免的，但可通过药物治疗、充分透析等来减缓并发症发生的时间和严重程度。接受血液透析的患者所产生的并发症分为两类：即刻并发症和远期并发症。即刻并发症是指在很短的时间内就会发生或出现的症状；远期并发症发生的时间相对来说较晚。无论是即刻并发症还是远期并发症，对血液透析患者来说危害性都很大。在并发症出现之前，要做的是有效预防它的出现。疾病的预防大于治疗，因此要竭力采取一些有效的措施预防并发症的发生，对于一些不可避免的血液透析并发症，要延缓并发症发生的时间。

## 第一节　即刻并发症

即刻并发症一般会发生在透析过程中或者血液透析结束后数小时内，发生时情况急、病情较重，需要立即进行处理。下面是一些常见的血液透析即刻并发症。

### 一、首次使用综合征

首次使用综合征是指在使用新的透析器时血液与透析膜接触之后，血液透析患者所产生不舒服的感觉，一般会发生在刚开始进行血液透析治疗的患者中。

患者首次接触血液透析器进行血液透析，血液可能会与透析器中的某种物质发生反应，例如过敏反应或其他一些不适应情况；另一种情况就是突然更换透析器，之前在透析中一直使用一种透析器，在更换了另一种透析器时，会产生不适的状况。这种情况是因为不同生产厂家所生产的透析器内含有的物质不同、透析膜不同、消毒灭菌的方式也不同，就有可能会产生不适。这种情况在临床上又称为透析器过敏综合征或新透析器综合征。出现首次使用综合征的时候，血液透析患者往往会出现以下症状：出汗、打喷嚏、流清涕、咳嗽、腹痛、腹泻、皮肤瘙痒、荨麻疹、胸痛、背痛，严重者会出现呼吸困难、休克、死亡等。首次使用综合征在临床上又可以分为 A 型和 B 型两种类型。

## （一）A 型首次使用综合征

**1. A 型首次使用综合征发生的原因**　原因目前尚不清楚，主要认为发病机制为快速的变态反应，属于超敏反应型，一般发生于血液透析开始后 5~30 分钟内。

导致这类情况发生的原因可能与透析器、透析膜、透析管路的材质和消毒剂有关，例如用于消毒的消毒剂——环氧乙烷。据有关文献报道，使用环氧乙烷消毒剂的透析器，约有 2/3 血液透析患者发生 A 型首次使用综合征，原因是对环氧乙烷产生抗体，即 IgE 抗体。血液与透析器、透析膜、透析管路产生各种生物学的反应，补体激活后释放过敏毒素，导致平滑肌收缩，血管通透性增加，肥大细胞释放组织胺产生过敏反应。此外，这类情况还与透析液污染、肝素过敏等有关。在血液透析过程中，需要有大量的透析液来完成透析，透析所使用的透析液中的各种微量元素对人体存在潜在的危险，当透析液中存在毒素或其他致病物质时，就会引起人体的相关抵抗反应。另外，在透析过程中，需要使用抗凝剂肝素进行抗凝血治疗，但是部分人会存在对肝素过敏的情况。有过敏病史或易敏感体质的患者容易发生 A 型首次使用综合征。

**2. A 型首次使用综合征的临床表现**  在血液透析开始后 5 ~ 30 分钟内出现，患者表现为无法平躺或端坐位、呼吸困难、全身有发热感、皮肤瘙痒、荨麻疹；流泪、流涕、咳嗽、打喷嚏；局部绞痛、腹肌痉挛，严重者可出现心搏骤停甚至死亡。当出现以上临床表现时，血液透析患者应当及时告知护士。

**3. A 型首次使用综合征的处理**

（1）当出现以上反应时，应及时告知护士，方便护士在发生初期做出有效的判断。

（2）出现呼吸循环障碍，如心脏呼吸骤停时，可能需要给予心脏呼吸支持治疗。

（3）如果血液透析患者产生了严重反应，应对本次治疗给予停止，丢弃整套的血液管路和透析器。因为此时管路内的血液再回到血液透析患者的体内会加重不适感，产生更加严重的不良反应。

**（二）B 型首次使用综合征**

B 型首次使用综合征是非特异性的，与 A 型首次使用综合征相比较，B 型首次使用综合征更常见，多发生于透析开始后几分钟至 1 小时，其临床表现症状轻，发生率为 3 ~ 5 次/100 透析例次。

**1. B 型首次使用综合征发生的原因**  B 型原因尚不清楚，大多数学者认为是补体激活所致，和应用新的透析器及生物相容性较差的透析器有关。另外也有学者认为与治疗前预充量不足及透析器和管路中残留消毒剂有关。

**2. B 型首次使用综合征的临床表现**  发作程度常较轻，一般表现为低血压、恶心、呕吐、荨麻疹、喉头水肿、心绞痛、心包炎等；也会出现胸痛和背痛。所以透析中出现胸痛和背痛，首先在排除心脏等器质性疾病后，要考虑是否发生了首次使用综合征。

**3. B 型首次使用综合征的处理**

（1）发作程度较轻的情况下，常不需终止透析，在后续的血液透析过程中严密观察即可。如果不舒服的情况加重或未得到缓解应及时告知护士。

（2）发生以上症状时要遵医嘱给予血液透析患者鼻导管吸氧和对症处理。

（3）出现严重反应者可参照 A 型首次使用综合征做出紧急处理。

**4. B 型首次使用综合征的预防**

（1）透析治疗前使用 1000ml 的 0.9% 氯化钠注射液预充透析器和管路，再用 500ml 的 0.9% 氯化钠注射液闭式循环 20~30 分钟脱水。

（2）降低过敏原，使用膜通透性高、生物相容性好的合成膜透析器。

## 二、低血压

低血压是血液透析过程中常见的急性并发症之一。那么什么是低血压？在说低血压之前，首先要知道什么是血压，血压的正常值是多少，血压的常用单位是 mmHg（毫米汞柱）。

通常所说的血压是指动脉血管中血液对血管壁的侧压力。动脉通常来讲就是脉搏，脉搏跳动就会产生压力，压力的产生会形成两种力，这两种力一高一低。高的为收缩压，正常范围在 90~139mmHg；低的为舒张压，正常范围在 60~89mmHg。通常意义上低血压指的是血压低于 90/60mmHg。血液透析患者判定低血压的标准不仅仅是这一个，由于大部分透析患者都会存在高血压的情况，在血液透析过程中，血压下降幅度≥20mmHg 也是判定发生低血压的标准之一。

### （一）透析相关性低血压的原因

**1. 有效血容量减少** 有效血容量减少是血液透析中低血压最常见

的原因，有效血容量减少的发生是由于体外循环血量增加、血管收缩反应低下，引起有效血容量不足所致。多与超滤量和超滤速度有关，血液透析患者超滤量的多少是按照干体重来设置的。在每次透析中脱水量过多，使自身体重低于干体重时就会产生低血压。简单来说：把人身体中所有体液总和比作是一杯水，我们身体中多余的水分会超出杯子的容积，必须通过透析的方式来清除多余的水分，若清除的水分过多，那么杯子里水的容积就会减少，我们身体各个组织器官的"供水"势必会减少，血管中的血液容积也会减少，对血管产生的侧压力就会减弱，引起血压下降，因此会出现一系列低血压的临床表现。

**2. 血浆渗透压的变化**　血浆渗透压是指溶质分子通过半透膜的一种吸水力量，其大小取决于溶质颗粒数目的多少，而与溶质的分子量半径等特性无关。由于血浆中晶体溶质数目远远大于胶体数目，所以血浆渗透压主要是由晶体渗透压构成。

在透析过程中，由于清除尿素、肌酐等溶质而引起血浆渗透压迅速下降，并与血管外体液形成一个渗透压梯度，驱使水分移向组织或细胞内，有效血容量减少，导致血压下降。也就是说在透析之前，我们体内有大量的尿素、肌酐类溶质（体内毒素浓度高），通过透析把这些溶质通过透析器逐渐排出到身体外。在这个过程中溶质数目迅速下降，一旦血管内体液的浓度低于血管外体液的浓度，血管内的水就会被吸到血管外，血管内体液容积减少，对血管产生的侧压力就减少，必然就会引起血压下降，导致低血压情况的发生。

**3. 与透析膜生物相容性较差有关**　生物相容性是指材料与生物体之间相互作用后产生的各种生物、物理、化学等反应的一种概念。生物相容性高是指材料与生物之间产生的各种反应小，而生物相容性低则材料与生物之间产生的反应大。透析膜生物相容性差是指透析膜与我们的血液接触时产生各种反应，反应大时可以激活补体，补体激活后产生一些过敏物质以及一些扩血管炎性因子，引起血管扩张，诱发低血压。

**4. 与自主神经功能紊乱有关** 自主神经是外周传出神经系统的一部分，能调节内脏血管平滑肌、心肌和腺体活动。在血容量变化时，心血管的代偿机制能保证血压稳定。颈动脉、主动脉和心肺压力感受化学器对动脉血容量减少非常敏感，其代偿机制表现为心排血量和末梢血管阻力增加，从而保证血压稳定。

当自主神经功能紊乱，颈动脉和主动脉压力感受器反射弧缺失时，在透析中血容量变化时，身体的代偿机制不正常运行而导致血压不稳，出现低血压的临床症状。

**5. 醋酸盐的毒性作用** 有研究证实，透析时，醋酸盐的升高会导致血管扩张，使得外周阻力降低从而导致心输出量下降，引起低血压，具体发生机制尚待证明。

**6. 其他因素的影响**

（1）使用降压药物：降压药物，如血管紧张素转化酶抑制剂（ACEI），特别是血液透析之前服用降压药物，降低了机体对容量减少引发的缩血管反应，容易在血液透析过程中导致低血压或者透析结束后发生体位性低血压。所以患有高血压的血液透析患者，在血液透析当日应根据血压来选择是否服用降压药或降压药减半服用，具体服用方法可咨询医生。在血液透析过程中，如果血压升高可根据医生医嘱服用降压药物。

（2）血液透析患者自身因素引起的低血压：各种心脏疾病，如瓣膜病、严重心律失常、心包积液、心力衰竭等；全身疾病：糖尿病、严重营养不良、低钠血症或低蛋白血症等；严重感染、重度贫血、严重创伤、出血、剧痛等，都可以引起低血压的发生。

（3）血液透析患者在血液透析过程中饮食，会使全身器官血容量重新分布，使循环容量减少，引起低血压。

**（二）低血压的临床表现**

**1. 早期表现** 打哈欠、出现便意（透析过程中，如果想要去厕所，一定要测血压，判断是否是由低血压引起的便意）、背后发酸等。在这个阶段症状不是特别明显，不好去判断是不是出现了低血压。可以根据现测血压、干体重的增长、外周水肿程度结合透析超滤量来衡量有没有出现低血压。有的时候现测血压不一定低，但其他几点也可以作为判断低血压的依据，这个时候把脱水量降低 0.3～0.5 kg，之后随时注意血压的变化，基本上透析治疗是可以顺利结束的。如果血压有继续降低的趋势可以适当补充一些扩容药物。这时候就体现出控制体重增长和控制饮水的重要性，同时也体现了遵医嘱设置超滤量的重要性。一般来说，每次透析结束到下次透析之前，这段时间的体重增长不超过干体重的 3%（隔一天），最多不超过 5%（隔两天），体重增长范围控制在 3%～5% 之间是较为合理的，身体对超滤量的适应性也相对较好。

**2. 典型表现**　恶心、呕吐、出汗、心慌、面色苍白、肌肉痉挛性疼痛，重者出现意识丧失、呼吸困难等。

**3. 直接表现**　实测血压 ≤90/60 mmHg（平时血压在正常范围的患者）、收缩压降低 ≥20 mmHg 或平均动脉压降低 ≥10 mmHg，并伴有临床症状发生，如大汗淋漓、脸色苍白、晕厥、意识障碍等。

4. 部分血液透析患者对低血压的反应不灵敏，发生低血压时无自觉症状，或部分血液透析患者在平躺透析过程中血压无明显变化，在透析结束后坐起或站起时，发生体位性低血压，这部分人群一定要注意预防跌倒。

**（三）如何预防症状性低血压**

（1）血液透析患者要学会充分评估自己的干体重，并且要定期进行评估，并不是一成不变的。每次透析的超滤量不要低于干体重，不可脱水量过多，合理地设置超滤量，最好控制在干体重 5% 以内。

（2）血液透析前血液透析患者不要服用降压药或减半服用，在服药前要学会自我监测血压，或是在透析过程中根据血压情况再决定是否服用降压药物。

（3）透析过程中尽量不吃东西，尤其不吃水分少的食物（如馒头、面包等），否则容易噎食和导致低血压。如果害怕饥饿或低血糖，建议携带巧克力、软糖类食品，既可以增加饱腹感，又不会噎食。

（4）首次进行血液透析的患者，如果特别紧张、焦虑，可以告知护士。

（5）当血液透析过程中经常有低血压出现时可以遵医嘱给予预防措施，如低温透析。低温透析有利于低血压的预防，使得血管收缩和末梢血管阻力增加，从而使血压升高，预防低血压的发生。

（6）如出现低血压等不适情况，及时告知医护人员并积极配合进行相关治疗。在发生低血压时要注意内瘘搏动、震颤是否正常，低血压是内瘘发生堵塞的主要原因之一。

## 三、高血压

高血压在临床上的诊断标准为：经非同日 3 次测量血压，收缩压≥140mmHg 和（或）舒张压≥90mmHg。正常高值：120mmHg≤收缩压 <140mmHg 和（或）80mmHg≤舒张压 <90mmHg。

目前我国国内高血压指南建议标准如下所示。

| 类别 | 收缩压（mmHg） | | 舒张压（mmHg） |
|---|---|---|---|
| 正常血压 | <120 | 和 | <80 |
| 正常高值 | 120～139 | 和（或） | 80～89 |
| 高血压 | ≥140 | 和（或） | ≥90 |
| 1 级高血压（轻度） | 140～159 | 和（或） | 90～99 |
| 2 级高血压（中度） | 160～179 | 和（或） | 100～109 |
| 3 级高血压（重度） | ≥180 | 和（或） | ≥110 |
| 单纯收缩期高血压 | ≥140 | 和 | <90 |

### （一）透析中高血压常见的原因

（1）有效血容量的增高。血容量增高的原因有饮食、饮水不规律，干体重控制不理想，透析不规律，未遵医嘱配合治疗，造成出入不平衡，使血管内暂存大量积水，血液容积增高，引起血压升高。就像前面低血压所说的杯子里的水清除过多引起低血压，那么杯子里存在过多的水就会引起高血压。

（2）失衡综合征使颅内压增高。透析过程中发生失衡综合征（溶质浓度降低，使血液和脑组织间产生渗透压差）使颅内压增高，造成血压升高。

（3）兴奋使外周血管收缩，造成血压升高。在透析治疗过程中受到外界、心理等因素的影响使精神紧张、焦虑而导致交感神经兴奋，使外周血管收缩，造成血压升高。

（4）在血液透析过程中透析器滤过膜可以清除降压药物，造成药效丧失，使血压回升。

（5）钠离子和钙离子浓度较高，造成血压升高。透析液的成分有钠、钙、钾、镁、葡萄糖等物质，其中钠、钙浓度较高时，会造成血压升高。

（6）肾实质性高血压、肾血管性高血压。肾实质性高血压是由肾小球肾炎、慢性肾盂肾炎、糖尿病肾病、多囊肾等肾脏疾病引起的高血压，主要由于肾单位的缺损导致水、钠潴留，肾脏肾素－血管紧张素－醛固酮系统（RAAS）激活与排钠减少。超滤后血浆中钠离子浓度下降，肾素增多，使得血管收缩，血压增高。肾血管性高血压的发生主要由肾动脉的狭窄引起。

（7）促红细胞生成素。有研究表明，应用促红细胞生成素治疗的患者有30% ~35%发生血压升高，或者使原来的高血压加重。使用促红细胞生成素治疗后血液黏稠度增高，导致外周阻力增加，血压升高。

## （二）临床症状

在透析过程中，患者血压轻度升高没有自觉症状，如果达到2级或

3级高血压，可有头痛、头晕、恶心、呕吐的现象，甚至达到了难以忍受的程度，有可能会出现高血压危象，即高血压急剧恶化的同时伴有心、脑、肾、视网膜功能不全。

高血压可引起左心室肥厚和扩张，左心室肥厚使冠状动脉供血不足，导致心肌缺氧、缺血。长期高血压使脑血管变性病变与缺血，形成微小动脉瘤，容易破裂而发生脑出血，尤其是血液透析患者长时间使用抗凝剂。如果发生脑出血，所产生的后果会很严重。高血压会使视网膜小动脉痉挛、硬化，血压升高引发眼底出血。

### （三）治疗与处理

（1）当透析过程中出现高血压时，就要及时降低血压。选择适宜、有效的降压药物，轻、中度高血压透析患者可舌下含服硝苯地平，同时监测血压情况，了解血压动向。

（2）控制性降压。高血压不能短时间内急骤下降，可能会使重要器官血流灌注减少造成缺血，应采取逐步控制性降压。

（3）合理控制血压。遵医嘱按时、按量服用降压药，合理饮食，控制饮水，常规血液透析治疗，合理设定超滤量，定期化验、检查。

## 四、失衡综合征

失衡综合征是指透析过程中血液中的溶质（肌酐、尿素等的物质）浓度迅速降低，使血液和脑组织间产生渗透压（渗透压恰好能阻止水分通过半透膜，从浓度较低的溶液移向浓度较高的溶液，在较高浓度溶液的液面上施加的额外压强称为渗透压）。失衡综合征对于首次透析的患者较为常见，首次透析患者血液中的毒素通过透析器快速排出体外，而由于人体中有一个"血脑屏障"的半透膜，而颅内的毒素没有排出体外，使在"血脑屏障"的两侧形成一个渗透压，水分子从低浓度向高浓度转移，导致颅内压力增高，严重的患者形成脑水肿。高效能透析器的使用和超滤量过大、过快等都是促成失衡综合征的因素。失衡综合征多发生在透析过程中，也可发生在透析结束后数小时内。

血脑屏障是指脑毛细血管壁与神经胶质细胞形成的血浆和脑脊液之间的屏障，这些屏障能够阻止某些物质（多半是有害物质）由血液进入脑组织。

### （一）失衡综合征的原因

目前为止对失衡综合征的发生机制尚未明确，一般有下列几种说法。

（1）血脑屏障学说：大多学者认为其与脑水肿有关。透析过程中脑组织及脑脊液中尿素和肌酐等物质浓度下降较快，血浆渗透压相对于脑细胞而言呈低渗状态，水从外周转入脑细胞中，引起脑水肿。

（2）弥散学说：透析时酸中毒纠正过快，而 $CO_2$、$HCO_3^-$ 的弥散速度不同，从而使脑脊液的 pH 值下降，导致脑脊液及脑组织反常性酸中毒等。

（3）其他学说：脑组织钙过高、甲状旁腺素功能亢进、低血糖和低血钠等因素也可导致失衡综合征的发生。

### （二）症状及分型

（1）脑型：轻者有头痛、烦躁不安、恶心呕吐和肌肉痉挛。重者可发生定向障碍、癫痫、昏迷、惊厥、扑翼样震颤、癫痫样发作、木僵、昏迷甚至死亡等。

（2）肺型：呼吸困难、不能平卧、大汗淋漓，严重者发生急性肺水肿或急性左心衰竭。

### （三）失衡综合征的处理措施

对轻度失衡综合征可采用吸氧、高渗盐水或高渗葡萄糖液静脉注射，提高透析液钠的浓度，减慢血流量或改变透析模式；对于严重失衡综合征患者，立即终止透析，静脉滴注 20% 的甘露醇（甘露醇，又名为脱水药，用于治疗各种原因引起的脑水肿，降低颅内压，防止脑疝等），并根据病情采取必要的措施抢救，并且要积极对症治疗。

### （四）失衡综合征的预防

吸氧有助于预防透析患者的失衡综合征发生。对于新诊断为尿毒症的人群，透析初期应采取诱导透析，静脉给予甘露醇或高渗糖等溶液，逐渐过渡到规律性透析中。对于规律透析的人群可改变血液净化方式，如血液透析滤过、低钠透析或序贯透析，必要时透析前使用苯妥英钠或使用通透性低、膜面积小的透析器进行血液透析治疗。

## 五、肌肉痉挛

肌肉痉挛就是我们俗称的抽筋，在透析治疗中，肌肉痉挛发生率约20%，并常与低血压有关，有极少数人在出现痉挛时，先前没有低血压症状表现。血液透析中后期出现肌肉痉挛，会降低血液透析患者对血液透析治疗的耐受性，迫使血液透析治疗提前结束，影响血液透析的充分性。肌肉痉挛会使肌肉紧张、收缩及血管紧张、收缩、移位等，造成动静脉内瘘血流量减少，甚至造成内瘘的堵塞及闭瘘。

### （一）肌肉痉挛的原因

（1）血液透析过程中发生低血压，造成末梢有效血液循环减少、渗透压下降，出现肌肉痉挛。有部分人群在血压恢复后仍持续痉挛，也有不发生低血压而发生肌肉痉挛者。

（2）透析超滤量过多、单位时间内超滤速度过快，使水的丢失过多造成末梢有效血液循环减少，而身体为保证重要脏器的血供，四肢血管收缩引起肢体缺血性痉挛，一般发生在治疗2小时左右。也有患者透析后体重低于干体重，会在血液透析后期或治疗结束后发生持久的肌肉痉挛，此种情况可持续数小时。

（3）使用低钠透析液使血液中的钠离子急剧下降，肌肉中血管收缩引起痉挛。

## (二) 肌肉痉挛的诱发因素

### 1. 干体重不准确

(1) 季节变换时衣物的增减变化导致体重测量出现误差，影响到透析治疗设置超滤量的准确性，容易造成肌肉痉挛。

(2) 患者对干体重增长没有及时地发现，未做到及时评估，体重秤测量不准确等原因也可导致肌肉痉挛发生。

(3) 干体重控制不佳，自我约束差，饮食、饮水不控制，透析超滤量超过 5%，容易导致肌肉痉挛发生。

**2. 经济因素干扰** 血液透析治疗是一个长期的治疗模式，随着时间的增长、费用的增加，有些透析患者会觉得透析时多脱一些水效果更好，甚至将治疗以后的饮水量加到这次的治疗内，之后就可以多喝水，这样透的充分、干净，这样可以减少每周的治疗次数。因此超滤脱水量被患者要求设置的高一些，造成透析不规律、干体重不准确，也是导致肌肉痉挛发生的原因。

### 3. 合并感染或其他应激情况

(1) 合并感染：慢性肾功能不全在合并肠道、呼吸道感染时，即使按照合理的治疗方案脱水，也有可能出现肌肉痉挛。

(2) 应激情况：肾上腺皮质功能减退及低钙血症等应急情况，按照合理的治疗方案脱水，也有可能出现肌肉痉挛。

## (三) 肌肉痉挛的临床表现

肌肉痛性痉挛多发生在透析中后期，肌肉痉挛以疼痛为主，疼痛为一过性、突发性、剧烈疼痛。好发于下肢，如足部、腓肠肌，少数以腹部表现突出，一般持续 10 分钟，患者疼痛难忍。

## (四) 肌肉痉挛的诊治

(1) 低血压的预防可避免大部分肌肉痉挛的发生。医护人员综合分析透析间期、透析前体重、透析时间、总透析时间、是否合并感染或其他应急情况，合理设定超滤量，避免过度超滤。低钠血症患者可在透析最后2小时，通过调高透析液钠的浓度（透析液钠的浓度为145mmol/L）来减少痉挛的发生。

（2）肌肉痉挛及时处理。适当补充液体可扩张血管，对急性肌肉痉挛可输注0.9%氯化钠溶液或高渗葡萄糖溶液治疗。因为高渗盐水可以引起钠负荷，造成透析后口渴，所以非糖尿病人群可使用10%的葡萄糖酸钙或高渗葡萄糖溶液。

（3）治疗中肌肉痉挛的处理。减慢或暂停超滤，静脉滴注50%的葡萄糖或0.9%氯化钠溶液100~200ml或3%的氯化钠溶液；及时纠正低血压；按摩抽搐的肢体，配合心理疏导；对于经常出现肌肉痉挛者要考虑调整干体重。

**（五）肌肉痉挛的预防**

两次透析间期内超滤量不宜超过干体重的5%，超滤速率不宜太快；对于高危患者，可以采用高钠透析液；对于经常抽筋的人群及时调整干体重，减少超滤量；也可通过改变透析方式，如采用序贯透析、血滤等；也可以通过补充应用药物肉碱（左卡尼汀）等来进行预防。

## 六、心律失常

心律失常是由于窦房结激动异常或激动产生于窦房结以外，激动的传导缓慢、阻滞或经异常通道传导，即心脏活动的起源和（或）传导障碍导致心脏搏动的频率和（或）节律异常。简单来说，在正常情况下，我们的心跳是由窦房结发出的冲动，引起一个完整的心动周期，而心律失常时引发冲动的起搏点在窦房结以外，这种非窦房结的起搏点我们称为异位起搏点。异位起搏点的位置不一样，心脏活动的频率和节律也不一样，就会引发心律失常。心律失常是心血管疾病中重要的一组疾病，可单独发病，亦可与其他心血管病变伴发。

血液透析患者心血管疾病的发生率随着透析时间的延长，呈逐年增加的趋势，发生率显著高于普通人群。血液透析患者心律失常的发生率高达31%，并且预后较差，如果不能及时处理，会严重威胁到生命安全，甚至会造成死亡。据研究表明，心律失常不单单是血液透析患者的常见并发症，也是维持性血液透析患者发生猝死的常见原因。

**（一）心律失常的分类**

**1. 根据发生部位、机制及频率不同分类**　心律失常可有不同的分类方法。

（1）按发生部位：分为室上性（包括窦性、房性、房室交界性）心律失常和室性心律失常两大类。

（2）按发生机制：分为冲动形成心律异常和冲动传导心律异常两大类。

（3）按发生的频率快慢：分为快速型心律失常与缓慢型心律失常两大类。

（4）按心律失常时血液循环障碍的严重程度：分为良性心律失常、潜在恶性心律失常、恶性心律失常。

**2. 临床分类**　临床上常以心率快慢进行分类。

（1）常见的缓慢型心律失常（心率 <60 次/分）包括：窦性心动过缓、窦性停搏、病态窦房结综合征、窦房传导阻滞（Ⅰ、Ⅱ、Ⅲ度）。

（2）常见的快速型心律失常（心率 >100 次/分）包括：早搏、窦性心动过速、房性心动过速（心房扑动、心房颤动）、室上性心动过速、室性心动过速（心室扑动、心室颤动）等。

**3. 透析中常见的心律失常的分类**

（1）心房扑动和心房颤动：与低钾血症有关（血钾正常值3.5 ～5.5mmol/L），血钾浓度下降会导致心率加快，窦性心动过速，房室期前收缩或室性心动过速，严重者发生房颤。一般出现低钾血症的尿毒症患者是因为长期进食不足，导致钾的摄入不足，或者呕吐、腹泻、胃肠道减压及消化道瘘大量丢失消化液，导致低钾血症；或者是大量输注高渗葡萄糖或多种氨基酸时，使部分钾转移到细胞内，参与糖原或蛋白质的合成。

（2）室性心动过速或室颤：这是血液透析患者猝死的最常见原因。尿毒症合并心律失常的患者，会服用洋地黄正性肌力的药物，当透析时形成高钙血症可以引起心律失常以及洋地黄中毒。低镁血症也可造成洋地黄中毒，从而引发心律失常。

（3）心动过缓或房室传导阻滞：引起心动过缓最常见的原因是高钾血症。钾离子对心肌有抑制作用，常引起室性期前收缩。血液透析患者患高钾血症的原因是：日常饮食中摄入含钾高的食物或者大量输注库存血，而肾脏排泄功能存在障碍，大量的钾离子在细胞外，导致血钾升高。心律失常的症状轻重不一，取决于发病的类型、持续的时间，以及原发病的严重程度。

**（二）心律失常发生的病因**

**1. 生理性因素**　运动、情绪激动、进食、体位变化、睡眠、吸烟、饮酒或咖啡、冷热刺激等。

**2. 病理性因素**

（1）遗传性心律失常多为基因通道突变所致，如长 Q－T 间期综合征、短 Q－T 间期综合征、Brugada 综合征等。

（2）后天获得性心律失常可见于各种器质性心脏病，其中以冠状动脉粥样硬化性心脏病（简称冠心病）、心肌病、心肌炎和风湿性心脏病（简称风心病）常多见，尤其在发生心力衰竭或急性心肌梗死时。

（3）内分泌疾病：如甲状腺功能亢进或甲状腺功能减退、垂体功能减退、嗜铬细胞瘤等。

（4）代谢异常：发热、低血糖、恶病质等。

（5）药物影响：应用洋地黄类、拟交感或副交感神经药物、交感或副交感神经阻滞剂、抗心律失常药物、抗精神类药物等。

（6）毒物或药物中毒：如重金属汞、铅中毒、食物中毒等。

（7）电解质紊乱：低钾血症、高钾血症、低镁血症。

（8）麻醉、手术或心血管检查。发生在基本健康者或自主神经功能失调患者中的心律失常也不少见，还有部分心律失常的病因不明。

**3. 透析中发生心律失常的原因**　一般在透析过程中发生心律失常的患者多有固有心脏疾病，透析治疗可能是引发诱因。在透析时发生的心律失常的诱因很多，比如患者原有心力衰竭、心包炎、严重贫血、电解质紊乱、酸碱平衡紊乱、低氧血症、低碳酸钙血症、低血压及药物等。

**（三）心律失常的症状**

心律失常的症状轻重不一，取决于发病的类型、发病的时间以及原发病的严重程度。典型症状包括心悸、乏力等，但很多患者早期常无任何症状或症状较轻。

**1. 典型症状**　随着疾病的发生发展，患者发病早期可有心悸、出汗、乏力、憋气等症状。此时，若心律恢复正常则无严重不适，若进一步发展可导致头晕、黑矇、晕厥甚至猝死等。

**2. 伴随症状**　心律失常伴有明显的外周血流动力学障碍，出现相应器官受损的症状。

（1）脑：视力模糊、头晕、黑矇、晕厥等。

（2）胃肠道：腹胀、腹痛、腹泻等。

（3）肾：尿频、尿急、多尿等。

（4）肺：胸闷、气促、呼吸困难等。

**（四）心律失常的治疗**

在透析中，患者发生严重的心律失常应该立即结束透析治疗，报告医生做好随时抢救的准备。

抗心律失常药物具体分类方法主要沿用 Vaughan 分类法，此法将药物分为四类，需要特别提示，抗心律失常药物专业性非常高，建议普通人群有所了解即可，切不可脱离心内科医生指导、擅自用药或擅自调整用药。

（1）Ⅰ类：这类药物可阻断心肌和心脏传导系统的通道而起到膜稳定作用。根据药物对通道阻滞作用的不同，可分为三个亚类，即 Ia、Ib、Ic。

①Ia 类：适度阻滞通道，复活时间常数为 1~10 秒，以延长 ERP 最为显著，药物包括尼丁、普鲁卡因、丙胺。

②Ⅰb 类：轻度阻滞通道，复活时间常数＜1 秒，可降低自律性，药物包括利多卡因、苯妥英钠美西律等。

③Ⅰc 类：明显阻滞钠通道，复活时间常数为 10 秒，具有减慢传导性的作用，最强药物包括普罗帕恩、卡尼氟卡尼等。

（2）Ⅱ类：即 β 受体阻滞剂，药物包括普萘洛尔、美托洛尔等。

（3）Ⅲ类：延长动作电位时程药，可抑制多种钾电流，药物包括胺碘酮、他洛尔、铵、依布替利和多非替利等。

（4）Ⅳ类：钙通道阻滞剂，包括维拉帕米和地尔硫卓。

**（五）心律失常的预防**

（1）密切关注高危患者的生命体征变化，及时给予水、电解质的补充及心肌梗死的预防，例如在心肌缺血时及时给予吸氧。

（2）血液透析患者要定期检查血钾的浓度，如有异常及时处理，高钾血症患者透析液血钾水平高，反之亦然。

（3）血液透析患者养成科学合理的饮食习惯，降低含钾高的食物摄入量，如香蕉、柑橘、柿子、鲜枣等，记录饮食日记。

（4）重视心脏疾病的治疗，抗心律失常治疗、心脏起搏器治疗等。

（5）在应用洋地黄类抗心律失常药物时，注意监测脉搏，如果脉搏小于<60次/分钟，应当立即停止使用，防止洋地黄药物中毒。

（6）在透析治疗时合理控制超滤量，不超过干体重的5%，有利于降低血容量变化幅度，减少低血压引发的心律失常。适当延长透析的时间，降低超滤的速度，都可以有效预防心律失常的发生。

## 七、溶血

现阶段透析过程中发生溶血虽然较少见，但它却是非常严重的并发症之一。实验室检查发现血离心后血浆呈淡粉红色，血细胞比容明显下降，并伴有高钾血症的发生。

### （一）溶血的原因

（1）红细胞生理性损伤：透析液浓度异常，在使用低钠透析液时，透析液渗透压过低，使红细胞破坏导致溶血的发生。

（2）红细胞机械性损伤：泵管转弯处绷得过紧、血流量严重不足，血泵或管路内表面对红细胞的机械性损伤。

（3）化学性损伤：透析液污染及管路内残留的消毒液，引起血红蛋白变性而发生溶血。

（4）输血：异型输血时因抗原、抗体不符合导致的溶血。

（5）透析用水未达标：透析用水中活性铜、氯等离子残留过多导致溶血。

（6）温度：有关报道，在透析液温度高于51℃时，可立刻发生溶血；而在47～51℃之间时可在几小时或8小时内发生溶血。

### （二）溶血的表现

溶血发生后会突然出现发冷、胸闷、呼吸困难、胸部紧压感、背部疼痛、尿液呈红色，透析管路内可见血液为淡红色或葡萄酒色。

**（三）溶血的处理**

（1）一旦发生溶血反应，应立即停止透析，并丢弃血液透析体外循环管路中的血液（发生溶血的血液中的红细胞被破坏，血液中钾的浓度升高，血液不能回输）。

（2）保持稳定、避免紧张，缓解其焦虑、紧张情绪。

（3）吸入高浓度氧，贫血严重者可输入新鲜血，预防高钾血症等。

## 八、空气栓塞

空气栓塞是指在血液透析过程中，空气进入人体引起的血管栓塞，是血液透析治疗过程中的严重并发症之一，空气栓塞会有致命的危险。

**（一）空气栓塞的病因**

（1）在透析过程中动脉管路与内瘘针连接处出现缝隙，动脉针或动脉导管脱落，体外循环管路破裂，透析管路中动脉补液口未及时夹闭，血液透析动静脉管路中夹子未关闭或肝素帽未旋紧。

（2）在预充管路的过程中，操作不规范，导致管路及透析器内的空气未排除干净，血液透析开始后空气与血液一同进入血液循环，导致空气栓塞的发生。

（3）在透析结束回血治疗的过程中，未按照规范用0.9%氯化钠溶液全程回血。

（4）透析机的因素：机器的负压泵低，对透析液不能充分清除，血液透析过程中透析液进入血液循环；血液透析机除气泵失灵，空气弥散进入血液；透析机空气监测机制发生故障，当空气通过时未能监测并未发生报警。

**（二）空气栓塞的临床表现**

少量微小气泡缓慢进入人体血液时，可以溶解入血或由肺呼出，不会产生临床症状；若气泡较大，大量及快速地进入人体，患者会血压快速下降，突然出现烦躁不安、极度恐惧、呼吸困难、发绀、剧烈胸痛、背部疼痛、心前区压抑感，并迅速陷入休克状态。

空气栓塞时脉搏细弱甚至触及不到脉搏，血压下降甚至难以测出；瞳孔散大，心律失常，听诊可闻及心前区滴答声或典型的收缩期糙磨轮样杂音。

### （三）空气栓塞的处理

（1）在血液透析时患者突然出现呼吸困难、胸闷、胸痛、眩晕、发绀等情况时，应立即夹闭透析管路，停止血液透析。

（2）确定为空气栓塞时，采取头低足高左侧卧位，有利于进入体内的空气浮向右心室尖部，避免阻塞肺动脉入口。

（3）高流量氧气吸入，面罩吸氧。

（4）静脉推注地塞米松预防脑水肿的发生，也可注入肝素及右旋糖酐，来改善微循环，如果在这一过程中不舒服的感受加重，应立即告知护士。

（5）出现严重的心排血障碍时，应行右心室穿刺抽气，但不可进行心脏按摩，以免空气进入肺血管和左心室而引起全身动脉栓塞。

## 九、凝血

血液透析作为一种体外循环治疗方式，在治疗过程中由于一些生物兼容膜的应用难免会产生一些异常情况，从而导致在透析过程中发生凝血。凝血是血液透析过程中的常见问题之一。

### （一）凝血的原因

（1）血液透析患者血液处于高凝状态。

（2）血液透析过程中抗凝剂使用剂量不准确或采用无抗凝剂透析模式。

（3）血液透析患者的血管通路存在问题，血流量无法达到顺利透析的标准，血液透析机反复出现报警停顿的情况。

（4）血液透析的管路或透析器内有气泡，透析管路弯曲打折等因素，导致机器频繁报警出现血泵停止的现象。

（5）血液透析过程中输注血制品、白蛋白、脂肪乳等，使血液有形成分增加，粘连在透析管路或透析器上，容易造成凝血的发生。

## （二）凝血的临床表现

透析血液颜色变深，透析器中血液颜色不均匀，存在黑色阴影或黑色条纹；透析器动静脉端出现血凝块，动静脉壶紧绷，机器监测显示压力增大；体外循环管路动静脉壶中出现血凝块，导致血泵无法正常运转。

体外循环压力改变，在进行透析治疗时，血液透析机监测动、静脉压力及跨膜压等。当发生凝血时，透析机会发出压力异常报警。发生凝血的部位不同，机器的压力报警值也有所不同。

血液透析结束后透析器表现：透析器内可能存在少量凝血，透析器纤维按照凝血程度的不同，会有少量或大量的纤维凝血，透析器两端也会有少量的血凝块或乳白色的沉积物，高脂血症患者会更加明显。

## （三）凝血的预防

（1）血液透析患者及时监测凝血的指标，判断血液是否处于高凝状态，及时根据自身情况调整抗凝剂的用量。

（2）定时监测血常规，查看血红蛋白是否超标。

# 十、出血

慢性肾衰竭血液透析患者，多数伴有凝血功能异常，出血也是血液透析常见并发症之一。

## （一）出血的病因

凝血功能异常则会引发出血，引起凝血功能异常的原因是：血小板数量减少，血小板功能异常；凝血因子的生物活性降低；尿毒症时血管产生的前列腺环素和一氧化碳增加可引起凝血功能障碍；血液透析过程中抗凝剂的应用。

### （二）出血的临床表现

当有出血发生时，皮肤出现瘀斑、紫癜、静脉穿刺点出血时间延长，胃肠道出血、出血性心包炎、血性胸水、自发性硬脑膜下出血及后腹膜出血。

### （三）出血的治疗处理

（1）当出现出血，输入全血或红细胞悬液，补充血容量。

（2）血液透析患者使用促红细胞生成素。

（3）根据透析患者情况采用无肝素抗凝治疗、枸橼酸抗凝治疗、阿加曲班抗凝治疗。

### （四）出血的预防

（1）在透析结束后身上出现不明的出血点和穿刺点长时间不愈合时应及时告知护士。

（2）当发生磕碰、有外伤的时候和手术前期应及时告知护士。

（3）要积极控制高血压，避免高血压等因素引起脑出血的发生。

（4）定期检查凝血功能，凝血功能异常者及时就诊治疗。

## 十一、恶心、呕吐

血液透析患者在透析过程中发生恶心、呕吐是比较常见的，发生率为10%～15%，恶心、呕吐常不属于一个独立的并发症，是由多种原因导致的，可能是低血压的早期表现，也可能是失衡综合征的表现。

### （一）恶心、呕吐发生的原因

（1）血液透析过程中发生低血压。

（2）透析过程中发生失衡综合征。

（3）高血压脑病。

（4）急性溶血。

（5）糖尿病导致的胃轻瘫。

（6）少数血液透析患者因透析液污染、中毒或成分异常（高钠、高钾）导致透析器反应、致热源反应。

**（二）恶心、呕吐的处理**

（1）当血液透析患者主诉有恶心、呕吐时，测量血压通常会有低血压情况的发生，此时应按照低血压发生时的处理流程进行紧急处理。

（2）当血液透析患者主诉有症状出现时，应嘱患者头偏向一侧，防止窒息发生；同时停止超滤，报告医生，对症处理。不适症状缓解后，再继续治疗，注意密切观察患者。

（3）去除诱因，积极处理，减少不适症状发生，确保血液透析治疗顺利进行，提升血液透析的充分性。

# 十二、头痛

**（一）头痛的原因**

（1）透析失衡综合征。

（2）严重高血压、脑血管疾病。

（3）有长期饮用咖啡史的透析患者，透析会导致咖啡血的浓度降低，也会出现疼痛的表现。

**（二）头痛的治疗及预防**

（1）明确导致头痛的病因，针对病因对症治疗。

（2）如果头痛者没有脑血管意外等颅内器官实质性病变，可以应用止痛药来治疗头痛。

（3）针对病因采取预防措施是关键，规律血液透析治疗，避免透析过程中发生高血压、失衡综合征等，可以采取低钠透析。

## 十三、发热

发热可以出现在透析过程中，表现为在透析治疗开始后 1～2 小时内出现，亦可出现在透析结束后。血液透析患者出现发热，首先要判断发热的原因是否与血液透析有关，根据发热的原因，采取相应的治疗措施。

**（一）发热的原因**

（1）血液透析引起的发热多由致热源进入血液引起，血液透析管路、透析器消毒不规范，透析液受到污染。

（2）血液透析无菌操作不规范，导致病原体进入血液或透析导致原有感染扩散。

（3）少数血液透析存在导管感染、急性溶血、高温透析，也可能会导致发热。

**（二）发热的处理**

（1）发生高热对症处理，包括物理降温、口服退烧药等，也可以告知护士适当调低透析液的温度。

（2）如果医师考虑存在细菌感染，透析患者要积极配合，及时做血培养等相关检查，并予以抗生素治疗。

（3）通常致热源引起的发热，24 小时内会有好转。如果无好转，请及时来医院就医。

**（三）发热预防**

（1）出现发热症状时，要及时告知护士。

（2）使用中心静脉置管的患者在家里进行换药时，一定要注意无菌操作。无菌操作可预防导管感染的发生，避免引起细菌感染。

（3）使用动静脉内瘘的患者在透析结束后 24 小时内要洗澡时，注意保护穿刺点避免感染。

### 十四、胸痛和背痛

**1. 胸痛、背痛发生的原因**　常见原因是心绞痛（心肌缺血），还有可能是血液透析过程中发生低血压、溶血、空气栓塞、失衡综合征，以及心包炎、胸膜炎等引起的。

**2. 胸痛、背痛的治疗及预防**　发生胸痛、背痛要及时寻找病因，在明确病因的基础上对症治疗。预防也是要在明确病因的基础上采取相应的预防措施。透析过程中发生胸痛、背痛，会导致无法顺利完成血液透析治疗，影响透析充分性，尤其是当患有心包炎、胸膜炎所引起的胸、背痛时，可能会带来严重后果，所以发现问题要及早治疗。

肾功能障碍血液透析患者，由于长期使用肾脏替代疗法——血液透析治疗，必然会产生一系列的并发症，各种血液透析近期并发症的发生率很高。在了解一系列存在的并发症后，可能会感到害怕，也不要太担心，上述所说的并发症，只是透析患者比较容易发生，但并不意味着会发生。

血液透析患者相对于普通人群，容易产生某些疾病，但是任何疾病也都是有预防措施的，对于疾病的预防和处理也很重要，以上介绍了各种并发症的预防措施，也希望能够提醒广大透析患者在日常生活中注意自我照顾，减少或延缓相关并发症的发生，提高自身的生存质量。

# 第二节　远期并发症

维持性血液透析是一种不完全性肾功能替代疗法，不能完全纠正尿毒症的代谢紊乱和清除体内蓄积的毒性物质。因此，在透析治疗过程中，经常遇到一些常规透析所不能解决的问题，而且随着患者存活时间的延长，还会产生新的并发症。这就好比生活中的老物件儿，随着时间的延长总是会增添许许多多的新问题。远期并发症就是这样，随着透析时间的延长还会有新的并发症发生。

## 一、贫血

随着透析时间的延长，血液透析患者将不可避免地出现贫血的问题。血液透析患者中患有肾性贫血的概率非常高，并且血液透析患者的许多临床症状都与贫血相关，包括：疲劳、抑郁、运动耐受性降低和呼吸困难，以及心血管疾病的发病率和死亡率增加；住院风险增加；住院时间延长。这些都严重影响患者的生存质量。

### （一）肾性贫血的定义

肾性贫血是指由各类肾脏疾病造成红细胞生成素的相对或者绝对不足导致的贫血，以及尿毒症患者血浆中的一些毒性物质通过干扰红细胞的生成和代谢而导致的贫血。

此处强调，肾性贫血主要为红细胞生成素不足导致的。因此，临床诊断透析患者为肾性贫血时，必须满足以下几个条件。

（1）患有慢性肾功能不全，并已有肾功能损害。

（2）血红蛋白已达到贫血诊断标准。

（3）能够排除慢性肾功能不全以外因素所致贫血。

### （二）监测频率

**1. 对无贫血病史的慢性肾功能不全人群**　当进入慢性肾功能不全3期，至少每年检测血红蛋白1次；慢性肾功能不全4~5期未透析患者，至少每年检测血红蛋白2次；慢性肾功能不全5期透析患者，至少每3个月检测血红蛋白1次。

**2. 对有贫血病史者**　对于未接受红细胞生成制剂治疗的慢性肾功能不全人群：3~5期未透析患者和慢性肾功能不全5期腹膜透析患者，至少每3个月检测血红蛋白1次；慢性肾功能不全5期血液透析患者至少每月检测血红蛋白1次。

**（三）贫血的原因**

**1. 红细胞生成减少**　肾脏内可以产生促红细胞生成素，当肾脏无法发挥正常的内分泌功能，促红细胞生成素的产生就会减少，就会引起透析患者的肾性贫血。

**2. 铁及维生素缺乏**　多数患者体内有明显的微炎症状态，氧化应激反应增强，造成铁的利用障碍，加重了铁的缺乏。此外，大量的维生素在透析中丢失，补充不足，也会造成造血原料的缺乏。

**3. 继发性甲状旁腺功能亢进**　维持性血液透析患者合并钙磷代谢紊乱，当出现继发性甲状旁腺功能亢进，过高的甲状旁腺素对红细胞的生成有抑制作用。

**4. 失血**　维持性血液透析患者使用抗凝过度时会造成消化道、呼吸道、皮下等组织器官出血；抗凝不足导致透析器及管路栓塞失血。反复的抽血检查、透析器及管路内的少量失血等均会造成贫血加重。

**（四）贫血的治疗**

**1. 补充红细胞生成素**　促红细胞生成素的缺乏是肾性贫血的主要原因。因此应适当使用促红细胞生成素，其使用剂量以能保持每月血红蛋白指标升高 $10\sim20g/L$ 为宜。同时补充铁剂使患者对促红细胞生成素的反应更好，且能减少促红细胞生成素的剂量。

（1）使用时机：无论透析还是非透析的慢性肾脏患者群，若间隔 2 周或者以上连续两次血红蛋白检测值均低于 $11g/dL$，并除外铁缺乏等其他贫血原因，应开始实施促红细胞生成素治疗。

（2）使用途径：促红细胞生成素治疗肾性贫血，静脉给药和皮下给药同样有效，但皮下注射优于静脉注射，并可以延长有效药物浓度在体内的维持时间，节省医疗费用。皮下注射较静脉注射疼痛感增加。对非血液透析患者，推荐首先选择皮下给药；对血液透析患者，静脉给药可减少疼痛，增加患者依从性；而皮下给药可以减少用药次数和剂量，节省费用；对于促红细胞生成素诱导治疗期的患者，建议皮下给药以减少不良反应的发生。

（3）使用剂量：初始治疗的血红蛋白每月增加目标是达到 10～20g/L，应避免 4 周内血红蛋白增幅超过 20g/L，如血红蛋白升高未达到目标值，剂量可增至每次 20IU/kg，每周升高且接近 130g/L 时，应将剂量降低约 25%，如果在任意 2 周内血红蛋白水平升高超过 10g/L，应将剂量降低约 25%。推荐在红细胞生成刺激剂（ESAs）治疗 4 周后再调整剂量。

（4）不良反应：接受促红细胞生成素治疗的血液透析小部分患者，可能发生血管通路阻塞。因此，促红细胞生成素治疗期间，血液透析患者需要监测血管通路状况。发生机制可能与促红细胞生成素治疗改善血小板功能有关，但没有 Hb 浓度与血栓形成风险之间相关性的证据。应用促红细胞生成素治疗时，少部分患者偶有头痛、感冒样症状、癫痫、肝功能异常及高钾血症等发生，偶有过敏、休克、高血压脑病、脑出血、心肌梗死、脑梗死及肺栓塞等，应注意患者主诉，并在血液透析治疗过程中密切观察患者病情变化。

**2. 补充铁剂**

（1）铁剂治疗指征：临床上应用转铁蛋白饱和度和血清铁蛋白来评估慢性肾功能不全患者的铁状态，当患者转铁蛋白饱和度≤30% 且血清铁蛋白≤500μg/L 时需给予补充铁剂治疗，且推荐静脉铁剂治疗。指南建议当转铁蛋白饱和度 >30% 或血清铁蛋白 >500μg/L 时应避免补充铁剂治疗，当患者存在全身活动性感染时应避免静脉铁剂治疗。

（2）铁剂的用法和剂量：血液透析患者起始应优先选择静脉途径补铁，一个疗程剂量为 1000mg。1 个疗程完成后，若血清铁蛋白≤500μg/L，转铁蛋白饱和度≤30%，可再重复 1 个疗程。当铁状态达标后，给予的剂量和时间间隔应根据人群对铁剂的反应、铁状态、血红蛋白水平、促红细胞生成素用量、促红细胞生成素反应及近期人群情况调节。如果透析患者转铁蛋白饱和度≥50% 和（或）血清铁蛋白≥

800μg/L，应停止静脉补铁 3 个月，随后重复检测铁指标来决定静脉补铁是否恢复。当转铁蛋白饱和度和血清铁蛋白分别降至≤50% 和≤800μg/L 时，可考虑恢复静脉补铁，每周剂量减少 1/3～1/2。

（3）铁剂使用注意事项

①给予初始剂量静脉铁剂治疗时，输注 60 分钟内应对患者进行监护，并配有心肺复苏设备及药物，对于有受过专业培训的医护人员对其严重不良反应进行评估。

②蔗糖铁：仅供静脉给药，缓慢静脉注射或直接通过血透患者的动静脉内瘘体外循环给药。最好采用静脉滴注，以减少低血压的危险和药物泄漏。首次用药时宜先用试验剂量，给药 15 分钟后如无不良反应，继续用完余下剂量。蔗糖铁在稀释（50mg 蔗糖铁稀释于 100ml 0.9% 氯化钠溶液中）后应立即使用，并严格控制滴注速度，每 100mg 蔗糖铁至少 15 分钟，200mg 蔗糖铁至少 30 分钟，300mg 蔗糖铁至少 1.5 小时，400mg 蔗糖铁至少 2.5 小时，500mg 蔗糖铁至少 3.5 小时滴注。直接缓慢静脉注射时，速度为每分钟 1ml 未稀释药液（1 安瓿 5ml 需 5 分钟），一次注射勿超过 10ml。

③右旋糖酐铁：为避免过敏反应，在第一次治疗前建议给予 25mg（铁含量）作为试验剂量，并监测患者至少 1 小时。静脉给药前将 100～200mg 右旋糖酐铁用 0.9% 氯化钠溶液或 5% 葡萄糖溶液稀释至 10～20ml 缓慢注射，或稀释至 100ml 供 4～6 小时静脉滴注。

④有全身活动性感染时，禁用静脉铁剂治疗。

**3. 合理使用抗凝剂**　由于个体对药物敏感性的差异，给药剂量个体化尤为重要。

## 二、心血管疾病

### （一）心血管疾病的定义

心血管疾病又称为循环系统疾病，是一系列涉及循环系统的疾病。

循环系统指人体内运送血液的器官和组织，主要包括心脏、血管（动脉、静脉、微血管）等。

### （二）最常见的心血管并发症

尿毒症患者的心血管并发症发生率高，几乎80%以上的尿毒症患者都存在不同程度的心血管损害，是尿毒症患者死亡的主要原因。引起心力衰竭最常见的原因多为透析开始过晚，多数患者在透析前已存在心脏扩大、心力衰竭、心包炎、动静脉瘘分流量过大，致使透析不充分。此外，高钾血症威胁生命的并发症也不可忽视。

### （三）血液透析患者心血管疾病的特点

（1）发病早：提前至20~30岁。

（2）发生率高：比普通人群高20倍。

（3）死亡率高：死亡率达40%~50%。

### （四）血液透析患者的危险因素

**1. 传统因素** 老年、男性、高血压、脂代谢紊乱、糖尿病、吸烟、体力活动下降。

**2. 非传统因素** 蛋白尿、贫血、钙磷代谢紊乱、氧化应激、微炎症、营养不良、同型半胱氨酸血症、容量负荷过度、高凝状态。

**3. 高危险因素** 高血压、高容量、高脂、高糖、高尿酸、高磷、高氧化应激、高蛋白尿、高凝状态。

**4. 低危险因素** 低血红蛋白、低钙、低体力活动、低蛋白、低碳酸盐。

### （五）防治方法

（1）严格控制患者透析间期体重增长，减少水钠摄入量。透析患者在家中应经常测量体重，并自我控制水分的摄入。两次透析之间体重最好不超过干体重的5%。年纪大的患者心脏功能下降，体重增加量要更低些（65岁以上老年人体重增量约为干体重的2.5%）。透析间期体

重应均匀增加，如干体重 60 公斤，两次透析间允许增加体重 3（60 ×
5%）公斤，每周透析 3 次，则每天增加 1.5 公斤为宜。这就要求控制
水分摄取，日常饮食不宜过咸，否则会一直口渴想喝水，可以改变烹饪
方法，通过增加别的调味料来减少盐的摄入。口渴时吃冰块或者嚼口香
糖增加唾液分泌的方法可减少饮水量，平时吃的稀饭、面条含有很多
水，也要严加控制。透析间期体重增加明显，可并发水肿、高血压、心
力衰竭、心包积液，如发现胸闷、憋气、咳嗽、咳血痰、夜间睡眠时不
能平卧须立即到医院就诊，必要时进行血液透析治疗。

（2）及时调整透析方案，合理充分透析，延长透析时间，缩短透
析间期，配合高通量透析、血液透析滤过、血液灌流等治疗。使用碳酸
氢盐透析，使用低分子肝素透析。血 $\beta_2$ 微球蛋白和甲状旁腺激素水平，
如不能在血液净化过程中得到有效地清除，将会在尿毒症患者体内聚
积，长期会导致皮肤瘙痒、失眠、高血压、肾性骨病、异位钙化、周围
神经病变等远期并发症，从而降低患者的生存年限。血液透析滤过是通
过弥散和对流两种机制清除溶质，可以清除包括 $\beta_2$ 微球蛋白和甲状旁
腺素在内的中分子毒素，减少中分子毒素的蓄积，预防远期并发症，提
高患者生存率。

（3）使用生物相容性好的透析器，减少患者氧化应激反应和慢性
炎症反应。

（4）合理应用降压药物，严密监测血压波动。透析高血压在维持
性血液透析患者中存在率还是很高的，透析患者在容量控制的情况下血
压仍然不达标时，应考虑降压药物的应用，并且在药物选择过程中要充
分考虑到不同药物的有效性、安全性、心脏的保护作用、药代动力学特
性以及潜在的并发症。目前的研究认为，除了利尿剂之外，近乎所有种
类的降压药均对透析患者高血压的治疗有效。透析患者高血压具有较高
的发病率，病因复杂，影响因素较多。临床上应对患者进行综合评估，
根据透析患者特征设定不同的目标血压。

（5）积极治疗贫血、感染、电解质紊乱、代谢性酸中毒、胰岛素抵抗、继发性甲状旁腺功能亢进、高脂血症及营养不良。

（6）重视动－静脉内瘘异常扩张对患者心功能的影响，及时手术干预。血液透析患者动静脉内瘘的建立，使已经较为复杂的病理生理学变得更为复杂。自第一例动静脉内瘘手术以来，人们已经意识到，动静脉内瘘建立后血管解剖结构发生改变，可引起心血管血流动力学包括体循环和肺循环的改变，这些改变导致了心脏结构、功能和肺循环的适应失调等。动静脉内瘘建立后发生的血流动力学改变主要归因于通过动静脉吻合口返回心脏的血流增多。

（7）重视社会、家庭对患者的关爱，提高患者的治疗依从性和生活信心。

### 三、磷代谢紊乱与肾性骨病

肾性骨营养不良是慢性肾衰竭的严重并发症之一，在终末期肾脏病患者中发病率几乎达到100%。除了骨骼和软组织病变外，还可引起皮肤瘙痒、贫血、神经系统、心血管系统损害以及死亡率的增加，成为影响患者生存和生活质量的重要原因。

#### （一）定义

肾性骨病泛指继发于肾脏疾病的代谢性骨病，如纤维性骨炎、骨质疏松、骨软化、无力型骨病、骨硬化、混合型肾性骨病、骨淀粉。

#### （二）治疗

**1. 调节血钙**　肾性骨病时常伴发低钙血症。在治疗时，应纠正低钙血症，降低甲状旁腺水平，减少骨质破坏，改善骨矿化不全。活性维生素 D 是肾性骨病治疗的重要药物。

**2. 甲状旁腺切除术**　甲状旁腺切除术作为药物治疗无效的继发性甲状旁腺功能亢进症治疗手段，不仅可以迅速降低血清 pH 水平，而且可以快速缓解骨骼和关节疼痛、皮肤瘙痒，预防患者心血管钙化、骨病和骨骼畸形等并发症，改善临床预后，提高生活质量，是目前公认的有效提高血液透析患者生存率的治疗方式。

## 四、营养不良

血液透析是急慢性肾功能衰竭患者肾脏替代治疗方式之一。尿毒症血液透析患者会出现不同程度的营养不良，研究显示长期血液透析患者营养不良发生率为 23%～94%，导致患者住院率及死亡率明显升高，且经常出现慢性炎症、疲劳、创伤难以愈合等状况。

### （一）营养不良的原因

**1. 非透析因素**

（1）营养摄入不足：维持性血液透析患者对营养知识的缺乏是营养不足的重要原因。另外，患者本身由于尿毒症毒素过高，造成患者恶心、呕吐、腹泻、食欲减退，以及患者因抑郁情绪导致厌食、绝食等，导致蛋白质和能量摄入量明显低于机体需要量。

（2）代谢性酸中毒：晚期尿毒症患者常伴有代谢性酸中毒，而代谢性酸中毒通过糖皮质激素依赖机制，激活泛素蛋白酶体，造成透析患者蛋白质分解和氨基酸氧化，降低肌肉蛋白的合成，最终导致肌肉重量的丢失。

（3）内分泌功能紊乱：维持性血液透析患者可因肾脏代谢活动的丧失，引起内分泌功能的紊乱，会有胰岛素抵抗、生长激素和胰岛素生长因子不敏感、高胰岛素血症、甲状旁腺功能亢进等，均可促使蛋白质分解及减少蛋白质的合成。

（4）炎症：炎症本身可以消耗机体能量，导致患者食欲下降。

**2. 透析因素**

（1）透析不充分：透析不充分导致毒素进一步形成恶性循环（酸

中毒、炎症状态、内分泌紊乱等），导致蛋白质和其他营养物质摄取减少以及分解代谢增加。

（2）透析导致营养丢失：透析本身即通过透析器膜孔径大小决定清除分子量的大小，不具备筛选能力。因此透析清除的不仅仅只有多余的水分与毒素，还有一部分营养物质的流失。

**（二）干预方法**

（1）正确掌握如何吃才是最营养的。

（2）合理安排膳食：自制透析食谱，强调优质蛋白、补充维生素、抗炎饮食。

（3）应该根据体力做适当的体育锻炼。

（4）提高治疗的依从性。

## 五、透析相关性淀粉样变

透析相关性淀粉样变是维持性血液透析患者的并发症，淀粉样沉积主要发生骨、关节组织，表现为无症状性溶骨性损害、腕管综合征、肌腱滑膜炎、肩周关节炎、破坏性骨关节病变伴囊肿，出现腕、肩、股骨和颈椎强直及病理性骨折。透析相关性淀粉样变可导致维持性血液透析患者致残，严重影响该患者群体的生存质量和生存时间。部分研究已经证实，透析相关性淀粉样变时淀粉样沉积物中的主要成分是 $\beta_2$ - 微球蛋白。

**（一）$\beta_2$ - 微球蛋白概述**

$\beta_2$ - 微球蛋白正常人每日产生 $100 \sim 200mg$，有炎症和恶性肿瘤时产量增加。它的半衰期为 107 分钟，无尿时为 39 小时。$\beta_2$ - 微球蛋白由肾小球滤过，99% 由近端小管重吸收并在肾小管上皮细胞内降解，肾外排泄和代谢仅占 3%。肾功能衰竭时血中 $\beta_2$ - 微球蛋白浓度可增高 250 倍。95% 的 $\beta_2$ - 微球蛋白以单体的形式存在于循环及体液中，可与其他大分子物质形成复合物，如 $\beta_2$ – IgG 等，可在人体各器官或组织中沉积，特别容易沉积在透析患者骨和关节部位，导致骨、关节病变。

**（二）临床表现**

**1. 腕管综合征**　腕管综合征通常是 $\beta_2$ – 微球蛋白淀粉样变的首发表现，一般在开始透析的 3~5 年出现，其发病率随透析时间逐年增高，血液透析 15~20 年后发病率可高达100%。临床表现为：正中神经压迫症状，掌面前 3~4 指感觉异常，甚至会出现感觉的消失及运动障碍。局部疼痛的特点为：夜间及透析过程中症状加重，当叩击腕部掌面或屈腕时疼痛加重。病变可侵犯双手，肌电图检查可明确诊断。极少数情况下淀粉样沉积导致尺神经压迫出现第 4 或第 5 指掌面的感觉异常。

**2. 淀粉样关节病变**　$\beta_2$ – 微球蛋白淀粉样变首先沉积于软骨表面，然后扩展到滑膜、关节囊及附属的肌腱。病变早期仅存在少量细胞，后期病变被大量巨噬细胞包围。起病的前期通常无临床症状，而后一阶段表现为关节炎症。肩痛及关节僵硬最早在透析 5 年后就可出现，随透析时间的延长关节痛的发生率逐渐增高。血液透析 13 年、19 年的关节病发生率分别是50%、100%。发病初期关节痛呈隐痛，以后逐渐加重甚至出现关节的活动受限。关节受侵通常是双侧的，往往肩关节先受侵，然后扩展到髋关节、膝关节、腕关节等。疼痛在夜间或透析时加重。当出现指关节的慢性腱鞘炎时患者指关节屈肌活动受限、指关节疼痛、局部肿胀，有些患者表现为弹响指。此外不常见的表现还包括肘、膝、髋关节周围皮下 $\beta_2$ – 微球蛋白淀粉样物质的沉积。

**3. 骨折**　$\beta_2$ – 微球蛋白淀粉样变不仅侵犯软骨、滑膜、关节，还侵蚀邻近的骨组织。典型骨囊肿的发生终将以病理性骨折而告终，常见于股骨颈骨折。

**（三）危险因素**

**1. 年龄**　首次透析的年龄越大，发生透析相关性淀粉样变（DRA）

的概率越大。$\beta_2$ - 微球蛋白会随着年纪的增长而增加。

**2. 透析的年限**　透析的时间越长，越容易发生 DRA。国外报道透析时间在 5 年内的其发生率低于 50%，10 年后高达 65%，15 年后发生率几乎达 100%；中日友好医院报道慢性肾衰竭患者血液透析 10 年以上该病的发生率可达 100%。

**3. 透析液的纯度**　超纯透析液可以降低 DRA 的发生率以及病情严重程度。超纯透析液是指细菌菌落数小于 1cfu/L 的透析液。透析液被细菌污染后会产生中、小分子致热源物质，其通过透析膜后可诱导单核细胞产生细胞因子，将进一步加速透析相关性骨关节病的进程。

**4. 透析膜的材质及生物相容性**　透析膜的材质及生物相容性在 DRA 的进程中有非常重要的作用。铜仿膜除了对污染透析液中的致热源通透性高外，其本身还能激活补体，这些因素都会加速 DRA 的进程。相比较而言，高通透性膜具有以下优点。

（1）对 $\beta_2$ - 微球蛋白的清除率高。

（2）对补体的活化无明显影响，甚至可降低补体的活化。

（3）对污染透析液中的致热源具有清除作用。近年来，由于透析材料生物相容性的提高，使补体活化作用等降低，最终将引起组织损伤的炎症反应的发生率也降低了。

**5. 透析方式**　就目前来看，血液透析方式主要包括低通量血液透析、高通量血液透析及血液透析滤过等。研究表明，长期血液透析滤过能显著清除血 $\beta_2$ - 微球蛋白，有助于早期预防 DRA 的发生，在容量控制的透析机上采用高通量滤过器进行血液透析，相比较低通量血液透析而言，可以有效清除血清中的 $\beta_2$ - 微球蛋白。

### （四）治疗方法

**1. 药物治疗**　非类固醇类抗炎药可用于治疗慢性关节疼痛的止痛对症治疗，但使用此类药物时需注意药物的胃肠道副作用。

**2. 外科治疗**　血液透析患者一旦诊断为腕管综合征（CTS）则需尽早手术，因为长期的 $\beta_2$ - 微球蛋白沉积可导致严重的、不可逆的神经肌肉损伤。CTS 的外科手术可用经曲方法也可采用内窥镜方法。病理性股骨颈骨折或脊髓压迫，分别是关节修复术及椎骨融合术的明显指征。严重的肩关节疼痛可采用内窥镜或开放性外科手术治疗。可行内窥镜喙突肩峰韧带切除术、关节镜滑膜切除术及开放性骨囊肿刮除术、陶瓷植入术、肥大滑膜组织的切除术等。

**3. 透析治疗**　从铜仿膜血透改为高流量膜透析或腹膜透析有使关节疼痛缓解的报告但尚需大范围对照性研究得以证实。有研究显示应用选择性吸附 $\beta_2$ - 微球蛋白和血液灌流器与一个 AN69 透析器串联可以降低血清 $\beta_2$ - 微球蛋白水平并且缓解关节症状，但是并不能终止治疗症状复发。由于此方法治疗费用昂贵，导致临床广泛应用受到限制。

## 六、微炎症状态

维持性血液透析患者的微炎症状态是以循环中促炎性细胞因子释放为中心的非感染性、慢性、持续性免疫炎症反应，是维持性血液透析患者众多慢性并发症的基础。

### （一）微炎症状态的发病机制

慢性肾脏疾病的本身就是导致微炎症状态的根本原因。随着肾小球清除率的不断下降，代谢所产生的内毒素在机体不断积聚，导致糖化终产物（AGEs）和晚期脂质氧化产物水平不断升高，并激活核因子从而刺激炎性因子的分泌，而血清这些炎性因子水平升高又会刺激肝脏分泌大量急性时相反应蛋白（APP），如 C - 反应蛋白、血清凝中血样物质等，从而再次加重肾脏的清除负担，最终导致机体微炎症状态的持续存在。也就是说患者的微炎症状态会随着病情的发展而愈发的容易产生，且会长期存在。

因为透析患者长期接触透析液，而透析液在保存的过程中容易被污染，进而导致细菌经过透析液间接地传输到体内，导致身体发生应激反应，出现微炎症表现。维持性血液透析患者的深静脉透析导管、动静脉瘘、移植物等导致的感染，以及血栓事件均在体内提供了额外的炎症刺激。尿毒症毒素代谢及饮食习惯的改变可导致肠道菌群失调和黏膜屏障功能障碍，引起体内肠道细菌及尿毒症毒素的转移，均可造成全身炎症反应的发生。

### （二）微炎症状态对透析患者的临床影响

微炎症状态本身虽然没有明显的临床影响，但是它与血液透析患者的多种常见并发症往往是密不可分的。作为血液透析患者并发症发生的首要提示，微炎症状态的存在需引起广大临床医务工作者的高度重视。

**1. 微炎症状态与心血管并发症**　近年来，大量研究证实长期的微炎症状态可促使心脏结构和功能发生变化，还可改变血管内皮细胞的结构和功能，激活补体，导致平滑肌细胞增生，冠状动脉狭窄，进而引起血管疾病并发症。它的病理基础是一个慢性炎症过程，微炎症状态是血液透析患者发生血管疾病的危险因素，而且炎症反应的程度与血管疾病的发生率和死亡率密切相关。随着临床研究的不断深入，相信控制微炎症状态将成为预防患者血管疾病发病率及降低死亡率的重要手段。

**2. 微炎症状态与营养不良**　维持性血液透析患者大多存在营养不良的状况。营养不良可以使机体免疫力降低，随之容易引起反复持续的感染，导致微炎症状态的慢性存在，最终产生一系列并发症。炎症通过细胞因子，引起肌肉蛋白质代谢增强，肌肉和脂肪体积下降，出现机体消瘦、血清白蛋白合成减低，导致低蛋白血症的发生。

**3. 微炎症状态与促红细胞生成素抵抗**　贫血是维持性血液透析患者又一较为常见的并发症，且对于患者的生存时间有一定影响。在使用促红细胞生成素纠正贫血时常因机体的抵抗反应导致治疗效果不佳，其潜在机制可能与炎性因子抑制红细胞生成并增加机体铁的代谢相关。微炎症在患者体内抑制了红细胞的生成，进而引起贫血。

### （三）微炎症状态的治疗

**1. 药物治疗**

（1）他汀类药物：所有的他汀类药物都可以降低 C - 反应蛋白水平，这种效应呈剂量依赖性，但 C - 反应蛋白水平降低并不与血清胆固醇水平相关。在临床上，血液透析患者在使用他汀类药物前应充分评估和权衡其风险与益处。

（2）血管紧张素转换酶抑制剂和血管紧张素 II 受体拮抗剂的抗炎作用：作为临床上较为常见的降血压药物，血管紧张素转换酶抑制剂和血管紧张素 II 受体拮抗剂能够对于血压管理起到很好的作用，并明显降低心脑血管并发症的发生情况；亦有研究提示，将血管紧张素转换酶抑制剂用于血液透析患者中可以改善体内的微炎症状态。

（3）左旋肉碱：左旋肉碱是一种低分子量的水溶性必需营养素，由于其分子量小，与血浆白蛋白结合率极低，在透析期间血浆水平明显降低。有文献报道，左旋肉碱能够降低维持性血液透析患者的炎性因子水平可能与其显著降低 c - Jun 氨基末端激酶活性有关。

**2. 非药物治疗**

（1）选择高生物相容性膜材料：研究表明，维持性血液透析患者在透析时所使用的透析膜的生物相容性与患者的血清炎性因子水平呈反比。维持性血液透析患者随着透析龄的增加，长时间频繁接触各种透析物品。生产技术的不断革新透析膜材质的生物相容性的不断提升，都可以有效地减少患者由于膜材质引起的炎性反应。

（2）提高透析用水和透析液的无菌水平：透析液的组成和质量在透析相关并发症的调制中起着重要作用。在血液透析期间，患者的血液通过半透膜与透析液接触。细菌内毒素可以通过膜毛孔进入患者血液，并导致无声的慢性微发炎。透析机在使用一定时间后，管路的内壁上易形成生物膜，此外管路中还存在一些死腔，这些都成为了细菌生长的潜在隐患。使用超纯透析液及反渗水处理系统等，可提高透析用水及透析液无菌水平的方法，有效降低透析患者血清中超敏 C 反应蛋白等炎性因子的水平。

近年来血液透析的患者越来越多，也逐渐年轻化，由于各种原因导致能够接受肾移植手术的机会较少，进而血液透析变得尤为重要。在此过程中维持生命的同时如何更好地减少并发症，提高患者的生活质量，成为了广大血液透析工作者及所有透析患者的又一挑战。

## 七、皮肤瘙痒

皮肤瘙痒是血液透析常见的不适症状，血液透析会促进或加重皮肤瘙痒的症状，患者往往会因难以忍受的皮肤瘙痒而出现抑郁、失眠、皮肤抓伤、感染等并发症，严重影响血液透析患者的生活质量，甚至会出现自杀倾向。

### （一）发病原因

**1. 维生素 A 水平升高**　有研究表明尿毒症患者血液中维生素 A 的浓度明显升高，可达正常的 4 倍以上，其原因是患者的肾脏排泄功能减退。维生素 A 浓度升高的患者皮肤瘙痒发生率较正常者明显升高。

**2. 皮肤干燥**　皮肤干燥是血液透析患者的常见皮肤病变，有 60% ~90% 的患者会出现。有研究表明皮肤越干燥，皮肤瘙痒发生率越高，瘙痒也越严重。

**3. 周围神经病变**　病理改变主要为周围神经轴突变性和伴随阶段性脱髓鞘，临床上常导致感觉和运动障碍。其原因与尿毒症代谢紊乱所致的中小分子毒性物质潴留、电解质异常、铝中毒等有关。

**4. 甲状旁腺功能亢进**　由于尿毒症患者长期低钙血症、高磷血症不能纠正，反射性刺激甲状旁腺，使其功能亢进，产生和释放过多甲状旁腺激素（PTH）。高浓度的 PTH 能刺激肥大细胞增殖，进而组胺释放增加，而组胺可能是瘙痒的递质。

**5. 炎症**　皮肤瘙痒的血液透析患者体内的白蛋白和转铁蛋白水平要明显低于无瘙痒的患者，而铁蛋白水平则要高于后者，转铁蛋白在炎症急性期浓度明显下降，白蛋白和全身性炎症反应密切相关，铁蛋白则是急性期正性反应物，这说明血液透析患者的皮肤瘙痒和炎症状态相关。

### （二）治疗对策

**1. 饮食**　尿毒症患者由于肾功能低下，易形成甲状旁腺激素分泌亢进，使血清钙低下，血清磷蓄积而致皮肤瘙痒，因此应控制饮食中磷的摄入量，少食豆浆、巧克力等含磷高的食物及药物。

**2. 皮肤护理**　保持皮肤清洁、湿润，禁止使用碱性肥皂或酒精，禁用热水烫洗，可用冷水或温水，勤洗手、勤剪指甲，对瘙痒处不能用手抓，防止抓破皮肤，造成皮肤感染或交叉感染，可用湿软布轻轻摩擦瘙痒处或用手轻轻拍打。天气干燥时，涂抹保湿的润肤乳。

**3. 血液透析治疗**　尿毒症维持血液透析患者可定期做血液透析滤过，因尿毒症维持血液透析只能清除血液中小分子蛋白质的毒素，对中分子蛋白质以上的毒素难以清除。血液透析滤过可有效地改善患者的尿毒症皮肤瘙痒症状，提高患者的睡眠、生活质量。血液透析联合血液灌流能明显地减轻尿毒症皮肤瘙痒症状，其效果优于单纯血液透析或血液透析滤过。

# 第十章　血液透析患者的营养与饮食

机体通过摄取食物，经过消化、吸收和代谢，利用食物中对身体有益的物质作为构建组织器官、满足生理功能和体力活动需要的生物学过程称为营养。食物中的营养物质俗称营养素，是指食物中被人体消化、吸收和利用的有机物和无机物，分别为碳水化合物、脂类、蛋白质、维生素和矿物质五大类。

营养与健康有着密切关系，合理营养可以增进健康，营养不合理则有害于健康甚至引起疾病。对于维持性血液透析患者来说，多少都会存在代谢和营养紊乱的问题，就目前来说这些问题仍比较突出。维持性血液透析患者出现全身状态差、生活质量不高、频繁住院等诸多问题都与营养紊乱有关。营养不良和患者的死亡率有着密切关系，这就要求对患者的营养指标进行监测，对患者的饮食要进行精心和详细的指导。

## 第一节　血液透析患者的营养需要

### 一、能量

人类为了维持生存和从事劳动，必须从食物中获取能量。人体所获得的热量主要来源于食物中的碳水化合物、脂类和蛋白质。能量在做功时会释放热量维持体温。当机体能量摄取长期处于不足状态时就会导致机体生长发育迟缓、消瘦；相反，当机体能量摄取过多时就会导致脂肪堆积，引起肥胖。人体摄取的能量应与机体需要保持平衡。

## （一）能量单位

营养学上所称的能量单位，采用卡路里，简称卡，缩写为 cal，其定义为在 1 个大气压下，将 1 克水提升 1 摄氏度所需要的热量；卡路里被广泛使用在营养计量和健身手册上。国际标准的能量单位是焦耳，简称焦，符号为 J，1 焦耳能量相等于 1 牛顿力的作用点在力的方向上移动 1 米距离所做的功。

能量来源于食物中的碳水化合物、脂肪和蛋白质在体内氧化。除蛋白质之外，在体内氧化时，碳水化合物和脂肪在体外燃烧的最终产物均为二氧化碳和水，所产生的能量相同。根据体外燃烧实验推算体内氧化所产生的能量为：1g 碳水化合物为 17.1kJ（4.1kcal），1g 脂肪为 39.5kJ（9.45kcal），1g 蛋白质则为 18.2kJ（4.0kcal）。食物中的营养素在体内消化时并不是完全吸收。碳水化合物吸收率为 98%，脂肪吸收率为 95%，蛋白质吸收率为 92%。

## （二）能量消耗

能量消耗主要用于维持基础代谢、体力活动和食物热效应三个方面。基础代谢是指人体维持生命的所有器官所需要的最低能量需要，测定方法是人体在清醒而又极端安静的状态下，不受肌肉活动、环境温度、食物及精神紧张等影响时的能量代谢率。机体产生的能量最终全部变为热能，因此为了比较不同个体能量代谢的水平，可用机体每小时每平方米体表面积散发的热量（$kJ/h \cdot m^2$），即基础代谢率（BMR）来表示。机体的体表面积（S），可从下列公式求得：$S（m^2）= 0.0061 \times$ 身高（cm）$+ 0.0128 \times$ 体重（kg）$- 0.1529$。基础代谢率受机体的体表面积、年龄、性别和内分泌激素等因素影响。

## （三）体力活动

体力活动是影响人体能量消耗的主要因素，体力消耗的能量与劳动强度、持续时间等有关。日常生活动作的能量消耗率见表 10-1。在静息状态下, 对于机体能量代谢影响不大, 能量消耗一般不增加; 但是在精神紧张, 如恐惧, 情绪激动等情况下能量消耗显著增加。

表 10 – 1　日常生活动作能量消耗

| 动作名称 | 能量消耗 | |
|---|---|---|
| | kJ/ (m² · min) | kcal/ (m² · min) |
| 睡眠 | 2.736 | 0.654 |
| 午睡 | 3.192 | 0.763 |
| 坐位休息 | 3.628 | 0.867 |
| 站立休息 | 3.690 | 0.882 |
| 走路 | 11.234 | 2.685 |
| 跑步 | 28.602 | 6.836 |
| 整理床铺 | 8.841 | 2.113 |
| 穿脱衣服 | 7.012 | 1.676 |
| 看报 | 3.481 | 0.832 |
| 上下楼 | 18.518 | 4.426 |
| 洗衣服 | 26.967 | 6.450 |
| 洗手 | 5.777 | 1.333 |
| 上下坡 | 26.966 | 6.445 |
| 乘坐汽车 | 4.820 | 1.152 |
| 打排球 | 13.615 | 3.254 |
| 打乒乓球 | 14.146 | 3.381 |
| 单杠运动 | 16.564 | 3.959 |
| 跳高 | 22.334 | 5.338 |
| 拖地 | 11.698 | 2.796 |
| 扫院子 | 11.820 | 2.825 |

## （四）能量来源

人体所需要的能量来自于碳水化合物、脂肪和蛋白质，这些被称为产能营养素。碳水化合物和脂肪是重要的产能营养素，蛋白质具有双重作用，既产生能量，也可以为构成机体的组织提供原料。这些物质经消化后变成可吸收的小分子入血。这些分子经过合成代谢构成机体组成成分；另外，这些分子物质经过分解代谢，释放出所蕴藏的化学能，这些化学能经过转化便成为生命活动过程中的各种能量的来源。这三种产能的营养素普遍存在于各类食物中（表 10 - 2）。

表 10 - 2　常见食物能量含量（每 100g）

| 食物名称 | 能量含量 | | 食物名称 | 能量含量 | |
|---|---|---|---|---|---|
| | kcal | kJ | | kcal | kJ |
| 小麦粉（标准粉） | 362 | 1514 | 柑橘 | 44 | 184 |
| 小麦粉（特强粉） | 351 | 1468 | 西瓜 | 31 | 129 |
| 稻米 | 346 | 1447 | 花生仁（生） | 574 | 2401 |
| 玉米面 | 350 | 1464 | 猪肉 *（肥瘦） | 331 | 1384 |
| 小米 | 361 | 1511 | 猪肝 | 126 | 527 |
| 荞麦 | 337 | 1410 | 牛肉 *（肥瘦） | 160 | 669 |
| 马铃薯 | 81 | 338 | 牛肝 | 139 | 581 |
| 黄豆 | 390 | 1631 | 羊肉（肥瘦） | 139 | 581 |
| 绿豆 | 329 | 1376 | 鸡 * | 145 | 606 |
| 白萝卜 | 16 | 67 | 鸭 * | 240 | 1004 |
| 胡萝卜 | 46 | 192 | 鹅 | 251 | 1050 |
| 豆角 | 34 | 142 | 牛乳 *（全脂） | 65 | 271 |
| 茄子 | 23 | 97 | 鸡蛋 * | 139 | 581 |
| 番茄 | 15 | 62 | 鸭蛋 | 180 | 753 |
| 南瓜 | 23 | 97 | 鹅蛋 | 196 | 820 |

| 食物名称 | 能量含量 | | 食物名称 | 能量含量 | |
|---|---|---|---|---|---|
| | kcal | kJ | | kcal | kJ |
| 大白菜 | 20 | 83 | 鲤鱼 | 109 | 456 |
| 苹果 * | 53 | 221 | 鲫鱼 | 108 | 451 |
| 梨 * | 51 | 213 | 大黄花鱼 | 97 | 405 |
| 桃 * | 42 | 176 | 鲈鱼 | 105 | 439 |
| 杏 * | 38 | 159 | 鲳鱼 | 140 | 585 |
| 枣（鲜） | 125 | 523 | 对虾 | 93 | 389 |
| 葡萄 * | 45 | 188 | 河蟹 | 103 | 431 |
| 柿子 | 74 | 309 | | | |

注：* 为参考值，参考相似食物数据计算而得。

## 二、蛋白质

蛋白质是一种复杂的有机化合物，是生命的物质基础，是构成细胞的基本有机物，是人体必需营养素。氨基酸是蛋白质的基本组成单位。

### （一）蛋白质分类

蛋白质的化学结构非常复杂，按照其营养价值可以分为完全蛋白、半完全蛋白和不完全蛋白。

**1. 完全蛋白** 所含必需氨基酸的种类齐全。数量充足，比例合适。能维持成人健康，并促进儿童生长发育。如蛋类中的卵白蛋白、卵磷蛋白，肉类中的白蛋白、肌蛋白，大豆中的大豆蛋白，小麦中的麦谷蛋白。

**2. 半完全蛋白** 所含必需氨基酸种类齐全，但数量不足，比例不适当。可维持生命，不能促进生长发育，如小麦中的麦胶蛋白。

**3. 不完全蛋白** 所含必需氨基酸种类不全，既不能维持生命，也不能促进生长发育，如玉米中的玉米胶蛋白，动物结缔组织中的胶质蛋白等。

### （二）蛋白质生理功能

**1. 构成和修复组织** 蛋白质是机体和器官的主要组成部分，人体的器官和组织无一不含蛋白质。身体的生长发育可以视为蛋白质不断积累和更新的过程。

**2. 调节生理功能** 蛋白质在体内构成多种具有重要生理活性物质的成分，参与调节生理功能，保证机体生命活动能够有条不紊地进行。

**3. 供给能量** 蛋白质在体内被蛋白酶分解成氨基酸，然后被氧化分解，同时释放能量，是人体能量来源之一。每克蛋白质在体内被氧化后可供给人体 16.7KJ 的能量。但是，蛋白质这种功能可以由碳水化合物和脂肪代替，提供能量是蛋白质的次要功能。

### （三）蛋白质的食物来源

蛋白质普遍存在于各种食物中，只是蛋白质的含量高低不同。常见食物中蛋白质的含量见表 10 – 3。

表 10 – 3　常见食物中蛋白质的含量（g/100g）

| 食物名称 | 蛋白质 | 食物名称 | 蛋白质 |
|---|---|---|---|
| 小麦粉（标准粉） | 15.7 | 柑橘 | 0.8 |
| 小麦粉（特强粉） | 10.3 | 西瓜 | 0.5 |
| 稻米 | 7.9 | 花生仁（生） | 24.8 |
| 玉米面 | 8.5 | 猪肉 * （肥瘦） | 15.1 |
| 小米 | 9 | 猪肝 | 19.2 |
| 荞麦 | 9.3 | 牛肉 * （肥瘦） | 20 |
| 马铃薯 | 2.6 | 牛肝 | 19.8 |
| 黄豆 | 35 | 羊肉 * （肥瘦） | 18.5 |
| 绿豆 | 21.6 | 鸡 * | 20.3 |

| 食物名称 | 蛋白质 | 食物名称 | 蛋白质 |
|---|---|---|---|
| 白萝卜 | 0.7 | 鸭* | 15.5 |
| 胡萝卜 | 1.4 | 鹅 | 17.9 |
| 豆角 | 2.5 | 牛乳*（全脂） | 3.3 |
| 茄子 | 1.1 | 鸡蛋* | 13.1 |
| 番茄 | 0.9 | 鸭蛋 | 12.6 |
| 南瓜 | 0.7 | 鹅蛋 | 11.1 |
| 大白菜 | 1.6 | 鲤鱼 | 17.6 |
| 苹果* | 0.4 | 鲫鱼 | 17.1 |
| 梨* | 0.3 | 大黄花鱼 | 17.7 |
| 桃* | 0.6 | 鲈鱼 | 18.6 |
| 杏* | 0.9 | 鲳鱼 | 18.5 |
| 枣*（鲜） | 1.1 | 对虾 | 18.6 |
| 葡萄* | 0.4 | 河蟹 | 17.5 |
| 柿子 | 0.4 | | |

注：*为参考值，参考相似食物数据计算而得。

## 三、脂类

脂类是脂肪和类脂的总称，它们的共同特征是溶于有机溶剂而不溶于水，在活细胞结构中具有重要的生理功能。在正常情况下，人体所消耗的能量40%～50%来源于体内的脂肪。脂类是人体需要的重要营养素之一，供给机体所需的能量和机体所需的必需脂肪酸，是人体细胞组织的组成成分。

### （一）脂类的分类

**1. 脂肪** 是指中性脂肪，称三酰甘油，是含有三个脂肪酸的甘油脂，占脂类的95%。脂肪通常以大块脂肪组织形式存在，分布在皮下、大网膜、肠系膜以及肾周围等脂肪组织中。

**2. 脂肪酸**　脂肪酸是构成三酰甘油的基本单位。

**3. 类脂**　主要有磷脂、糖脂、类固醇等组成。

### (二) 脂类的生理功能

(1) 供给能量。每克中性脂肪在体内氧化可供能量 37.67kJ，脂肪酸是细胞重要能量来源。

(2) 促进脂溶性维生素吸收。可以促进脂溶性维生素 A、维生素 D、维生素 K、维生素 E 的吸收。

(3) 维持体温，保护脏器。脂肪在皮下可以阻止热量散失。在器官周围的脂肪，可缓冲外来的冲击力，保护和固定脏器。

(4) 增加饱腹感。脂肪在胃内停留时间较长，使人不容易感到饥饿。

(5) 类脂的主要功能是构成身体组织和一些重要的生理物质。

(6) 必需脂肪酸是由亚油酸和 α - 亚麻酸组成。它的主要生理功能是构成线粒体和细胞膜的重要组成成分，合成前列腺素的前体，参与胆固醇的代谢，参与精子的形成和维护视力。

### (三) 脂类的食物来源

脂肪受饮食习惯、季节和气候的影响，变化浮动较大。脂肪的食物来源主要是植物油、油料作物的种子和动物性食物。必需脂肪酸的最好食物来源是植物油类。胆固醇只存在于动物性食物中。常见食物中胆固醇含量见表 10 - 4。

表 10 - 4　常见食物中胆固醇的含量（mg/100g）

| 食物名称 | 含量 | 食物名称 | 含量 |
| --- | --- | --- | --- |
| 猪脑 | 2571 | 鲫鱼 | 130 |
| 咸鸭蛋黄 | 2110 | 海蟹 | 125 |
| 羊脑 | 2004 | 肥猪肉 | 109 |

续表

| 食物名称 | 含量 | 食物名称 | 含量 |
|---|---|---|---|
| 鸭蛋黄 | 1576 | 鸡 | 106 |
| 鸡蛋黄 | 1510 | 甲鱼 | 101 |
| 松花蛋黄 | 1132 | 金华火腿 | 98 |
| 咸鸭蛋 | 647 | 鸭 | 94 |
| 松花蛋 | 608 | 猪油 | 93 |
| 鸡蛋 | 585 | 肥瘦羊肉 | 92 |
| 虾皮 | 428 | 草鱼 | 86 |
| 鸡肝 | 356 | 鲈鱼 | 86 |
| 羊肝 | 349 | 螺蛳 | 86 |
| 干贝 | 348 | 马肉 | 84 |
| 牛肝 | 297 | 肥瘦牛肉 | 84 |
| 黄油 | 296 | 香肠 | 82 |
| 猪肝 | 288 | 瘦猪肉 | 81 |
| 河蟹 | 267 | 肥瘦猪肉 | 80 |
| 虾 | 193 | 鲳鱼 | 77 |
| 猪蹄 | 192 | 带鱼 | 76 |
| 基围虾 | 181 | 鹅 | 74 |
| 猪大排 | 165 | 红肠 | 72 |
| 猪肚 | 165 | 海鳗 | 71 |
| 蛤蜊 | 156 | 海参 | 62 |
| 肥羊肉 | 148 | 瘦羊肉 | 60 |
| 蚌肉 | 148 | 兔肉 | 59 |
| 猪大肠 | 137 | 瘦牛肉 | 58 |
| 熟腊肉 | 135 | 火腿肠 | 57 |
| 肥牛肉 | 133 | 鲜牛乳 | 15 |

## 四、碳水化合物

碳水化合物是由碳、氢、氧三种元素组成的一类化合物。碳水化合物是人体的主要能量来源。碳水化合物经消化后产生葡萄糖，被机体吸收以糖原的形式储存在肝内和肌肉内。肝糖原主要维持血糖水平的相对稳定。脑组织细胞储存糖原较少，脑组织消耗的能量主要是碳水化合物的氧化，所以脑功能对于血糖有很大的依赖，当血糖过低时，可以引起抽搐或者昏迷。

### （一）碳水化合物的分类

根据最新报道，综合化学、生理和营养学，将碳水化合物分为糖、寡糖和多糖三类。

**1. 糖**　主要包括单糖、多糖和糖醇。

（1）单糖：最简单的糖。通常条件下不能再被直接水解为分子更小的糖。

（2）多糖：自然界中最常见的多糖是蔗糖。

（3）糖醇：糖醇是单糖的重要衍生物，主要有山梨醇、甘露醇、木糖醇和麦芽糖醇。

**2. 寡糖**　又称低聚糖，由 3~9 个单糖分子通过糖苷键构成的聚合物。

**3. 多糖**　多糖是 110 个单糖分子脱水缩合并借糖苷键彼此连接而成的高分子聚合物。可以分为淀粉和非淀粉多糖。

（1）淀粉：淀粉是人类的主要食物，存在于谷类、根茎类的植物中。淀粉分为直链淀粉、支链淀粉、改性淀粉和糖原。

（2）非淀粉多糖：80%~90% 的非淀粉多糖是由植物细胞壁成分组成，主要包括纤维素、半纤维素、果糖等，即膳食纤维。

### （二）碳水化合物的生理功能

**1. 供给能量**　碳水化合物在体内氧化释放能量较快，是神经细胞、心肌的主要能源，也是肌肉活动时的主要燃料。

**2. 维持脑细胞功能**　碳水化合物中的葡萄糖是维持大脑能量的唯一来源，同时参与细胞和组织的构成，以及保持脑细胞的正常功能。

**3. 节约蛋白质作用**　膳食纤维中的能量增加，可以防止由于能量供给不足发生的蛋白质经糖异生作用转化为碳水化合物来提供能量的现象。

**4. 其他作用**　如抗生酮作用和解毒作用。

### （三）碳水化合物的食物来源

碳水化合物在膳食中的来源主要是粮谷类和薯类食物。粮谷类一般含碳水化合物 60% ~ 80%，薯类含量为 15% ~ 29%，豆类为 40% ~ 60%。常见食物碳水化合物含量见表 10 - 5。

表 10 - 5　常见食物碳水化合物含量（g/100g）

| 食物名称 | 含量 | 食物名称 | 含量 |
|---|---|---|---|
| 小麦粉（标准粉） | 70.9 | 柑橘 | 10.2 |
| 小麦粉（特强粉） | 75.2 | 西瓜 | 6.8 |
| 稻米 | 77.2 | 花生仁（生） | 21.7 |
| 玉米面 | 78.4 | 猪肉*（肥瘦） | 0 |
| 小米 | 75.1 | 猪肝 | 1.8 |
| 荞麦 | 73 | 牛肉*（肥瘦） | 0.5 |
| 马铃薯 | 17.8 | 牛肝 | 6.2 |
| 黄豆 | 34.2 | 羊肉*（肥瘦） | 1.6 |
| 绿豆 | 62 | 鸡* | 0.9 |
| 白萝卜 | 4 | 鸭* | 0.2 |
| 胡萝卜 | 10.2 | 鹅 | 0 |
| 豆角 | 6.7 | 牛乳*（全脂） | 4.9 |
| 茄子 | 4.9 | 鸡蛋* | 2.4 |
| 番茄 | 3.3 | 鸭蛋 | 3.1 |
| 南瓜 | 5.3 | 鹅蛋 | 2.8 |

续表

| 食物名称 | 含量 | 食物名称 | 含量 |
|---|---|---|---|
| 大白菜 | 3.4 | 鲤鱼 | 0.5 |
| 苹果* | 13.7 | 鲫鱼 | 3.8 |
| 梨* | 13.1 | 大黄花鱼 | 0.8 |
| 桃* | 10.1 | 鲈鱼 | 0 |
| 杏* | 9.1 | 鲳鱼 | 0 |
| 枣（鲜） | 30.5 | 对虾 | 2.8 |
| 葡萄* | 10.3 | 河蟹 | 2.3 |
| 柿子 | 18.5 | | |

注：*为参考值，参考相似食物数据计算而得。

### （四）膳食纤维

膳食纤维以是否溶解于水中可分为可溶性膳食纤维和非可溶性膳食纤维。按照膳食纤维的结构及特性可以分为纤维素、半纤维素、果胶和抗性淀粉。膳食纤维有利于食物的消化过程；可以降低血清胆固醇，预防冠心病；膳食纤维还可以降低胆汁和血清胆固醇的浓度，从而使胆汁、胆固醇饱和度降低，减少胆石症的发生；还可以促进结肠功能，预防结肠癌。膳食纤维有很强的吸水能力和结合水的能力，可以增加胃内容物有饱腹感，防止能量过剩和肥胖；同时纤维素还可以维持血糖正常水平，防治糖尿病；此外，膳食纤维还可以治疗习惯性便秘。

### （五）膳食纤维的参考摄入量

膳食纤维的需要量现无法制定。膳食纤维的实际摄入量因膳食类型和饮食习惯不同而有很大差异。膳食纤维主要来源于植物性食物，常见食物膳食纤维含量见表10-6。

表 10 - 6　常见食物膳食纤维含量（g/100g）

| 食品名称 | 总膳食纤维 | 可溶纤维 | 不可溶纤维 |
|---|---|---|---|
| 黄豆 | 22.5 | 12.2 | 11.2 |
| 蚕豆 | 21.6 | 7.2 | 15.0 |
| 赤豆 | 17.9 | 6.7 | 11.9 |
| 绿豆 | 15.8 | 8.0 | 8.8 |
| 大麦粉 | 14.4 | 6.2 | 9.1 |
| 玉米粉 | 7.9 | 1.6 | 6.9 |
| 青葱 | 5.4 | 2.8 | 2.9 |
| 小麦粉 | 4.8 | 2.2 | 3.0 |
| 苋菜 | 4.5 | 2.2 | 3.5 |
| 豇豆 | 4.2 | 2.0 | 2.4 |
| 小米 | 3.2 | 2.1 | 1.5 |
| 胡萝卜 | 3.2 | 1.9 | 1.4 |
| 高粱米 | 3.1 | 1.8 | 2.0 |
| 韭菜 | 3.0 | 1.4 | 1.7 |
| 菠菜 | 3.0 | 1.6 | 1.8 |
| 茼蒿 | 2.9 | 1.6 | 2.2 |
| 糯米 | 2.7 | 1.7 | 1.4 |
| 茄子 | 2.7 | 1.3 | 1.6 |
| 甘薯 | 2.3 | 1.2 | 12 |
| 雪里蕻 | 2.3 | 1.3 | 1.1 |
| 大白菜 | 2.2 | 1.1 | 1.2 |
| 油菜 | 2.0 | 1.0 | 1.1 |
| 大米 | 1.9 | 1.0 | 1.3 |
| 马铃薯 | 1.9 | 0.9 | 1.1 |
| 南瓜 | 1.7 | 0.7 | 1.1 |
| 冬瓜 | 1.6 | 0.7 | 1.0 |
| 丝瓜 | 1.3 | 0.7 | 0.8 |
| 黄瓜 | 1.0 | 0.5 | 0.6 |

## 五、矿物质与微量元素

矿物质可以分为常量元素和微量元素，是人体的重要组成部分，是维持人体正常生理功能所不可或缺的。矿物质的主要生理功能是构成机体组织的重要组成部分，如骨骼、牙齿中的钙；是细胞内外液的成分，如钾、钠、氯和蛋白一起维持细胞内外液的渗透压；维持体内酸碱平衡；参与构成功能性物质，如血红蛋白中铁；维持神经和肌肉正常兴奋性及细胞膜的通透性。

### （一）钙

钙约占体重的 2%，其中 99% 在骨骼和牙齿内，另外 1% 的钙常以游离或结合的离子状态存在于软组织、细胞外液及血液中。

**1. 钙的吸收与代谢**　膳食中的钙主要在 pH 值较低的小肠上段吸收，在消化吸收过程中需要活性维生素 D $[1, 25 - (OH)_2D_3]$ 参与。钙的吸收与年龄有关，随着年龄的增长，钙的吸收率下降，40 岁以后，骨的矿物质逐渐减少，可能发生骨质疏松。

体内的钙储存与膳食含钙量以及机体对钙的需要量有关。成人每天通过肠黏膜上皮细胞脱落、消化液的分泌等途径排出钙。由肠道排出的钙每日为 150~400mg，汗液每天可排出 100mg 左右，尿液可以每天排出 100~350mg 的钙。膳食中蛋白质摄入过高，可增加肾小球滤过率，降低肾小球对钙的重吸收，使钙排出增加。

**2. 钙的生理功能**　钙是形成和维持骨骼和牙齿的元素；维持肌肉和神经的正常活动，如钙离子与神经和肌肉的兴奋、神经冲动的传导、心脏正常搏动等生理活动有密切关系；钙还要参与凝血过程。婴儿缺钙影响骨骼、牙齿发育，表现为佝偻病；老年人缺钙易患骨质疏松症。

**3. 钙的食物来源**　食物中的钙主要来源于奶和奶制品，不但含量丰富且吸收率高，豆类、绿色蔬菜、各种瓜子也含有钙。常见食物钙含量表见表 10 - 7。

**表 10 - 7　常见食物钙含量（mg/100g）**

| 食物名称 | 含量 | 食物名称 | 含量 |
|---|---|---|---|
| 小麦粉（标准粉） | 31 | 柑橘 | 24 |
| 小麦粉（特强粉） | 27 | 西瓜 | 7 |
| 稻米 | 8 | 花生仁（生） | 39 |
| 玉米面 | 22 | 猪肉 *（肥瘦） | 6 |
| 小米 | 41 | 猪肝 | 6 |
| 荞麦 | 47 | 牛肉 *（肥瘦） | 5 |
| 马铃薯 | 7 | 牛肝 | 4 |
| 黄豆 | 191 | 羊肉 *（肥瘦） | 16 |
| 绿豆 | 81 | 鸡 * | 13 |
| 白萝卜 | 47 | 鸭 * | 6 |
| 胡萝卜 | 32 | 鹅 | 4 |
| 豆角 | 29 | 牛乳 *（全脂） | 107 |
| 茄子 | 24 | 鸡蛋 * | 56 |
| 番茄 | 4 | 鸭蛋 | 62 |
| 南瓜 | 16 | 鹅蛋 | 34 |
| 大白菜 | 57 | 鲤鱼 | 50 |
| 苹果 * | 4 | 鲫鱼 | 79 |
| 梨 * | 7 | 大黄花鱼 | 53 |
| 桃 * | 6 | 鲈鱼 | 138 |
| 杏 * | 14 | 鲳鱼 | 46 |
| 枣（鲜） | 22 | 对虾 | 62 |
| 葡萄 * | 9 | 河蟹 | 126 |
| 柿子 | 9 | | |

注：* 为参考值，参考相似食物数据计算而得。

**（二）磷**

**1. 磷的吸收与代谢** 磷的吸收部位在小肠，其中以十二指肠及空肠部位吸收最快，回肠较差。大多食物中的磷以有机磷酸酯和磷脂为主。肠道酸度增加，有利于磷吸收。维生素 D 可促进磷的吸收。未经肠道吸收的磷经粪便排出，其量约占机体每日摄磷量的 30%；其余 70% 经由肾脏以可溶性磷酸盐的形式排出；少量也可以有汗液排出。

**2. 磷的生理功能** 磷是构成骨骼和牙齿的重要物质；也是组成生命的重要物质，如磷酸基团是 DNA、RNA 及各种核苷酸的组成部分；磷还参与代谢过程，体内的磷以有机磷酸酯形式参与代谢，如碳水化合物必须经过磷酸化过程，才能进入代谢途径；磷参与酸碱平衡的调节，磷酸盐缓冲体系接近中性，是体内重要的缓冲体系。

**3. 磷的食物来源** 磷在食物中分布广泛，无论动物性食物和植物性食物，在细胞中都含有丰富的磷。粮谷物中的磷为植酸磷，不经过加工处理，吸收利用率较低。常见食物磷的含量见表 10 - 8。

表 10 - 8 常见食物磷的含量（mg/100g）

| 食物名称 | 含量 | 食物名称 | 含量 |
|---|---|---|---|
| 小麦粉（标准粉） | 167 | 柑橘 | 18 |
| 小麦粉（特强粉） | 114 | 西瓜 | 12 |
| 稻米 | 112 | 花生仁（生） | 324 |
| 玉米面 | 196 | 猪肉＊（肥瘦） | 121 |
| 小米 | 229 | 猪肝 | 243 |
| 荞麦 | 297 | 牛肉＊（肥瘦） | 182 |
| 马铃薯 | 46 | 牛肝 | 252 |
| 黄豆 | 465 | 羊肉＊（肥瘦） | 161 |
| 绿豆 | 337 | 鸡＊ | 166 |
| 白萝卜 | 16 | 鸭＊ | 122 |
| 胡萝卜 | 16 | 鹅 | 144 |

续表

| 食物名称 | 含量 | 食物名称 | 含量 |
|---|---|---|---|
| 豆角 | 55 | 牛乳＊（全脂） | 90 |
| 茄子 | 23 | 鸡蛋＊ | 130 |
| 番茄 | 24 | 鸭蛋 | 226 |
| 南瓜 | 24 | 鹅蛋 | 130 |
| 大白菜 | 33 | 鲤鱼 | 204 |
| 苹果＊（代表值） | 7 | 鲫鱼 | 193 |
| 梨＊ | 14 | 大黄花鱼 | 174 |
| 桃＊ | 11 | 鲈鱼 | 242 |
| 杏＊ | 15 | 鲳鱼 | 155 |
| 枣（鲜） | 23 | 对虾 | 228 |
| 葡萄＊ | 13 | 河蟹 | 142 |
| 柿子 | 23 | | |

注：＊为参考值，参考相似食物数据计算而得。

### （三）钾

钾为人体的重要阳离子之一，体内钾主要存在于细胞内，约占总量的98%，红细胞占6%~7%。其他的存在于细胞外，其中70%的钾储存于肌肉，10%在皮肤。

**1. 钾的吸收与代谢**　人体的钾主要来源于食物。钾的摄入大部分由小肠吸收，吸收率为90%左右。吸收的钾通过钠泵将钾转入细胞内。肾脏是维持钾平衡的主要调节器官，摄入人体的钾约90%由肾脏排出，每日排出量为70~90mmol。肾脏每日滤过钾600~700mmol，但几乎都在近端小管和髓袢吸收。每日排出和分泌钾是在远端小管。粪和汗液也可以排出少量钾。

**2. 钾的生理功能**　钾可以维持糖、蛋白质的正常代谢；钾主要存在于细胞内，可以维持细胞内正常渗透压，神经肌肉的应激性和正常功能，心肌的正常功能，细胞内外正常的酸碱平衡和电解质平衡。

**3. 钾的食物来源** 大部分食物中都含钾，蔬菜和水果是钾的最好来源。每100g谷类中含钾量为100~200mg，豆类中含钾量为600~800mg，蔬菜和水果中含钾量为200~500mg，肉类中含钾量为150~300mg，鱼类中含钾量为200~300mg。常见食物中钾含量见表10-9。

表10-9 常见食物钾的含量（mg/100g）

| 食物名称 | 含量 | 食物名称 | 含量 |
|---|---|---|---|
| 小麦粉（标准粉） | 190 | 柑橘 | 128 |
| 小麦粉（特强粉） | 128 | 西瓜 | 97 |
| 稻米 | 112 | 花生仁（生） | 587 |
| 玉米面 | 249 | 猪肉＊（肥瘦） | 218 |
| 小米 | 284 | 猪肝 | 235 |
| 荞麦 | 401 | 牛肉＊（肥瘦） | 212 |
| 马铃薯 | 347 | 牛肝 | 185 |
| 黄豆 | 1503 | 羊肉＊（肥瘦） | 300 |
| 绿豆 | 787 | 鸡＊ | 249 |
| 白萝卜 | 167 | 鸭＊ | 191 |
| 胡萝卜 | 193 | 鹅 | 232 |
| 豆角 | 207 | 牛乳＊（全脂） | 180 |
| 茄子 | 142 | 鸡蛋＊ | 154 |
| 番茄 | 179 | 鸭蛋 | 135 |
| 南瓜 | 145 | 鹅蛋 | 74 |
| 大白菜 | 134 | 鲤鱼 | 334 |
| 苹果＊ | 83 | 鲫鱼 | 290 |
| 梨＊ | 85 | 大黄花鱼 | 260 |

续表

| 食物名称 | 含量 | 食物名称 | 含量 |
|---|---|---|---|
| 桃* | 127 | 鲈鱼 | 205 |
| 杏* | 226 | 鲳鱼 | 328 |
| 枣（鲜） | 375 | 对虾 | 215 |
| 葡萄* | 127 | 河蟹 | 232 |
| 柿子 | 151 | | |

注：*为参考值，参考相似食物数据计算而得。

### （四）铁

铁是人体必需微量元素之一，正常成人体内铁总量为 4 ~ 5g。铁以两种形式存在，一为"功能性铁"，是铁的主要存在形式，其中血红蛋白中的铁占总铁量的 60% ~ 75%，肌红蛋白占 3%，参与氧的运输和利用；另一种为"储存铁"，以铁蛋白和含铁血黄素形式存在于肝、脾和骨髓中，占总铁的 25% ~ 30%。

**1. 铁的吸收与代谢**　食物中的铁主要以铁络合物的形式存在，在胃酸作用下还原成亚铁离子，与肠内容物中的维生素 C 结合，在十二指肠及空肠被吸收。食物中的铁有血红素铁和非血红素铁两类。血红素铁可被肠黏膜上皮细胞直接吸收。膳食中存在的磷酸盐、铁酸盐、植酸、草酸等可与非血红素铁形成不溶性的铁盐而阻止铁的吸收。维生素 C 可以将铁还原成亚铁离子，故有利于非血红素铁的吸收。

**2. 铁的生理功能**　铁在体内与蛋白质结合构成血红蛋白和肌红蛋白。血红蛋白在血液中输送氧，肌红蛋白在肌肉系统内输送氧。含铁酶以铁作为辅基，如过氧化物酶等，在组织呼吸过程中借助铁离子数变化传递电子，促进生物氧化。

**3. 铁的食物来源**　膳食中铁的良好来源为动物的肝脏、全血、肉类和禽类，其次是绿色蔬菜和豆类。少数食物中如黑木耳、海带等含铁丰富。常见食物铁含量见表 10 – 10。

表 10 – 10　常见食物铁的含量（mg/100g）

| 食物名称 | 含量 | 食物名称 | 含量 |
|---|---|---|---|
| 小麦粉（标准粉） | 0.6 | 柑橘 | 0.2 |
| 小麦粉（特强粉） | 2.7 | 西瓜 | 0.4 |
| 稻米 | 1.1 | 花生仁（生） | 2.1 |
| 玉米面 | 0.4 | 猪肉＊（肥瘦） | 1.3 |
| 小米 | 5.1 | 猪肝 | 23.2 |
| 荞麦 | 6.2 | 牛肉＊（肥瘦） | 1.8 |
| 马铃薯 | 0.4 | 牛肝 | 6.6 |
| 黄豆 | 8.2 | 羊肉＊（肥瘦） | 3.9 |
| 绿豆 | 6.5 | 鸡＊ | 1.8 |
| 白萝卜 | 0.2 | 鸭＊ | 2.2 |
| 胡萝卜 | 0.5 | 鹅 | 3.8 |
| 豆角 | 1.5 | 牛乳＊（全脂） | 0.3 |
| 茄子 | 0.5 | 鸡蛋＊ | 1.6 |
| 番茄 | 0.2 | 鸭蛋 | 2.9 |
| 南瓜 | 0.4 | 鹅蛋 | 4.1 |
| 大白菜 | 0.8 | 鲤鱼 | 1 |
| 苹果＊ | 0.3 | 鲫鱼 | 1.3 |
| 梨＊ | 0.4 | 大黄花鱼 | 0.7 |
| 桃＊ | 0.3 | 鲈鱼 | 2 |
| 杏＊ | 0.6 | 鲳鱼 | 1.1 |
| 枣（鲜） | 1.2 | 对虾 | 1.5 |
| 葡萄＊ | 0.4 | 河蟹 | 1.6 |
| 柿子 | 0.2 | | |

注：＊为参考值，参考相似食物数据计算而得。

## 六、维生素

维生素是维持机体健康所必需的有机化合物，这类物质在体内含量极微，但在物质代谢中起到重要的作用。维生素的种类很多，通常按照溶解性质将其分为脂溶性维生素和水溶性维生素两大类。脂溶性维生素主要有维生素 A、维生素 D、维生素 E 和维生素 K 等；水溶性维生素主要有维生素 B 和维生素 C 等。B 族维生素中主要有维生素 $B_1$、烟酸、维生素 $B_6$、叶酸、泛酸和生物素等。

### （一）维生素 A

维生素 A 是第一个被发现的维生素，包括维生素 $A_1$ 和维生素 $A_2$ 两种。维生素 $A_1$ 存在于哺乳动物和咸水鱼的肝脏中，即视黄醇；维生素 $A_2$ 存在于淡水鱼的肝脏中。

**1. 维生素 A 的吸收与代谢** 维生素 A 在胃内几乎不被吸收，在小肠与胆汁酸脂肪分解产物一起乳化，由肠黏膜吸收。维生素 A 大多数从淋巴管经胸导管进入肝脏，并在肝脏酯化。90% 的维生素 A 储存在肝脏中，9% 储存于肾脏、肺脏、肾上腺和皮下脂肪中，血液中维生素 A 的含量约为体内总量的 1%。

**2. 维生素 A 的生理功能** 眼睛的感光感受器是视网膜中的杆状细胞和锥状细胞，这两种细胞均有色素，这些色素的形成和表现出的生理功能赖以维生素 A 的存在。维生素 A 可以维护上皮细胞的健康；可以维持骨骼正常发育和促进生长与生殖。当维生素 A 缺乏时，主要症状有夜盲症、干眼症和皮肤病变。

**3. 维生素 A 的食物来源** 维生素 A 在动物性食物中含量丰富，最好的来源是各种动物的内脏、鱼肝油、蛋黄等。常见食物中维生素 A 的含量见表 10 – 11。

表 10-11　常见食物维生素 A 的含量（ugRAE/100g）

| 食物名称 | 维生素 A | 食物名称 | 维生素 A |
|---|---|---|---|
| 小麦粉（标准粉） | 0 | 柑橘 | 41 |
| 小麦粉（特强粉） | 0 | 西瓜 | 14 |
| 稻米 | 0 | 花生仁（生） | 3 |
| 玉米面 | 3 | 猪肉＊（肥瘦） | 15 |
| 小米 | 8 | 猪肝 | 6502 |
| 荞麦 | 2 | 牛肉＊（肥瘦） | 3 |
| 马铃薯 | 1 | 牛肝 | 20220 |
| 黄豆 | 18 | 羊肉＊（肥瘦） | 8 |
| 绿豆 | 11 | 鸡＊ | 92 |
| 胡萝卜 | 0.8 | 鸭＊ | 52 |
| 豆角 | 17 | 鹅 | 42 |
| 茄子 | 4 | 牛乳＊（全脂） | 54 |
| 番茄 | 31 | 鸡蛋＊ | 255 |
| 南瓜 | 74 | 鸭蛋 | 261 |
| 大白菜 | 7 | 鹅蛋 | 192 |
| 苹果＊ | 4 | 鲤鱼 | 25 |
| 梨＊ | 2 | 鲫鱼 | 17 |
| 桃＊ | 2 | 大黄花鱼 | 10 |
| 杏＊ | 38 | 鲈鱼 | 19 |
| 枣（鲜） | 20 | 鲳鱼 | 24 |
| 葡萄＊ | 3 | 对虾 | 15 |
| 柿子 | 10 | | |

注：＊为参考值，参考相似食物数据计算而得。

## （二）维生素 D

**1. 维生素 D 的吸收与代谢**　维生素 D 的吸收主要是从两个方面进

行，第一方面是通过膳食直接获取，维生素 D 可以作用在小肠，促进小肠黏膜对钙、磷的吸收；第二部分是通过皮肤经过阳光和紫外线照射后可形成维生素 $D_3$，经过血液运输至人体的肝脏内供机体使用。主要的代谢途径是通过胆汁和乳汁排泄。

**2. 维生素 D 的生理功能**　维生素 D 的主要功能是提高机体对钙、磷的吸收，使得血中的钙离子水平达到饱和，同时促进骨骼和牙齿的发育，维持神经系统的稳定

**3. 维生素 D 的食物来源**　维生素 D 主要来源于动物，如动物的肝脏、海鱼、蛋黄、瘦肉。除动物外，像脱脂牛奶、鱼肝油、乳酪，坚果中都含有丰富的维生素 D。常见食物中维生素 D 的含量见表 10 – 12。

表 10 – 12　常见食物维生素 D 的含量（ugRAE/100g）

| 食物名称 | 维生素 D | 食物名称 | 维生素 D |
|---|---|---|---|
| 蛋黄 | 130～390 | 鳕鱼肝油 | 8500 |
| 豆腐 | 30～60 | 母乳 | 5～40 |
| 焖鸡肝 | 67 | AD 强化奶 | 600 |
| 金枪鱼罐头 | 232 | 配方奶粉 | 528 |
| 奶油（脂肪含量 80%～85%） | 100 | 强化米粉 | 400 |

**（三）维生素 E**

**1. 维生素 E 的吸收与代谢**　维生素 E 的吸收主要是在小肠上部，因不能够通过胎盘获得，所以新生儿的组织中储存较少，易缺乏。维生素 E 主要是通过胆汁和肾脏进行排泄。

**2. 维生素 E 的生理功能**　维生素 E 的生理功能有抗氧化、促进蛋白质合成和预防衰老，也可以调节血小板的黏附力和聚集作用。

**3. 维生素 E 的食物来源**　主要的食物来源有菜油，例如玉米油、大豆油、橄榄油等；坚果类，例如花生、瓜子、扁桃等。

**（四）维生素 $B_1$**

**1. 维生素 $B_1$ 的吸收与代谢**　维生素 $B_1$ 吸收的主要部位是回肠和空

肠。多经尿液排出。

**2. 维生素 $B_1$ 的生理功能**　维生素 $B_1$ 可以维持体内正常的代谢，能够促进胃肠道的蠕动，对神经组织也可起到作用。

**3. 维生素 $B_1$ 的食物来源**　维生素 $B_1$ 多存在于天然食物中，含量的高低跟食物的种类有关，且储存、加工都会影响其含量。最为丰富的来源是葵花籽仁、花生、大豆粉、瘦猪肉，其次为粗粮、小麦粉、玉米等食物，在鱼类、蔬菜类和水果中含量较少。

### （五）维生素 C

**1. 维生素 C 的吸收与代谢**　维生素 C 通常在小肠上段被吸收，而仅有少量被胃吸收，口腔黏膜也吸收少许。从小肠上段被吸收的维生素 C，经由门静脉、肝静脉输送至血液中，并转移至身体各部分的组织。胃肠道的代谢物是由尿液排出。

**2. 维生素 C 的生理功能**　维生素 C 主要参与胶原的生物合成和修复，是伤口愈合和骨骼发育所必需的物质；参与肉碱合成、氧化还原反应、肾上腺类固醇和儿茶酚胺的产生、氨基酸和胆固醇的代谢以及铁的吸收。

**3. 维生素 C 的食物来源**　见表 10 - 13。

表 10 - 13　常见食物维生素 C 的含量（mg/1000g）

| 食物名称 | 维生素 C | 食物名称 | 维生素 C |
|---|---|---|---|
| 秋葵 | 846 | 猕猴桃 | 62 |
| 上海青 | 187 | 黄花菜 | 62 |
| 青蒜 | 79 | 菜花 | 61 |
| 青椒 | 72 | 苦瓜 | 56 |
| 豆苗 | 67 | 芦笋 | 45 |
| 花菜 | 65 | 草莓 | 47 |

# 第二节 各类食物的营养价值

食物泛指自然界中一切可供食用的物料，这些物料是能够满足机体正常生理和生化能量需求并能延续正常寿命的物质。对人体而言，能够满足人的正常活动需求并利于延长寿命的物质称之为食物。根据食物的类型和种类，我们将食物分为谷类食物、豆类及其制品、蔬菜和水果、肉类食品、水产品、蛋类、乳和乳制品以及食用油脂等。

## 一、谷类食物

谷类食品在我国主要是粮食作物，品种繁多。广义上的谷类包括稻米、小麦、玉米、小米、大麦、青稞、高粱、玉米、荞麦和糜子等。

谷类食品蛋白质含量较低，10%左右，营养价值较动物蛋白低。谷类食品脂肪含量较少，为1%~2%，但谷类脂肪质量较好，其中大部分为不饱和脂肪酸。例如，玉米油中亚油酸含量达60%，是动脉硬化、冠心病、高血压、脂肪肝、肥胖患者和老年人的理想食用油；谷类碳水化合物含量多，可达70%以上，绝大部分是淀粉。谷类为膳食中B族维生素特别是维生素$B_1$的重要来源。此外，谷类还含有丰富的钙、磷、镁等矿物质。谷类食物在食用前，一般都要进行碾磨加工，除去杂质和谷皮，改善感官并提高消化吸收率。但过分提高加工精度则造成营养素的大量损失。

## 二、豆类及其制品

豆类作物主要有大豆、绿豆、豌豆、蚕豆、赤豆等。按照营养成分特点可将豆类分成两类，一类是大豆，含较高的蛋白质和脂肪，而碳水化合物则较少；另一类是除大豆以外的其他豆类，脂肪含量低，而碳水化合物含量高。

大豆的蛋白质最高，为35%~40%。黄豆是"豆中之王"，不仅蛋白质含量高，而且质量好，必需氨基酸齐全，组成比例类似动物蛋白，可以与动物蛋白相媲美；脂肪含量也以大豆为最高，可达15%~20%，其中又以黄豆和黑豆为最高。豆类的脂肪组成以不饱和脂肪酸为主，可高达85%，其中亚油酸在50%以上；豆类碳水化合物的组成较为复杂，主要为纤维素，几乎不含淀粉，豆类的碳水化合物在体内较难消化；豆类含有丰富的钙、磷、铁和B族维生素，每100g黄豆含有钙191mg、磷465mg、铁8.2mg。

我国豆类及其制品成为膳食的一个重要部分。豆制品按照生产工艺可分为两类，一类是发酵豆制品，如臭豆腐、豆瓣酱等；另一类是非发酵豆制品，如豆腐干、干豆皮等。我国人民经常食用的豆制品有豆腐、豆浆、豆芽和豆酱等。发酵的豆制品，由于微生物的作用，部分蛋白质被降低，使消化吸收率大大提高。

## 三、蔬菜和水果

蔬菜和水果是人们日常生活中的重要食品，且种类多，实用量大。两者在营养成分、质量特点、收藏和储存都有很多类似之处；共同特点是含水量高，蛋白质和脂肪含量低，胡萝卜素、维生素C、矿物质丰富。蔬菜和水果还可以增进食欲，帮助消化，具有保健和生理调节作用，对于维持机体酸碱平衡有重要作用。

### （一）蔬菜

我国有极为广泛的蔬菜资源和种植条件，蔬菜中的碳水化合物包括可溶性糖和膳食纤维。蔬菜中的膳食纤维和果胶等物质，不能被吸收利用，但可以促进肠道蠕动，有利于粪便排出。新鲜蔬菜的蛋白质通常在3%以下。蔬菜中的脂肪低于1%，属于低能量食品。蔬菜中的矿物质丰富。蔬菜是人体所需维生素的重要来源，一般情况下，维生素C在各种绿叶蔬菜中含量丰富。

### （二）水果

水果按照商业经营为干果和鲜果。按照果实的构造不同可以分为仁果、核果、浆果和柑橘。

仁果主要是苹果、梨等，糖类含量较高，占 10%～13%，以果糖为主，易于吸收。山楂果肉维生素丰富，每 100g 可达 80mg；核果主要有桃、杏、枣、樱桃等。枣的含糖量可达 23%～35%，枣的维生素非常丰富，每 100g 鲜枣含维生素 C 380～600mg；浆果主要有葡萄、草莓、猕猴桃等；柑橘主要有橙子、柚子、柠檬。

水果和蔬菜一样都含有维生素，但含量远低于绿叶蔬菜。水果的营养价值较蔬菜逊色，但因其食用前不用烹饪，营养素不会损失，且含有丰富的肌酸、芳香物质等，也是膳食的必要成分。

## 四、肉类食品

肉类食品是指来源于动物的各类食物的总称，主要包括动物肉类以及内脏、鱼、虾、贝类等。肉类食品是人类膳食中优质蛋白质的主要来源。我国人民食用的肉类可以分为畜肉类和禽类。

畜肉主要以猪、牛、羊为主。畜肉瘦肉的蛋白质含量较高，脂肪较少，肥肉大部分是脂肪，内脏富有维生素和矿物质。畜肉中碳水化合物以糖原的形式存在，占动物总糖原的 5% 左右，畜肉中含矿物质总量为 0.6%～1.1%，维生素的含量主要以内脏尤其是肝脏为多。

禽类主要是鸡、鸭、鹅为主。禽类蛋白质含量较高，一般为 16.5%～21.5%。脂肪含量较低，为 2.5%～7.5%，钙、磷、铁等矿物质丰富。

烹调对肉类蛋白质、脂肪和矿物质影响较小，但对维生素影响较大。红烧和清炖的肉类维生素 $B_1$ 可损失 60%，清蒸损失次之，炒菜损失最小。从保护维生素的角度来说，肉类食品宜急火快炒，不宜烧蒸。

## 五、水产品

水产品系海洋、江河、湖泊里出产的动植物的统称。一般指各种鱼类、虾、贝类和海藻类。

鱼类蛋白质含量为 15%～20%，其中带鱼、黄鱼和青鱼含量最高。黄鱼蛋白质含量可高达 28%。在水产品中，鱼类含脂肪较多，为 1%～10%。水产动物碳水化合物含量较低，一般不超过 5%，但水产植物含量较高，如海带可达 56.2%。海产品的矿物质含量比肉类多，主要为钙、磷、钾、碘等，如海带含钙为 1177mg/100g，铁 150mg/100g，虾皮中钙达到 991mg/100g，是肉类食品含钙量的 100 倍以上。需要注意的是，有些水产品食用不当，不仅可以致病，甚至还可以引起死亡。

## 六、蛋类

蛋类的蛋白质含量为全蛋的 13%～14%，主要是蛋清中的卵白蛋白和蛋黄中的卵黄磷蛋白，这两种蛋白质都是完全蛋白质，易于被机体吸收，比所有的动物性蛋白质的吸收率都高。蛋类的脂肪含量为10%～15%，主要集中在蛋黄内，蛋白中含量甚微。蛋黄中的脂肪主要为液体脂肪酸和卵脂，蛋黄中的胆固醇含量高达 1510mg/100g，蛋黄因含有较多的胆固醇而被视为导致高脂血症、冠心病、动脉粥样硬化的危险因素。蛋类碳水化合物含量较少，约为 1%；蛋类含有钙、磷、铁、钾、镁等多种矿物质，蛋黄中的含量高于蛋白中的含量。蛋类的营养成分比较全面而均衡，易于消化吸收。蛋类的食用方法可以采用蒸、煮、煎炒，但不应生吃。

## 七、乳和乳制品

我国养牛业和乳制品生产具有悠久历史，部分地区也饮用羊奶和鹿奶，但目前主要是以牛奶及其制品为主。牛奶是膳食中蛋白质、钙、磷、维生素的重要来源之一。牛奶蛋白质含量为10%，是一种优质蛋白；牛乳中的脂肪含量为2.8%~4%，易于消化。牛乳中的碳水化合物大部分是乳糖，易于婴幼儿消化吸收。牛乳中的各种维生素来源优良，含有几乎所有种类的脂溶性和水溶性维生素。牛乳中含有丰富的矿物质，钾、钠、镁等元素也比较丰富。乳制品的种类较多，常见的乳制品有酸奶、奶酪和奶粉。

## 八、食用油脂

食用油脂主要是动物油和植物油。动物油脂主要有猪、牛、羊体脂，植物油主要有豆油、花生油、芝麻油、菜籽油。

膳食中脂类的主要来源为植物油和动物油。我国常用的植物油为菜籽油、豆油和花生油等，这些植物油含有丰富的不饱和脂肪酸和必需氨基酸，可以基本满足人体对必需氨基酸的需要。植物油在室温下一般是液态。动物油主要含饱和脂肪酸，饱和脂肪酸溶点较高，在室温下一般呈固态，一般认为溶点较高的饱和脂肪，容易凝固，沉淀在血管壁上，导致动脉硬化。脂肪特别是动物性脂肪摄入过多，可导致肥胖、心血管疾病、高血压和某些癌症发病率升高。限制和降低脂肪的摄入已成为发达国家和我国许多地区预防此类疾病的重要措施。

# 第三节　血液透析患者的营养评估

维持性血液透析患者虽然可以通过透析来代替肾脏的部分功能，但是没有办法完全达到正常肾脏对代谢物的清除，因此会造成透析患者的体内会堆积不少的代谢产物，这些代谢产物堆积过多会影响患者食欲从而诱发营养不良。如何判断患者是否有营养不良情况的存在就显得尤为的重要，本节主要向大家讲述常见的营养评估的方法。患者的营养评估主要是通过对患者的观察、营养摄入的评估、营养不良评估工具和实验室检查等手段。

## 一、对患者的观察

对患者的观察主要是从问诊进行。问诊主要是会询问患者近期是否有恶心、呕吐的现象和近期体重的变化，如果有以上情况的发生应当寻找原因。

## 二、营养摄入的评估

营养摄入的评估细分为透析日和非透析日的评估，主要通过询问患者的饮食情况来计算患者在透析日和非透析日摄入的食物中蛋白质和碳水化合物的情况等。由于透析日会干扰患者正常的生活规律，透析也会引起患者的一些不适情况可能会导致患者的食欲下降，所以一般患者透析日的进食量会小于非透析日。

## 三、营养不良评估工具

### (一) 人体成分的测量

人体成分的测量包括体重和体重指数、腰臀比、肱三头肌皮褶厚、身高和握力等。

**1. 身高检测** 透析患者常见的并发症有甲状旁腺功能亢进。当出现甲状旁腺功能亢进时很多患者表现为退缩人综合征，因此透析患者应该 3~6 个月对身高进行检测一次。

身高检测时应当脱去鞋帽，找一处平整的墙面，身体贴于平整墙面上进行检测，不要有驼背现象的发生。

**2. 体重指数** 体重指数的计算方法为体重除以身高的平方（就是 kg/m²），当体重指数在 18.5~24.9 内属于正常范围。

**3. 上臂围** 上臂围测量是从上臂的尖峰到尺骨的鹰嘴进行上臂长度的测量，测量后找到中点位置进行测量围度，上臂围的测量可以间接地反映一个人的能量储备。正常男性的上臂围为 27.5cm，女性为 25.8cm。当实际测量的值 > 90% 为正常，80% ~ 90% 为轻度营养不良，60% ~ 80% 为中度营养不良，< 60% 为重度营养不良。

**4. 肱三头肌皮褶厚度** 受试者自然站立，被测部位充分裸露。测试人员找到肩峰、尺骨鹰嘴（肘部骨性突起）部位，并用笔标记出右臂后面从肩峰到尺骨鹰嘴连线中点处。用左手拇指和示、中指将被测部位皮肤和下皮组织夹提起来。在该皮褶提起点的下方用皮褶计测量其厚度，右拇指松开皮褶计卡钳钳柄，使钳尖部充分夹住皮褶，在皮褶计指针快速回落后立即读数。要连续测 3 次，记录以毫米（mm）为单位，精确到 0.1mm。

**5. 上臂肌围** 上臂肌围的测量方法为上臂围（cm）- 3.14 × 肱三头肌皮褶厚度（cm）。上臂肌围可以间接反映人体内蛋白质的情况。正常男性的上臂肌围为 25.3cm，女性为 23.2cm。当实际测量的值 > 90% 为正常，80% ~ 90% 为轻度营养不良，60% ~ 80% 为中度营养不良，< 60% 为重度营养不良。

**6. 握力测量** 握力检测是评价手部肌肉力量的体现，也可以代表全身肌肉力量的水平，是评价肌肉功能的重要指标。测量方法是借助握力器进行握力的测量。

**（二）主观综合性评估**

主观综合性评估是临床上比较常见、有效测量患者营养水平的指标。评估内容包含体重变化、饮食变化、皮下脂肪厚度、肌肉消化程度等。当评分为 6 ~ 7 分时为正常，3 ~ 5 分为轻中度营养不良，1 ~ 2 分为重度营养不良。

**（三）生物阻抗**

生物阻抗可以反映机体的肌肉含量、含水量等，对患者精准地判断干体重有重要意义。

### 四、实验室检查

常应用于透析患者的营养指标的实验室检查有血清白蛋白、总蛋白、血红蛋白、总体结合力、血清铁等。

# 第四节　血液透析患者的饮食原则

维持性血液透析患者透析治疗的好坏、寿命年限的长短、生活质量的高低与患者是否遵从饮食有直接关系。透析患者时常会在诸多建议下无数次、无休止地改变和调整自己的饮食，这些建议来自主管医生和护士的健康指导。不管怎样，当患者开始透析治疗时，脑海里一定会有许多的疑问：我能吃什么？我不能吃什么？等等，这些问题都是非常重要的，因为这些问题对治疗效果至关重要，必须得到解答。

透析患者的饮食原则是为了让患者能够更加精准化地控制自己所食用的食物，其目的性是为了能够使患者保持充足的体力，满足日常生活和社会生活的能力，不与社会脱节；保持自身内环境的稳定，使得生命体征平稳，能够保证充足的透析；能够准确地摄入适当的蛋白质，既要保证充足的蛋白摄入又要避免造成蛋白在体内的蓄积。

### （一）平衡膳食

在适当限制蛋白质摄入的同时保证充足的能量摄入以防止营养不良发生。选择多样化、营养合理的食物。合理计划餐次及能量、蛋白质分配，定时定量进餐，早、中、晚三餐提供的能量可分别占总能量30％、40％、30％，均匀分配三餐食物中的蛋白质。为保证摄取能量充足，除了正餐之外，在三餐之间，还可以适量补充零食，但是零食的能量不宜超过一天总能量的10％。膳食计划个体化及营养教育，应根据患者生活方式、CKD 分期及营养状况、经济条件等进行个体化膳食安排和相应的营养教育。

## (二) 合理地摄入优质蛋白质

透析患者的饮食首先要保证有充足的蛋白质，蛋白质的补充非常重要，因为蛋白质摄入不足会导致营养不良，而营养不良是维持性血液透析患者死亡率发生较高的并发症。因此只有蛋白质能够充分地跟上才能够提高自身的抵抗力，满足所需要的营养需求。透析患者要每日摄入1.2g/kg 的优质蛋白，优质蛋白的来源有牛奶、鱼、肉、蛋等食物。当然每日摄入的蛋白质要适量也是很重要的，不是摄入越多越合适，当摄入的蛋白质过多时可引起血磷浓度的升高造成高磷血症。

## (三) 食物选择

限制米类、面类等植物蛋白质的摄入量，采用小麦淀粉（或其他淀粉）作为主食部分代替普通米类、面类，将适量的奶类、蛋类或各种肉类、大豆蛋白等优质蛋白质的食品作为蛋白质的主要来源。可选用的食品包括马铃薯、白薯、藕、荸荠、山药、芋头、南瓜、粉条、菱角粉等富含淀粉的食物替代普通主食，也可选用低磷、低钾、低蛋白质的米类、面类食品替代普通主食。当病情需要限制含磷高的食品时，应慎选动物肝脏、坚果类、干豆类、各种含磷的加工食品等。当病情需要限制含钾高的食品时，应慎选水果、马铃薯及其淀粉、绿叶蔬菜等。当患者能量摄入不足时，可在食物中增加部分碳水化合物及植物油摄入以达到所需能量。

## (四) 维持电解质平衡很重要

透析患者一定要知道什么是禁忌食物，含钾高的食物、含钠高的食物、含磷高的食物以及每天摄入的总量。

透析患者摄入过多的钾时会造成心律紊乱，严重时可引起心脏骤停危及生命，所以应当严格控制钾的摄入量。透析患者每日钾的摄入量应该在 2~3g 为宜，没有尿量的患者建议 <2g。

透析患者应当限制钠的摄入，每日的控制量应在 1~2g/d，换算成我们吃的食盐为 3~5g/d。当患者食用过多的钠时会造成口渴现象，势必会造成大量喝水。过多地饮水就会造成患者的水钠潴留，长时间的水钠潴留就会造成患者胸腔积液、心包积液、血压增高、心力衰竭等现象的发生。

透析患者面对磷时往往更加难以控制，磷存在于我们所食用的食物尤其是蛋白质丰富的食物中。严格地控制磷的摄入可能就造成患者蛋白质摄入的不足，从而导致患者营养不良现象的发生。为了能够获得充足的蛋白质，同时控制磷在合理的范围内，患者可以食用磷蛋白较低的食物，例如鸡蛋只吃蛋白尽可能不吃蛋黄。除了选择含磷低的高蛋白食物，还可以采用一些小技巧来控制磷的摄入。例如：将肉类食物放水中进行蒸煮后丢弃汤汁，沥干汤汁。磷的摄入量建议每天在 800~1000mg。

**（五）水分摄入要谨慎**

透析患者要严格控制水分的摄入，两次透析期间的水分不要超过自身干体重的 3%~5%，家中可自备有刻度的杯子掌握自己的喝水量，每日晨起应该测量体重以避免体重增加过多。避免食用汤水过多的食物，比如各种汤。

总结来说，透析患者的饮食应当以高蛋白（1.2g/kg）、高热量 [30~35kcal/（kg·d）]、低钾、低钠（3g）、低磷为原则。

# 第五节　血液透析患者的饮食

血液透析患者的饮食指导不是单纯"禁止"或"避免"吃某种食物那么简单。食物在患者血液透析治疗时对生命的意义比任何时候都重要，我们要知道合理的饮食可以起到治疗或辅助治疗的作用，既能提高透析治疗效果，又能达到营养目标。如果一味地"禁止"和"不合理"地饮食，很容易导致患者营养不良或直接死亡。只有采用合理的饮食，满足机体新陈代谢所需的能量，补充每次透析丢失的营养物质成分，才能使透析患者生理机体处于一个良好的循环状态。

## 一、透析营养素需要量

维持生命的五大营养素在日常饮食中能够简单地获取到，现阶段人们追求在平衡膳食中获取适宜"量"的营养素，以维持机体的健康运行。对于一位透析患者来说，合理和得当的饮食是十分必要的；同时，要根据自身情况知道每天需要多少营养素的量（表 10 - 15）。要求成人到达血液透析患者每日营养需要量的目的是维持患者良好的营养状态，防止患者出现营养不良；另外，还要注意减少钾、钠、磷、水、尿素和其他毒素在血液的蓄积。

表 10 - 15　成年人血液透析患者每日营养需要量

| 营养素 | 营养需要量 |
| --- | --- |
| 能量 | 30 ~ 35kcal/kg 理想体重 |
| 蛋白质 | 1.1 ~ 1.4g/kg 理想体重；优质蛋白质应 > 60% |
| 液体 | 尿排出量 + （500 ~ 750ml）；或两次透析间期体重增加 < 5% |
| 钠 | 2 ~ 3g |
| 钾 | 40mg/kg 理想体重；或根据血钾化验结果确定 |
| 磷 | ≤17mg/kg 理想体重 |
| 钙 | 根据血钙化验结果确定；≤17mg/kg 理想体重 |

## 二、各营养素推荐摄入量

### （一）能量

能量来源于碳水化合物、蛋白质和脂肪三大营养素。日常活动、工作、锻炼和睡觉等都需要消耗能量。血液透析患者一天需要多少能量取决于患者的身高、运动量和透析方式等。大多数透析患者每天能量摄取量按干体重计算应为 35kcal/kg。

CKD1 期~3 期患者，能量摄入以达到和维持目标体重为准。当体重下降或出现其他营养不良表现时，还应增加能量供给。对于 CKD 4 期~5 期患者，在限制蛋白质摄入量的同时，能量摄入需维持在 35kcal/（kg·d）（年龄≤60 岁）或 30~35kcal/（kg·d）（年龄>60 岁），再根据患者的身高、体重、性别、年龄、活动量、饮食史、合并疾病及应激状况进行调整。

## （二）蛋白质

身体需要蛋白质来维持肌肉、骨骼、头发和皮肤的健康。蛋白质是由一连串的氨基酸构成，人体有 20 种氨基酸，但有 9 种氨基酸只能通过饮食来获取。蛋白质主要存在于动物性食物和植物性食物中。透析可使体内某些蛋白质丢失，必须从食物中弥补。蛋白质的摄入量是否充足，可以通过血液检查来验证，人血白蛋白是检查血中蛋白质的主要指标。患者应该努力使蛋白质水平超过 35g/L。慢性肾病患者采取非透析治疗或者透析治疗时，在治疗饮食上主要区别在于是否限制蛋白质的摄入。血液透析患者每小时丢失的自由氨基酸估计高达 1g，标准 4 小时透析可丢失 5~10g 蛋白质。因此血液透析患者需要摄入大量蛋白质。

目标体重可以参考国际推荐适用于东方人的标准体重计算方法：

（男性）标准体重 =（身高 cm – 100）×0.9（kg）；

（女性）标准体重 =（身高 cm – 100）×0.9（kg）– 2.5（kg）。

当体重下降（BMI < 18kg/m$^2$）或出现其他营养不良表现时，应增加能量供给。

CKD1 期~2 期患者，不论是否患有糖尿病，蛋白质摄入推荐量为 0.8~1.0g/（kg·d）。对于 CKD3 期~5 期没有进行透析治疗的患者，蛋白质摄入推荐量为 0.6~0.8g/（kg·d）。血液透析及腹膜透析患者，蛋白质摄入推荐量为 1.0~1.2g/（kg·d），当合并高分解代谢急性疾病时，蛋白质摄入推荐量增加到 1.2~1.3g/（kg·d），其中至少 60% 来自优质蛋白质。可同时补充复方 α–酮酸制剂 0.075~0.12g/（kg·d），再根据患者的体重、年龄、饮食史、合并疾病及应激状况进行调整。如果你的干体重为 65kg，那么你每天需要蛋白质量为 65×1.4＝91g，其中优质蛋白至少为 91×60%＝54.6g。

### （三）脂肪

脂肪是三大营养物质中产能最高的。患者根据自身情况对脂肪的摄入量进行灵活调整，体重较轻者可以适当多地摄入脂肪。体质超标的患者，可以限制脂肪的摄入，维持一个比较理想的血脂水平。CKD 患者每日脂肪供能比为 25%~35%，其中饱和脂肪酸不超过 10%，反式脂肪酸不超过 1%。建议患者摄入橄榄油、坚果油、玉米油和花生油，此类含单不饱和酸较多。

### （四）碳水化合物

在合理摄入总能量的基础上适当提高碳水化合物的摄入量，碳水化合物供能比应为 55%~65%，主要食物有米饭、馒头、谷物和蔬果，有糖尿病者应限制精制糖摄入。根据每日摄入能量，推荐膳食纤维摄入量为 14g/4180kJ（1000kcal）。CKD 患者出现少尿（每日尿液量小于 400ml）或合并严重心血管疾病、水肿时需适当限制水的摄入量，以维持出入量平衡。

### （五）矿物质

**1. 钾**　据营养学家报道，可以食用的食物都会含有一些钾，其中蔬菜和水果中的钾含量比较多。患者可以根据个人需求，对这些高钾食品的摄入量及食用种类和分量严格控制。尿毒症患者一天摄入的钾，建议总量控制在 2000mg 以内或钾的摄入量为 40mg/kg 理想体重，或根据血钾化验结果确定。所以日常生活中要识别高钾食物，严防高钾血症！

（1）钾主要来源于食物，含钾较多的食物列举如下。

①蔬菜类：菠菜、蚕豆、豌豆、芋头、苦瓜、紫菜、香菇、冬笋、榨菜等腌制的菜。

②水果类：红枣、哈密瓜、椰子、奇异果、香蕉、番茄、榴莲、樱桃，各种果脯、水果干、鲜榨果汁。

③主食类：荞麦、马铃薯、高粱米、荞麦面、马铃薯粉、黑米。

④豆类：腐竹、芸豆、绿豆、赤小豆、花豆、黄豆（整粒）、黑豆（整粒）。

⑤坚果类：花生仁、核桃、葵花子、栗子、松子、莲子、杏仁、腰果、榛子、开心果、黑芝麻、南瓜子。

⑥其他：全脂奶粉、奶片、奶酪等，以及部分功能性饮料，低钠盐、减盐酱油等调味料，蔬菜汤、荤汤等汤汁，番茄酱、甜面酱等酱料。

（2）含钾低的食物列举如下。

①油脂类：橄榄油、花生油。

②淀粉类：粉条、小麦。

③豆类：豆腐丝、绿豆芽。

④蔬菜：洋葱、西兰花、大白菜、冬瓜。

⑤水果：木瓜、山竹、西瓜、鸭梨、苹果。

⑥其他：烧饼、窝窝头、面条、豆浆、海参。

（3）降钾小技巧：蔬菜用开水烫过后捞起，再以油炒或凉拌，避免食用菜汤及生菜；水果避免食用高钾水果，避免饮用果汁；肉类勿食用浓缩汤，勿食用肉汁拌饭；饮料避免饮用咖啡、茶、运动饮料等，白开水及矿泉水是最好的选择；调味品勿食用以钾盐代替钠盐、薄盐及无盐酱油；巧克力、番茄酱、腌制品、药膳汤均含高钾，需注意使用。

（4）注意事项

①每周三次透析，间隔一天可少量进食高钾食物。

②每周两次/间隔两天透析，应禁止高钾食物摄入，选择低钾食物。

③应避免同时摄入两种以上的高钾食物。

④如出现高钾症状（四肢麻木、疲倦、四肢无力等）需服用降钾树脂。

**2. 钠**  钠是人体内三大主要电解质之一，主要维持神经的健康和体液平衡。食盐的主要成分是氯化钠，咸味的主要来源。在中国的菜系中，绝大多数都以咸味为基础，也有俗称"百味盐为首"。

按照营养推荐，健康人群食盐的摄入量为 6g/d，而我国居民平均摄入食盐为 10.5g/d。长期高钠饮食会带来一些危害，钠的摄入过多就像磁铁一样吸引住液体，使人体感觉口渴，不停地摄入水分。人体的高血压患病率和高钠之间有一定的关系，长期的高血压也会导致心血管疾病。

食盐中的钠离子是主要的控制对象，控制食盐摄入就是控制钠离子，食盐中含 40% 的钠，即 1g 食盐中有 400mg 的钠。根据中国膳食指南，肾病和高血压患者食盐摄入量为 2~3g。

含钠膳食主要有食盐、酱油、腌渍食物、酱菜、腊肉食物等。

多吃新鲜食物，少吃加工食品；坚持精确地记录每天所摄入的食物，通过食物日记可以判断你是否达到设定的营养目标，也可以知道钠、磷和钾的摄入量是否超过了限制量。阅读食物标识，食物标识提供了食物所含有的营养素的重要信息。一般来说，食物标识除了列出能量、脂肪、蛋白质和碳水化合物的含量之外，还有每份食物钠的含量。此外，还要注意一些用于食物加工过程中的含钠原料，如盐、味精、发酵粉、二钠磷等。尽可能不吃加工食品和罐装食品，因为加工食品和罐装食品是高钠食物。如果你喜欢方便的罐装食品，那么就去找一些不加盐的罐装食品。另外一种选择是食用新鲜食物或冰冻食物。

**3. 磷**  磷是体内第二常见的矿物质（第一是钙），85% 的磷存在于骨骼中。它的作用是帮助机体利用能量构造强壮的骨骼和坚固的牙齿，参与组织和器官间的信息传递以及合成激素等。像钾一样，体内多余的磷也会被健康的肾脏排出体外。因此，当你的肾脏受损后，磷也会滞留在你的体内。对于某些人来说，这会引起严重的瘙痒症状。

体内正常的磷含量会使你的骨骼强壮，但是太多的磷又会损害你的骨骼。这是为什么呢？因为如果血液中含有太多的磷，它会使骨骼脱钙，引起肾性骨病。磷浓度很高会有大量的钙－磷结晶沉积在身体的各个部位，从而造成损害。磷、钙、维生素 D 和甲状旁腺激素以及它们与肾脏之间的相互作用对血磷浓度都会有影响。肾脏也可使维生素 D 转变为有活性的激素（钙化醇），它增加了自小肠吸收入血的钙量。当血钙水平降低，甲状旁腺会产生更多的甲状旁腺激素，这会导致钙从骨骼中脱离进入血液。过多的甲状旁腺激素会导致骨质脆弱并容易骨折，这就叫做肾性骨病。但是，如果你的钙和磷水平能维持在安全的范围内，肾性骨病就不一定发生。

通常有两种方法来控制磷：一种是服用磷结合剂，另一种是认真选择食物。你每月的血液化验结果将会告诉你是否成功地做到了这一点。看到这里，你是否在想服用磷结合剂后，饮食就可以不用限制磷了？答案恰恰相反。服用磷结合剂时仍然需要限制饮食中磷的摄入量，因为低磷饮食可以使磷结合剂的药效发挥更好。医生也许会开一些称为钙化醇的活性维生素 D 以帮助维持钙磷平衡。如果血液钙或磷的水平太高，活性维生素 D 就起不了作用，因为它将增加磷沉积在软组织（如动脉、肺、眼睛和皮肤）中的风险。

磷摄入量宜≤17mg/kg 理想体重。一般而言，含磷高的食物主要集中在：豆类及豆制品（豆奶），奶类及奶产品（牛奶、奶酪），坚果和种子（花生、腰果、杏仁、芝麻），动物肝脏，谷类及谷制品（包括谷制面包），粗粮比细粮中含磷量更高，多种饮料（尤其是可乐、红茶），以及各种加工类食品（火腿、汉堡）等。肠道对不同来源的磷吸收率差异较大：植物来源的磷比动物来源的磷吸收率低；动物蛋白，如肉、蛋、奶，其中40%～60%的磷可被人体吸收；植物蛋白，如豆类、种子、坚果，其中的磷吸收率仅 30% 左右；食品添加剂中的磷，广泛存在于可乐、凉茶等饮料及奶酪、方便面、快餐中，几乎能完全被人体吸收。

下面推荐一些限磷小妙招：温水浸泡处理能清除植物类食物中一部分磷，如大米用温水浸泡后反复搓洗可以去掉部分磷；饭量大者可在主食中加入 1/2 ~ 2/3 的小麦淀粉或大米淀粉（去掉了面筋中蛋白的面粉）做成的面食；黄豆做成豆腐，100g 豆腐中含 90mg 的磷，100g 豆浆含 30mg 的磷，因此每天吃上述量豆腐或豆浆是可以的；奶粉中磷含量很高，不宜食用，但是牛奶中磷含量适中，可以每天喝一杯；200g 蛋清可替代肉的营养价值，但可明显降低血磷，或者每日食用火柴盒大小的肉 4 块，可以有效降低磷摄入量；瘦肉可以切小块，自水煮透沥干或适度挤干肉中的汤计后再食用；限制加工食物和零食的摄入。

### （六）维生素

长期接受治疗的 CKD 患者需适量补充天然维生素 D，以改善矿物质和骨代谢紊乱。必要时可选择推荐摄入量范围内的多种维生素制剂，以补充日常膳食之不足，防止维生素缺乏。

## 第六节　血液透析患者的个体化饮食

个体化饮食是根据自身情况来选择合理的饮食。接下来带大家来看两个案例来说明什么叫个体化饮食。

例一：

患者王某，性别女，年龄 47 岁，身高 168cm，体重 71kg，血压 136/72mmHg。近期化验检查显示肌酐 1459.9μmol/L，尿毒素 31.9mmol/L，血清总胆固醇 2.78mmol/L，血清蛋白 39.2g/L，尿酸 531μmol/L，血磷 2.24mmol/L，血钾 4.54mmol/L，根据患者的化验指

标，在医师建议下的一天食谱如下（表10 – 14）所述。

早餐：牛奶250ml，杂粮饼50g。

午餐：西红柿炒鸡蛋（西红柿100g，鸡蛋1个），炒油菜（100g），米饭（大米150g），猪肉100g，苹果50g。

晚餐：米饭150g，青菜20g，花生油30g，盐3g。

**表10 – 14　食谱含量**

| 食物种类 | 总重量（g） | 每份重量/所含蛋白（g） | 份数 | 每份所含热量（kcal） | 该类食物蛋白质含量（g） | 该类食物热量（kcal） |
|---|---|---|---|---|---|---|
| 青菜类 | 400 | 500/5 | 0.8 | 90 | 4 | 72 |
| 主食类 | 350 | 25/2 | 14 | 90 | 28 | 1260 |
| 肉类 | 150 | 50/9 | 3 | 90 | 27 | 270 |
| 蛋类 | 50 | 60/8 | 0.83 | 90 | 6.4 | 72 |
| 奶类 | 250 | 250/7.5 | 1 | 90 | 7.5 | 90 |
| 水果类 | 50 | 200/1 | 0.25 | 90 | 0.25 | 22.5 |
| 油脂类 | 30 | 10/0 | 0 | 90 | 0 | 0 |
| 总计 | | | | | 73.5 | 1786.5 |

**例二：**

张某，性别男，年龄67岁，身高172cm，现体重60kg，慢性肾脏病CKD4期，无下肢浮肿，采用饮食治疗，未出现明显并发症。

计算标准体重：（172 – 100）×0.9 = 64.8（kg），实际体重60kg，职业属轻体力劳动，低于标准体重7.4%，BMI = 20.3kg/m² ，判断为正常。

计算每日所需总能量：每日应摄入能量标准为30 ~ 35kcal/kg，全天所需总能量为1944 ~ 2268kcal。

计算每日蛋白质的摄入量：每日蛋白质推荐摄入0.6 ~ 0.8g/kg，要求50% ~ 70%来自于优质蛋白质。张先生每日应摄入蛋白质标准为

39～52g。

计算每日所需以食物蛋白质为基础的交换份数：将蛋白质按照0～1g/份、4g/份、7g/份进行分配，其中谷薯类（即主食等）2份（100g，约合蛋白质8g），瓜类蔬菜250g（0～1g蛋白质），叶类蔬菜250g（4g蛋白质），水果1份（0～1g蛋白质），肉、蛋、奶、大豆类4份（28g蛋白质），总计约42g蛋白质。

为达到充足总能量，根据目标蛋白质食物所提供的能量值，不足部分以植物油和淀粉类食物补充，如增加油脂类4份（40g植物油）、淀粉2份（200g）。根据上述标准结合患者的饮食习惯和参考食物钾、钠、磷值，选择并安排餐次及交换食物。

# 第十一章　血液透析患者运动管理

大家对于运动都不陌生，在街道上我们随处可见各种各样的健身会所、瑜伽房，在公园内有着做不同类型运动的人群；在傍晚的空地上、广场上随处可见饭后散步、跳舞、打球的人群。可见运动受到了不同年龄层的认可，运动方式的多样性更是让人们眼花缭乱。可是面对好处繁多的运动，往往有一类人群却犯了难，那就是在经历着慢性病的患者，比如慢性肾衰竭患者，他们的体力因为肾功能的下降而下降，他们对运动望而却步，不知该如何选择，更有些患者生怕运动方式选择的错误而给自己带来更多的痛苦，也给家人带来更多的麻烦。本章主要介绍血液透析患者如何选择适合他们的运动方式。

## 第一节　血液透析患者运动的意义与原则

### 一、血液透析患者运动的意义

我们来了解一下运动究竟能给血液透析患者带来哪些惊喜、哪些好处。

（1）提高血液透析患者的整体身心健康，使患者恢复生活自信，改善血液透析患者的情绪，提高血液透析患者的生活质量，最终达到回归社会的目的。

（2）提高血液透析患者自身的肌肉量和防止自身肌肉量的减少及关节僵硬等。

（3）改善血液透析患者的心肺功能。

（4）改善肌无力的状态，最大限度地恢复血液透析患者已经丧失或减弱的运动功能，提高机体素质。

（5）通过运动能够加强脂肪代谢能力，预防动脉硬化。

（6）日常生活能力会通过运动逐渐改善。

## 二、血液透析患者运动的原则

（1）应选择身体无不适的时候进行运动，如果有发热或感冒等症状，应在痊愈后两天以上经医护人员评估后方可进行。

（2）不要在空腹时进行运动，吃完饭后也不适宜立即进行运动，建议在两个小时以后方可进行。

（3）天气炎热或天气过冷时不宜进行运动，或根据自身情况适当减少运动量。

（4）血液透析患者运动时要有他人陪伴，穿宽松、舒适、透气的衣服，戴遮阳帽等。

（5）运动前后对生命体征应进行登记。

（6）跑步等需要进入上坡时应当量力而行。

运动方式的选择，应以柔韧性训练为主，其他的适当穿插，运动前后都应有放松训练。运动前后要测量血压、脉搏，并做好记录，运动中自我感觉不舒服时应立即停止运动、切记不可勉强；不应过度运动，应根据自身情况选择合适的运动量；运动从缓慢开始、逐步进行、逐步接纳、逐渐适应；感觉微微有出汗、有点疲惫、有轻微的喘气但交谈没问题时即可。

## 三、血液透析患者运动的适应证和禁忌证

因为慢性病的困扰及其带来的种种并发症，导致有些透析患者并不能够参加大部分体育运动，有些血液透析患者需要改善自身身体功能后才可以开始运动，那下面大家就一起来看看哪些患者可以开始而又有哪

些患者应该先对自身的情况进行调整后才可以开始呢。

**（一）适应证**

（1）接受规律的血液透析大于三个月的患者。

（2）透析患者的生命体征相对平稳，血压最好维持在 140/90mmHg。

（3）无心力衰竭表现的患者（心力衰竭的表现有严重的呼吸困难、粉红色泡沫痰、夜间憋气严重等）。

（4）心功能评估后在 1 ~ 3 级的患者。

（5）血红蛋白大于 80g/L 的患者。

**（二）禁忌证**

（1）未能控制的高血压大于 180/100mmHg 的患者，发生体位性低血压的人群。

（2）不能够配合的患者，如肾性骨病严重、拒绝运动等。

（3）未能够被控制的重症尿毒素、严重的心包积液、血栓性静脉炎等患者。

（4）心肺疾病：严重的心力衰竭、心律失常、不稳定的心绞痛、主动脉夹层、肺动脉高压未能被控制、严重的心包积液等。

（5）有低血糖倾向的患者应该在运动前、运动时和运动后测量指血血糖，同时备好高升糖指数的点心。

（6）如果有深静脉血栓的症状，如小腿不正常的水肿、发红和疼痛时要暂缓或停止运动。

（7）有开放性伤口及没有愈合的溃疡时应该避免游泳及负重运动，直到溃疡完全愈合。

# 第二节 血液透析患者运动的模式

## 一、运动模式

面对多种多样的运动模式，只有采取合适的、适合自身的运动模式才能够达到想要的运动效果，大家一起来学习一下血液透析患者日常所用的运动模式。

### （一）有氧运动

相信大家对有氧运动都不陌生，那什么叫有氧运动？哪些运动方法是有氧运动？

有氧运动又被叫做氧代谢运动，是指人体在氧气充分供应的情况下所进行的运动，能够提高人体的摄氧量，改善机体的代谢能力；像散步、跑步、骑自行车、健美操等都叫做有氧运动，对于平时日常活动量少的透析患者建议先从有氧运动开始，例如先从散步开始。

### （二）抗阻运动

抗阻运动是指能够拮抗自身和外界阻力的主动运动，可以增强肌肉力量，促进肌肉功能的恢复，预防肌肉萎缩，改善肢体的运动功能。常见的抗阻运动有腿上绑沙袋、举哑铃、捏弹力球、拉伸拉力器械或弹力绷带、俯卧撑等。

### （三）柔韧性训练

柔韧性训练是通过柔和的（切记是柔和的）肌肉拉伸和慢动作练习来增加我们透析患者的柔韧性和关节可活动的范围。柔韧性训练的好处在于防止肌肉在其他运动中拉伤或撕裂，也可以当作放松训练、热身训练，也可以做专门的专项训练。该项运动主要增强颈关节、上肢关节、下肢关节、髋关节、骶髂关节的活动性，便于步行、弯腰、下蹲等日常生活活动的完成，一般多与有氧运动训练相结合，像太极、瑜伽、广场舞等都被称为柔韧性训练。

## 二、运动频率及时间

由于血液透析患者身体功能下降，所以在开始运动时应保持频率由少到多，时间由短到长。运动频率以每周为单位来选择，开始运动的人群每周在日常活动的基础上最少有 3 次运动，运动后期每周在 2~5 次即可，每次运动期间相隔天数不应超过 3~4 日。根据实际情况选择合适的时间，建议时间为 30~60 分钟，原则上不低于 15 分钟。那么除了我们日常的运动时间，各个类型的运动时间为多少合适呢？

有氧运动的持续时间可为 20~60 分钟，开始进行运动的人群可先从 10~15 分钟开始后期慢慢增加，或者选择中间休息 10 分钟，再继续进行有氧运动。

抗阻运动可分为上肢、下肢、胸腹来循环进行训练，每组 10~12 次，共做四组，每组之间可休息 5~10 分钟，每个部位的训练应相隔 3 天进行。

柔韧性训练（也称为灵活性训练）每周 5~7 次，每次拉伸的时间为 20~30 秒（时间不宜过长，否则容易造成韧带拉伤），每次的训练时常为 20~60 分钟。

## 三、运动的进度

运动的进度是根据自身的情况（例如年龄、性别、身体状态、运动的适应程度等）分为三个阶段。

第一阶段为适应阶段：适应阶段的长短不同，不可盲目地跟随他人，一定要根据自身对运动后的生命体征、身体状态多加评价，无不适感方可进行加量，该阶段每 3 个月进行一次全面的评估更改运动方案。

第二阶段为进展阶段：这个阶段对于血液透析患者来说是个漫长的

过程，一般为 8 ~ 12 个月，运动量相比之前会大很多，频率会在 2 ~ 3 周就增加一次次数。该阶段建议透析患者每 4 ~ 6 周进行一次全面评估，调整合适的运动方案。

第三阶段为维持阶段：此阶段是指血液透析患者达到了自身所能承受的最大强度后不可再增加。到达此阶段后最少一年要对自身进行全面的评估。

## 四、运动停止的指征

当运动时出现以下情况应暂时停止运动，并告知相关专业人员重新调整运动的方案。

（1）运动时发生相关性的肌肉痉挛和关节疼痛。

（2）运动时出现头晕、头痛、浑身无力、眼前发黑。

（3）运动时出现胸闷、气短、交谈困难。

（4）运动时出现心率过快。

## 五、血液透析患者运动准备和注意事项

**1. 血液透析患者运动前的准备工作**　生命在于运动，运动是慢性肾病常规治疗中不可缺少的一部分，适当的运动对血液透析患者的身体功能和心理状况都会产生有益的影响，可以明显地改善生活质量。进入维持性血液透析的人群身体的各个指标、功能都低于健康的人群，所能承受的运动量相对来说也比较低，所以在开始运动前要做好充足的准备，下面看一看运动前应做好哪些充足的准备工作，以保护自己不受到伤害。

（1）需要单独建立一个运动小手册，将自身的运动时间、频次、内容及有无其他情况等均进行记录。这不仅仅方便了医护人员对运动方案的调整，更是在做运动的同时，除了自身感受着运动带来的舒适外，最直接明了的数据还显示了自身的进步，从而可以加大血液透析患者坚

持长期运动的自信心。

（2）保证身体有一个良好的状态，例如：血红蛋白值不应低于100g/L；血压应保持在平稳的状态内，不应起伏过大；体重应控制在理想体重范围内。所谓理想体重范围内，也不是指健康人群的体重标准，是按照血液透析患者的自身情况来设定的理想范围，体内不应有水负荷过重的情况等。

（3）需要在医护人员或者康复师的指导下进行体能方面、身体功能方面的一些评估，目的是为了能够给透析患者制定自身的个性化的运动方案，好处是能够因人而异，减少因运动给透析患者带来的不必要的伤害，例如：运动负荷试验，很多血液透析患者无法进行运动负荷试验时，医护人员为采取更为简单的评估方法，会选取简易运动能力测试来评估身体的功能；心功能的评估（对于心功能差的血液透析患者应该适当地减少运动的时间、运动量等，避免过重的运动量引起心脏的不适感，如心律失常等，严重的心功能不全患者应在心功能改善后方可开始进行运动）等，一定要在专业人员的指导下进行。

（4）在接受运动前应该有专业人员的指导，并签署知情同意书，需要血液透析患者及其家属了解运动的禁忌证、不良反应、停止运动的时机、开始运动的指征和暂时停止运动的指征等，只有透析患者及其家属充分地了解后才能够达到配合的效果、才能够充分地配合运动方案，享受运动给透析患者带来的好处。

**2. 血液透析患者运动的注意事项**

（1）不可以在血液透析治疗结束后立即进行运动，应选择在血液透析中前两小时或者是不进行血液透析的那天进行。

（2）严密监测运动时的生命体征。

（3）血液透析期间体重增加过多或有其他不适感，必须暂时停止运动。

（4）应当做好充分的热身准备。

（5）严格掌握运动的禁忌证和适应证。

（6）血液透析患者应以有氧运动作为主要选取的运动方法，以选择中等强度以下的运动为宜。

（7）运动时应遵循循序渐进的原则，遵循运动的内容由量逐渐增加，运动的难易程度应从简单开始逐级上升，运动量的大小应由小变大，不同肌肉的训练应相隔 1~2 天后再练习。

（8）要保持良好的心态，坚持不懈地进行运动才能发挥运动给血液透析患者带来的好处。

（9）要对自身的变化进行掌握，如果发觉不适感应告知医护等专业人员，重新制定运动相关方案。

（10）在室外进行运动时应选择天气较好的时候，避免跌倒的风险，穿着合适的衣物避免感冒等情况的发生，糖尿病患者应随身带好糖块、巧克力等。

# 第三节　血液透析患者的运动的时机

行规律血液透析的人群应遵医嘱按时去医院进行血液透析治疗，根据此特点将血液透析患者运动的时机分为居家运动和血液透析中运动。下面就给大家详细地说明这两种运动时机的优缺点、方式方法及其相关的注意事项。

## 一、血液透析中运动

血液透析中的运动时长一般为 1 小时 30 分钟，从上机后 30 分钟开始到血液透析治疗两个小时时结束。主要因为上机前 30 分钟刚开始进行透析治疗，部分人群生命体征不稳定，会导致血液透析患者的不适感，也会使血液透析患者对血液透析中运动产生退缩感，所以建议在上机后 30 分钟血液透析患者的生命体征平稳、无其他不适感时再进行相关运动。而血液透析治疗后两个小时血液透析患者因容量、溶质的清除，这个时候做血液透析相关性运动，运动的相关不良反应会将会变大，所以不建议这时候进行透析中运动。

除了时间的设定外，运动过程中要严密监测生命体征的变化，糖尿病患者要严密监测血糖的变化。每次运动量的大小、时间的长短、运动方法的选择，都可根据患者当天的情况进行进一步调整。

**（一）血液透析中运动的优点**

（1）在血液透析过程中运动时有医护人员在可以大大提高运动的安全性。有专业人员给予指导，患者可以根据个体差异的不同对运动时间和运动量的大小能够把握的较好。

（2）能够提高血液透析患者的依从性。医护人员在监督督导，其他血液透析患者都在做，能够带动积极性。

（3）血液透析患者在血液透析中的交流，可以增加更多人的参与度。

（4）能够加快血液流速运转，加快新陈代谢，提高血液透析效率。

（5）不需要花费额外的时间，在治疗过程中就可以进行。

**（二）血液透析中运动的缺点**

（1）对于血液透析患者的心脏功能要求较高，心功能差的患者不建议在血液透析过程中做运动。

（2）对患者的肺功能要求高，肺功能差的人群同样也不建议在血液透析过程中做运动。

（3）血流动力学不稳定患者（例如心脏供血不足、脑供血不足患者）不建议在血液透析过程中做运动。

**（三）血液透析中运动的方法**

**1. 血液透析中的握力球（圈）运动（图 11 – 1）**　血液透析患者进行动静脉内瘘手术后都会进行握力球或握力圈的训练，目的是为了促进动静脉内瘘的形成。那么握力球（圈）运动可以用到血液透析中吗？答案是可以的。怎么去做呢？血液透析治疗中时应从握力强度最小的开始进行，每次20~30下，20~30为一组，透析中完成3~5组的训练就可以。量力而行，注意穿刺针，手臂不可做大幅度动作。它的好处是能够增加透析充分性，提高内瘘血流量，促进内瘘成熟。

**2. 血液透析中的弹力带（圈）运动（图11-2）** 在使用弹力带（圈）进行运动时，可选择非动静脉内瘘侧肢体和双下肢，使用时应掌握正确的抓握方法，避免抓握方法不正确导致的损伤。在使用时应优先选择阻力较小的开始进行训练，每次3~5分钟，进行2~3组为宜，如果感觉疲劳应该立即停止。当能够可以轻松做完3~5分钟，每次2~3组训练后即可增加弹力带的阻力。在使用弹力带时速度应缓慢，避免弹力带反弹情况的发生。在运动前后都应该做好热身运动或放松性训练。

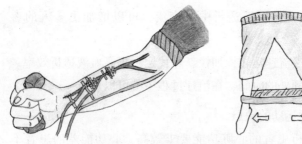
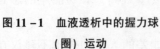
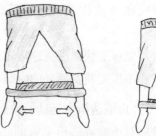

图11-1　血液透析中的握力球　　　　图11-2　血液透析中的弹力带
　　　　　（圈）运动　　　　　　　　　　　　　（圈）运动

注意事项：使用时应先对弹力带（圈）进行检查，查看弹力带上有无裂缝、缺口、裂痕等；使用时应检查弹力带（圈）有无粘连现象的发生，如果有当次不可使用，应用肥皂水清洗后晾干，在弹力带上撒下少许的石灰粉；不可在太阳下暴晒，也不可放入温度过高的液体里；使用后进行弹力带（圈）的消毒时如需浸泡在含氯消毒水里，拿出后应进行清洗并晾干。

**3. 血液透析中沙袋运动（图11-3）**　　血液透析中沙袋运动主要是将沙袋放在腕部或者腿部进行抬腿和抬手的运动，适用于体力状态较好或进行血液透析运动一段时间后的患者。

**4. 血液透析中抬腿运动（图11-4）**　　血液透析中抬腿运动就是指将膝盖伸直，然后抬高腿部。抬高时缓慢抬起，缓慢放下。每次抬腿的时间可维持在10秒左右，每组抬腿运动初始建议为3~5次，后期可逐渐增加；每次做5组，每组中间休息3~5分钟。

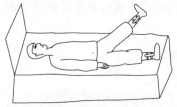 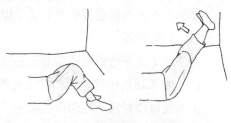

图11-3　血液透析中沙袋运动　　　图11-4　血液透析中抬腿运动

**5. 床上踏车运动（图11-5）**　　一般选择在血液透析进行的1~2小时之间，并且要避开血液透析结束前2小时进行。上机前1小时患者的容量负荷过重不适宜做踏车运动；血液透析结束前2小时伴随着血糖的清除、血压的下降，会加大血液透析患者的运动相关性损伤，同时血液透析结束前2小时血液透析患者的血流动力学不够稳定，因此不建议进行踏车运动。床旁踏车机可以设定时间、模式、阻力等。模式有主动、被动、辅动这三种。

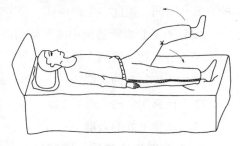

图11-5　床上踏车运动

在进行踏车运动时可分成三部分进行：前面5~10分钟的被动模式，增加血液透析患者的关节活动度，也可以称之为热身运动；第二部进行20~30分钟的主动运动，从低阻力、低强度进行；最后再进行5~

10 分钟的被动运动，对活动的肢体进行一个放松的阶段。

透析中踏车运动的好处在于，具有多功能的选择，能够根据不同的人群设定不同的需要量，自带遥控器，血液透析患者有不适反应时可以及时停止，安全系数高。

（1）血液透析中踏车运动的主要运动功能

①增加血液透析患者的肌肉量，预防血液透析患者肌肉萎缩情况的发生。

②加大血液透析患者的关节活动度，同时也能够对血液透析患者的关节产生保护作用。

③加强了血液透析中运动对于心肺的锻炼。

（2）血液透析中踏车运动的注意事项

①速度由慢到快、时间由长到短，停止踏车运动时应该缓慢停止，将速度降低，让身体有个逐渐适应的过程。

②加强生命体征的监测，出现不良反应及时停止。

③运动强度以血液透析患者感觉有一点疲乏即可，不应过度疲乏。

④建立相关的专门的踏车运动卡，记录血液透析患者每次踏车运动的方式、时间、速度、生命体征、疲劳感及抗阻力的多少等。

（3）不适宜血液透析中踏车运动的人群

①关节活动异常的人群。

②血压控制差的人群。

③不能够配合的人群。

④心功能不好的人群。

**6. 血液透析中其他的腿部运动**　血液透析中关于腿部运动的方式还有双腿屈膝在床上做原地踏步的运动，每次 20～30 次，每次 3～5 组，可根据血液透析患者的年龄、生命体征等其他因素增加或减少。

## 二、居家运动

居家运动能够大大地提升血液透析患者的最大摄氧量，锻炼血液透析患者的心肺功能。居家运动对比起血液透析中运动相对来说时间上更自由，地点上更随意，选择模式上更多样化；对于居家运动来说需要血液透析患者更多的自控能力，需要家人的协助，也需要血液透析患者对运动产生的不良反应能够做到一定的处理，适合病情相对稳定的人群。在进行居家运动训练时建议血液透析患者先增加日常活动的时间，由日常活动起步，循序渐进地进行，这种运动方法简单、安全性高。那么除了日常的活动以外还有哪些居家运动可以选择呢？下面就来进行几种简单运动的介绍。

### （一）肱二头肌的运动

血液透析患者站直或在椅子上坐直，将胳膊肘靠近身体的两侧同时进行弯曲，缓慢向前伸出手掌或拳头，随后向上抬起跟肩膀平行。另一侧肢体重复以上动作。

### （二）肱三头肌的运动

（1）血液透析患者站直或在椅子上坐直，一手抬高靠近耳朵将手放到肩膀后面，同时肘关节进行弯曲，保持肘部一直和地面呈垂直状态，缓慢将手伸直再将手慢慢放下。另一侧肢体同上，也可适当地增加沙袋或者其他重物来增加阻力。

（2）穿防滑的拖鞋，选择粗糙的地面以免滑倒，面对墙壁站立，将双手放在墙面上位置与肩膀平齐即可，随后将上半身缓慢地向前倾斜，以鼻子能够触碰到墙壁即可。然后再缓慢地将身体回到原位，重复以上动作 5～15 次，每次三组即可。感觉肩膀酸痛时应立即停止运动。

### （三）肱四头肌的运动

肱四头肌的练习主要是练习大腿的肌肉。

（1）血液透析患者在椅子上坐好坐直，腿部自然垂直于地面，可以抓住椅座来保持上身的垂直状态，抬起一条腿缓慢地向前伸直，保持5~10秒后缓慢弯曲膝盖，再慢慢将脚放回地面。后期可在脚踝部绑上重物进行练习，另一侧重复以上动作。

（2）同样让血液透析患者在椅子上坐好坐直，另外准备一个小凳子（不可太高），将腿放在小凳子上，手抓住椅子扶手处保持身体的平衡，随后缓慢地抬起腿部，切记这时候不可弯曲膝盖，心里默默数到五然后在不弯曲膝盖的情况下缓慢地放下，另一侧重复相同的动作，后期可在脚踝处绑上沙袋来进行练习。

（3）向后摆腿运动。选择一个合适的凳子，然后站直在椅子的背部，双手抓住椅子的背部站稳保持平衡，身体不要向前倾，背部一定要保持挺直的状态，然后一条腿脚背绷直向后将腿缓慢地像抬起，保持5~10秒，然后缓慢放下。切记抬腿时不要驼背。

（4）台阶踏步运动。选择合适的楼梯，在家属的陪同下进行，将靠近楼梯扶手侧的手臂搭在扶手上，缓慢向上、左右脚交替踏上台阶，到达最高处休息片刻后，按原路进行返回。

（5）椅子下蹲运动。将椅子背部放在靠墙处保持椅子的平衡，背对椅子站立，双手向后移动到能够摸到椅子扶手为止，保持住身体的平衡。双腿自然分开，双腿弯曲，感觉好像是在准备坐下但是还未能坐下的样子，保持这个姿势3~5秒后缓慢地站直，重复这个动作。

（6）坐位前进。坐位前进主要是进行大腿和腹部的训练，坐在舒适的椅子上，将腿放在小凳子上，双手抓住椅子扶手处以免跌倒，保持身体的平衡。一条腿的膝盖弯曲，将腿缓慢地靠近胸前，在空中做骑车或向前走的动作，然后再缓慢地放下。另一侧重复相同的动作。

## （四）小腿运动

准备一个舒适的凳子，血液透析患者绕到椅子背后站立，背要挺直。抓住椅子背保持平衡，缓慢抬起双脚的后脚跟保持 10 ~ 15 秒后缓慢地放下，开始做的时候需要借助凳子进行，后期也可以脱离凳子，双手插在腰上进行。注意防止跌倒的发生。

### （五）臀部运动

选择合适宽敞的训练场地，选择一个瑜伽垫，缓慢地躺下后平静 1 ~ 2 分钟，随后侧躺将身上的手臂伸直垫在头部的下面，保持舒适性。另一侧胳膊放于身前保持身体的平衡，缓慢地抬起位于最上方的腿，注意不要弯曲随后缓慢地放下。然后将身子转到另一侧，进行另一侧的腿部训练。

### （六）腹部运动

选择合适宽敞的训练场地，放置一个瑜伽垫。平躺在瑜伽垫上，弯曲腿部，双脚平放在地面上；双手交叉在胸前，尽可能地抬高头部使下颌贴近胸前；缓慢地抬起双肩部，切记上半身不要完全离开地面，双肩肩胛骨处离开地面即可，再缓慢地躺下（此动作不建议刚开始运动的血液透析患者进行，以免发生损伤）。

### （七）椅子俯卧撑

椅子俯卧撑主要是对肱二头肌和肱三头肌的训练，选择一个结实的椅子，将椅子背靠在墙壁上，确保椅子不被移动以免发生摔倒。面对椅子站立，将双手放在椅子的扶手上，上半身进行倾斜，身体缓慢地向下压同时将肘关节弯曲，保持背部和膝盖的伸直，再缓慢地回到原位，并重复。此动作不适合开始运动的人群，应慎重选择。

### （八）俯卧推举

俯卧推举主要是对上臂和胸部的练习，血液透析患者要选择合适、宽敞的地方开始进行运动。选择合适的瑜伽垫平躺在瑜伽垫上，将双腿的膝盖弯曲，双脚平放在地面上；将双臂弯曲，双手抓住一定重量的物品（切记要抓牢，不要砸伤自己）。初始运动时物品的重量控制在

0.5～1.5kg 即可。向上伸直手臂,将重物向上举起,保持 3～5 秒后缓慢地放下。

上面的内容给大家介绍了不同时机的运动,也根据不同的部位向大家介绍了几种类型方法。在众多的方式方法中血液透析患者可因自身身体情况在日常活动的基础上适当地增加相应的运动,同时在运动时一定要确保自身的安全,最好在家属的陪同下进行,以免发生突发事件。

# 第四节　血液透析中特殊人群的运动

## 一、糖尿病患者

（1）糖尿病患者在进行运动时更应该关注运动前后血糖值的变化。

（2）糖尿病患者在进行运动时应补充适当的食物。

（3）糖尿病患者血糖高于 16.8mmol/L 时不适宜进行运动。

（4）糖尿病患者同时患有酮症酸中毒、自发性视网膜出血及最近行视网膜病变治疗的人群也不适宜参加。

（5）血糖波动较大、控制差的人群也不适宜参加。

（6）患有糖尿病足的人群也不适宜参加。

（7）运动时应随身携带糖尿病救助卡、糖果、点心等,发现有低血糖的表现时应立即停止运动,必要时及时就医。

（8）需要注射胰岛素的人群,运动前最好将胰岛素注射在腹部的位置。在肢体上进行注射时,进行肢体的运动更加快胰岛素的吸收,增加胰岛素的药效,极易发生低血糖现象。

（9）对糖尿病患者推荐的运动方式是散步,散步的优点在于简单、不受时间的限制、活动度小、安全系数高,同样也适用于年龄较大的人群和身体较差的人群。

（10）运动后应检查身体的损伤,糖尿病患者的伤口愈合慢,要及时处理以免发生感染现象。

（11）运动量过大时建议在睡前加测一次血糖，以免产生低血糖现象。

## 二、骨关节疾病患者

（1）避免慢跑、负重练习、跳跃性的舞蹈运动等。

（2）推荐不负重的运动：例如踏车、游泳等。

（3）避免中高强度的运动以免发生骨关节进一步的损伤。

（4）推荐柔韧性的训练，如轻度的抗阻运动。

## 三、失明患者

失明患者是可以进行透析运动，可以选择在导盲犬或者家人的陪同下，在相对来说较为安全、车辆较少的地区进行散步。

## 四、血液透析中特殊人群的运动选择

虽说生命在于运动，大家都知道运动是有益身体健康的，但是任何事物都有双面性的，运动是把双刃剑，运动得当时会给患者带来诸多的好处，运动量过大时会对患者的身体带来损伤，运动量过小时不能够发挥出运动的作用。所以合适、合理地选择运动的模式、方式、方法尤为重要。选择合适的运动能够提升患者的肌肉量、心肺能力和最大摄氧量，对于身体中毒素的清除能够起到很好的效果。所以患者应当在专业人员指导下进行个体化的运动。

对于现在还不能进行运动的人群应该尽快调整好自身的状态，尽量改善未达标的指征。在此之前也应该尽可能地进行一些日常的活动，不能因为达不到运动的指征就什么都不做。做自己力所能及的一些事情也是运动的一种方法，就如同最简单的散步，在家就可以完成，不需要什么特殊准备，而且活动量相对适宜大部分人群。

患者不要因为维持性血液透析治疗就感觉万事大吉，维持性血液透析治疗只是治疗疾病的一种手段，并不能提升你的身体素质，所以依旧支持患者日常生活时多参加活动。例如做一些家务活也是一种简单的锻炼；也可以在家人的陪同下，在饭后闲余时间去公园散步等户外活动。这有益于与他人沟通，有益于心理调节，有利于回归正常的社会生活。

尤其不建议患者除血液透析外不参加任何活动，不进行任何体育运动，长期卧床，这样只会越来越虚弱。长期卧床不活动，会影响食物在胃肠道的消化，进而会导致食欲减退、营养不良，后期还会影响血液透析超滤量的设定，以及透析相关并发症的发生。所以希望广大血液透析患者动起来吧。

患者也不要因为运动的种种好处，就盲目地进行体育锻炼。透析患者的心肺、血管、骨关节的功能，低于普通人群。任何运动都要循序渐进，量力而行，和医师保持有效的沟通，随时根据身体状况来调整运动项目和运动量。运动是用来服务于人体的，不要让运动成为身体的负担。不了解可以多学习，不要因为和他人同样都是血液透析患者，就盲目地追求和效仿他人。

我们建议家属和患者一同学习运动相关知识，由于血液透析患者的特殊性，家属应该在多方面给予血液透析患者大力支持，加以陪伴并且进行鼓励，以提高他们的自信心，也要适当地对其进行监督。只有在医护、家人和自身的共同努力下才能够将运动效能发挥的更好。

# 第五节　运动对血液透析患者的影响及效果评价

临床发现血液透析患者病死率是很高的，长久静坐者较经常活动者在血液透析1年后死亡危险增加62%。有研究表明，运动锻炼对血液透析患者的身体和心理都能产生有益的影响，如改善营养状态，调节失眠、精神抑郁症状，还能有效缓解疲乏状态，使生活质量得到长期改善，降低病死率。

## 一、对维持性血液透析患者的影响

### （一）对生活质量的影响

在慢性肾脏病中后期，肾脏严重损伤，肾功能极差，体内原来由尿排出的固定酸因无法及时排出而不断积累，造成体内酸碱代谢紊乱，进而演变为代谢性酸中毒，易引发心血管系统和中枢神经系统功能障碍，不仅降低了大家的生活质量，更加重了其焦虑和抑郁情绪。焦虑、抑郁是一种以经常性情绪低落为主要情感的常见临床心理疾病，患者的思维和认知功能迟缓，意志活动减退且社会功能降低，严重者可出现自杀倾向。慢性肾脏病患者易产生焦虑、抑郁情绪，对治疗失去信心，严重影响治疗效果和预后，增加死亡风险。经过适量规律的运动锻炼后食欲增强，营养素的摄入和吸收也随之增加，身体素质得到增强；而且通过正确的治疗，病情得以控制，疲乏等不良状况得到改善，睡眠质量也有所提高，身体状况逐渐改善。通过运动锻炼，身体功能逐渐恢复的同时，人际关系也得到重建，社会交往、社会支持逐渐增加，增强了自尊心、自信心，减轻负性情绪。经过运动训练后，患者的身心健康得到了改善，生活质量也提高了。

### （二）对骨密度的影响

血液透析后由于激素的改变以及年龄的增加导致骨密度的下降，引发骨质疏松及骨折等问题常有发生。多数研究表明运动可以有效地改善患者的骨生物力学，有效减少骨量流失，有利于骨密度和骨形成的提高。

### （三）对肌肉组织的影响

由于肾脏功能逐渐下降，肾衰竭、尿毒症等患者体内毒素逐渐累积，引起神经肌肉系统症状，如肌萎缩和肌无力等。长期血液透析患者体内营养成分丢失，肌肉合成减少，再加上患者运动量减少，共同导致患者肌肉质量和运动能力下降。运动可以通过诱导肌肉收缩增加肌肉力量；还可以引起骨骼肌内分泌改变，从而改善骨骼肌功能，减少骨骼肌的萎缩，提高骨骼肌肌力和耐力；可减少由于缺乏运动导致的肌无力引起的跌倒，提高了大家的生存质量。

### （四）对呼吸功能的影响

血液透析可以清除患者体内大量有毒物质和水分，纠正酸碱失衡，减轻肺水肿，肺通气和呼吸肌力可有所改善，即血液透析本身就可以改善呼吸功能。就运动效果而言，有研究发现，运动干预后患者肺活量显著升高，肺功能得到改善，可能与运动时锻炼腹部肌肉和膈肌有关。因此，我们要定期评估患者的运动能力，以及运动能力衰退可能带来的不良影响，及时缓解患者的症状，给予针对性的康复训练指导，不断提高患者生活质量。

### （五）对睡眠质量的影响

有研究表明运动后患者日间功能障碍、入睡时间、睡眠质量、催眠药物、睡眠障碍、睡眠效率、睡眠时间等情况均较前有所改善，这表明运动疗法有助于患者保持规律的生活作息，改善生物节律，减少白天嗜睡情况。运动过程消耗能量，能够有效促进机体睡眠和休息，可明显提高睡眠质量。

## 二、运动训练的效果评价

测试方法有很多，有需要借助仪器辅助的，也有较简单的方法，在此主要介绍以下三种方便日常应用的方法。

### （一）手臂弯曲试验（图11–6）

患者坐在无扶手的椅子上，使用优势侧上肢进行测试。上肢垂直于体侧，手握哑铃，掌心朝上，上臂紧贴身体，肘关节充分屈曲后充分伸直回到起始位，记为1次。记录患者30秒内能完成的最大次数，测3

次取平均数。哑铃质量：女性 2.3kg，男性 3.6kg。

## （二）30 秒坐站试验（图 11 - 7）

患者坐在椅子上，双脚放平与肩同宽。双上臂交叉抱于胸前。计数 30 秒内患者从背部离开椅子到再次坐下完成的次数。测 3 次，取平均数。

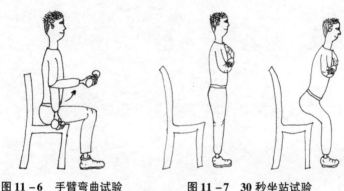

图 11 - 6　手臂弯曲试验　　　　　图 11 - 7　30 秒坐站试验

## （三）6 分钟步行试验（图 11 - 8）

参照美国胸科协会指南，试验在长 30 米的直走廊里进行，两端及中间各放一把椅子，用作标记和让患者休息。试验前让受试者熟悉试验过程和环境，然后在走廊里来回行走，避免外界干扰，并嘱患者尽最大可能行走，在 6 分钟内走完能完成的最远距离。试验过程中只要受试者出现明显的症状，如头晕、气促等，就立即停止试验。测试结束时测量并记录受试者的 6 分钟步行距离、测试前后血氧饱和度变化。

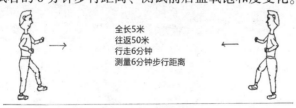

全长5米
往返50米
行走6分钟
测量6分钟步行距离

图 11 - 8　6 分钟步行试验

　　手臂弯曲试验针对上肢，30 秒坐站试验针对下肢，二者既能反映肢体肌力，又能反映肢体耐力；而 6 分钟步行试验不仅能客观反映日常活动能力，也是最常用的反映整体运动功能的方法。通过这三个试验可以相对地评价运动后的效果。

# 参考文献

[1] 丁文龙, 刘学政. 系统解剖学 [M]. 9 版. 北京: 人民卫生出版社, 2018.

[2] 王庭槐. 生理学 [M]. 9 版. 北京: 人民卫生出版社, 2018.

[3] 王建枝, 钱睿哲. 病理生理学 [M]. 9 版. 北京: 人民卫生出版社, 2018.

[4] 万学红, 卢雪峰. 诊断学 [M]. 9 版. 北京: 人民卫生出版社, 2018.

[5] 葛均波, 徐永健, 王辰. 内科学 [M]. 9 版. 北京: 人民卫生出版社, 2018.

[6] 杨宝峰, 陈建国. 药理学 [M]. 9 版. 北京: 人民卫生出版社, 2018.

[7] 尤黎明, 吴瑛. 内科护理学 [M]. 6 版. 北京: 人民卫生出版社, 2017.

[8] 李乐之, 路潜. 外科护理学 [M]. 6 版. 北京: 人民卫生出版社, 2017.

[9] 李红兵, 辛玲芳. 血液透析操作技术及护理 [M]. 北京: 人民军医出版社, 2015.

[10] 余美芳, 沈霞. 血液透析护士层级培训教程 [M]. 北京: 科学技术出版社, 2019.

[11] 李杨. 2016 年中国血液透析市场状况蓝皮书 [M]. 广州: 华南理工大学出版社, 2017.

[12] 杨月欣. 中国食物成分表标准版 [M]. 6 版 (第一册). 北京: 北京大学医学出版, 2018.

[13] 杨月欣. 中国食物成分表标准版 [M]. 6 版 (第二册). 北京: 北京大学医学出版, 2019.

[14] 翟丽. 血液透析治疗患者生活指导 [M]. 北京: 人民军医出版社, 2008.

[15] 全毅红. 尿毒症血液透析 [M]. 南京: 江苏科技出版社, 2011.

[16] 张凌. 透析饮食宝典 [M]. 北京: 科学出版社, 2019.

[17] 王英, 朱卫国. 血液透析患者的自我管理 [M]. 北京: 化学工业出版社, 2018.

[18] 乔健歌. 血液透析患者自我管理口袋书 [M]. 上海: 上海交通大学出版

社，2019.

[19] 谢良民．透析患者饮食营养治疗 [M].上海：上海科学技术文献出版社，2013.

[20] 沈霞，杨俊伟．血液净化中心护士手册 [M].北京：人民军医出版社，2014.

[21] 王质刚．血液净化学 [M].4 版．北京：北京科学技术出版社，2016.

[22] 孟建中，周春华，刘子栋，等．血液净化技术并发症诊断与治疗学 [M].天津：天津科学技术出版社，2015.

[23] 文艳秋．实用血液净化护理培训教程 [M].北京：人民卫生出版社，2010.

[24] 孙世澜，余毅，张燕林，等．血液净化新理论新技术 [M].郑州：河南科学技术出版社，2017.

[25] 刘章锁，陈江华．危重急症血液净化治疗学 [M].郑州：河南科学技术出版社，2017.

[26] 刘子栋．临床血液净化学理论与实践 [M].北京．人民军医出版社，2017.

[27] 马小芬，孔维伟，张德琴，等．肾脏病诊疗及急性肾损伤救治 [M].长春：吉林科学技术出版社，2016.

[28] 左力，隋准，何永洁，等．慢性肾脏病管理手册 [M].北京：人民卫生出版社，2018.

[29] 余元勋，任伟，陈命家，等．中国分子肾脏病学 [M].合肥：安徽科学技术出版社，2017.

[30] 李寒．透析手册 [M].5 版．北京：人民卫生出版社，2017.

[31] 郭桂，张海林，尹丽霞，等．血液透析过程中患者发生饮食不良反应的影响因素分析 [J].中华护理杂志，2020，55（6）：877－883.

[32] 何茂芯，杨玉洁，余少斌．中老年血液透析患者生命质量与健康素养的相关性分析 [J].护理研究，2020，34（21）：3886－3889.

[33] 陈管洁，张海林．维持性血液透析患者衰弱影响因素及干预研究进展 [J].护理研究，2021，35（4）：669－672.

[34] 董志娟，张海林．维持性血液透析患者透析期间运动的影响因素和对策研究 [J].护理研究，2019，33（9）：1541－1545.

[35] 徐月萍，胡倩，朱晓珍，等．抗阻训练联合有氧运动对维持性血液透析患者睡

眠质量及疲乏状况的影响 [J].护理研究,2018,32(2):317-319.

[36] 梁让,曹卫洁.血液透析患者透析中低血压和运动疗法的研究进展 [J].护理研究,2018,32(24):3834-3837.

[37] 胡晓艳,尹丽霞,张海林,等.多学科合作运动疗法对维持性血液透析患者生活质量及微炎症状态的影响 [J].中国护理管理,2019,19(10):1467-1471.

[38] 王晶,刘戎博,周亦伦,等.个体化健康管理对维持性血液透析患者水钠控制依从性的影响 [J].中华护理杂志,2014,49(1):1188-1192.

[39] 中国医院协会血液净化中心分会和中关村肾病血液净化创新联盟"血液净化模式选择工作组".血液净化模式选择专家共识 [J].中国血液净化,2019,18(7):442-472.

[40] 国家食品药品监督管理总局.YY0598-2015,血液透析及相关治疗用浓缩物 [S].北京:中国标准出版社,2015.

[41] 国家食品药品监督管理总局.YY0575-2015,血液透析及相关治疗用水 [S].北京:中国标准出版社,2015.

[42] 田其生,魏新平,柳竹青,等.多地区多中心透析用水质量控制情况调查分析 [J].中国血液净化,2018,17(11):777-779.

[43] 田茹,田爱辉,左力.透析用水的细菌培养方法比较 [J].中国血液净化,2011,10(11):583-587.

[44] 管红杰,左力.全国血液透析中心医务人员对《血液透析及相关治疗用水》YY0572-2015认知及实践状况调查结果分析 [J].中国血液净化,2019,18(1):65-68.

[45] 高艳,房艳辉,郜同心,等.血液透析充分性的影响因素分析 [J].临床肾脏病杂志,2020,20(7):567-572.

[46] 许振华.肾性贫血血液检验分析及临床价值 [J].中国实用医药,2015,(3):82-83.

[47] 海涛,张晓暄,李银辉.肾性骨病发病机制研究及进展 [J].中国骨质疏松杂志,2020,26(10):1550-1554.

[48] 中国医师协会肾脏病医师分会血液透析充分性协作组.中国血液透析充分性临床实践指南 [J].中华医学杂志,2015,95(34):2748-2753.

［49］路桃影，李艳，夏萍，等. 匹兹堡睡眠质量指数的信度及效度分析［J］. 重庆医学，2014，43（3）：260－263.

［50］郑晓勇，魏日胞，汤力. 血液透析滤过预防透析相关淀粉样变的 Meta 分析［J］. 中华临床医师杂志，2011，5（8）：2282－2285.

［51］田津生，张怡静. 不同透析膜对血透患者血清 C 反应蛋白、白细胞介素－6、白细胞介素－8 和白蛋白的影响［J］. 临床内科杂志，2012，29（1）：40－42.

［52］程艳娇，马迎春. 解读英国慢性肾脏病（CKD）患者运动康复的专家共识［J］. 中国血液净化，2015（8）：495－498.

［53］Kraus MA, Fluck RJ, Weinhandl ED, et al. Intensive Hemodialysis and Health－Related Quality of Life. *Am J Kidney Dis*［J］. 2016；68（5S1）：S33－S42.

［54］Aoike DT, Baria F, Cuppari ED, et al. Home－based versus center－based aerobic exercise on cardiopulmonary performance, physical function, quality of life and quality of sleep of overweight patients with chronic kidney disease. Clin Exp Nephrol［J］, 2018, 22（1）：87－98.

［55］守丹，梁欣，黄金丹，等. 抗阻运动对血液透析患者血压控制及运动耐量恢复效果 Meta 分析［J］. 护理学报，2020，27（15）：44－49.

［56］杨蕾，吴晓霞，王颖，等. 慢性肾脏病康复运动强度的研究进展［J］. 中国康复理论与实践，2020，26（09）：1033－1037.

［57］梁丰，霍文璟，欧阳刚，等. 不同运动方式训练对慢性肾脏病患者运动功能的影响［J］. 中国康复理论与实践，2018，24（02）：208－213.

# 附录　血液透析患者经典案例

## 1. 一位血液透析患者的自述

——血液透析患者　崔女士

一些长期血液透析患者，会出现一些并发症，其中最严重的就是甲状旁腺素增高。甲状旁腺素如果增高到 1000pg/ml 以上，患者就会陆续出现全身疼痛，韧带松弛无力，最后导致骨骼变形。作为一位血液透析长达 18 年的患者，我对此有深刻体会。

我血液透析五年以后，甲状旁腺素逐渐升到 600pg/ml 多。我听人说血液透析患者的甲状旁腺素一般都比较高，没有关系，因此没有采取任何措施。实际上这个时候如果吃上骨化三醇，是可以抑制住甲状旁腺素的，以后我的甲状旁腺素增高到了 1000～2000pg/ml。一次我血液透析回来走路感到左膝关节用不上劲儿，当时也没在意，结果下楼梯的时候左腿一软，啪的一下子就跌倒了。左膝关节就开始红肿起来。经过医生检查，左膝关节前十字韧带损伤断裂。左腿基本上走路就用不上劲儿了，完全靠着右腿来支撑。有的时候稍微用左腿使点儿劲马上就跌倒。

我就开始服用骨化三醇。想把甲状旁腺素降下去，但是没有用。我听别人说国外有一种药物对降低甲状旁腺素很有用，但是很贵。我就托别人从香港买了这种药，服用后也没有任何效果。后来我的全身开始疼痛。右肩胛骨逐渐变形，右背拢起来有些驼背了。从正面儿看，我的左肩比右肩高。为此，我下决心做了甲状旁腺切除术，术后将一小块甲状旁腺移植到了右小臂上，甲状旁腺素也开始降至到了一二百。

我以为不用再吃药了，结果没想到过了一段时间，甲状旁腺素又超过了 700pg/ml。我就坚持经常检测甲状旁腺素的数值，长期适量地服用骨化三醇，使甲状旁腺素保持在二百左右。到现在为止，我的身体再没有因甲状旁腺素异常出现过问题。长期血液透析会对心脏产生一定的负担，尤其是中老年患者要特别关注这个问题。我在刚血液透析的几年，血液透析完后下床走路活动，心脏都没有什么感觉。若干年以后，血液透析完后马上下床走很长的路或是做过多的运动，就会感到心率加快、心慌，有时甚至会心律不齐。因此，我开始注意这个问题，首先对速率做了调整，从 250ml/min 调到了 200ml/min。速率虽然降了，但是血液透析后的效果是一样的，所以我坚持长期用 200ml/min 的速率做血液透析；还有就是每次血液透析完以后，坚持在床上躺十分钟。

躺这十分钟非常重要。休息十分钟以后再起床走路或者做一些适当的活动，心脏再不会感到难受；还有就是回到家以后先上床休息一两个小时以后再吃饭。这时候我感到身体就基本上恢复了，干什么都没事了。

控制饮食中钾的摄入，是长期血液透析患者需要重视的一个问题。因患者身体条件不同，对不同食物中钾的摄入往往也会出现不同的情况。我对于色泽比较鲜艳的含钾高的一些食物不敏感，按正常人的量摄入钾都不会升高。反而在吃芋头的时候出现了钾很高的情况。

我的胃消化功能不好，就经常吃一些比较好消化的芋头，每次吃的量也不大，就是两三个。但是吃了几天以后，就感到双腿像灌了铅一样的沉重，走路很困难。我不知道是怎么回事儿，还以为自己年纪大了腿脚不行了。

后来经过检查才知道钾已经升得很高，为此我不敢再吃一点芋头。海鲜食品含钾也比较高，我曾经一次吃过很多螃蟹，但是没有钾升高的情况。所以说不同的人对食物的反应是不同的，需要个人引起注意。

血液透析患者会通过血液透析透掉身体的毒素，但是也会或多或少地透掉身体的一些有用物质。因此，一些长期血液透析患者会出现体重下降、逐渐消瘦的现象。所以，应格外关注营养食品的摄入，使身体各方面营养均衡，以致使体重虽然下降，但是身体的机能不会受到太多影响。

　　最需要关注的就是蛋白质的摄入。蛋白质对长期血液透析患者来说，是一种维持身体营养均衡的重要物质。我的血脂比较高不敢吃鸡蛋，怕蛋黄的高胆固醇影响血脂，牛奶喝了以后又容易胀肚，因此坚持每天吃二两猪里脊肉，但因胃肠消化功能不好，吃肉块不太好消化。为此，我把猪瘦肉打磨成肉糊，每天坚持喝一小碗儿。长期下来，我血液透析 18 年，蛋白质一直维持在正常值以上。

## 2. 我的血液透析经历

——血液透析患者 刘先生

我是 2012 年 11 月住进中国人民解放军总医院第八医学中心的，住院次日即开始血液透析。当时病得很重，连续多日没有吃过东西，连喝一口白开水都有一股怪味。难过的感觉充斥终日，强度虽然不是很高，但那种分分秒秒的持续不歇实在令人难以忍受。好在经过一系列治疗，特别是在血液透析三次之后，难过的感觉消失，且开始可以正常吃饭了。我是一位教授，常年的工作环境都是一些大学生、研究生和年轻教师围绕着我。随着规律性血液透析的进行，精神逐渐恢复，我发现是一群跟我的学生们相同年龄段的护士们在围绕着我以提供医疗服务。我从毕业参加工作到退休后十多年，没有住过院。而现在正是这种环境唤醒了我当年的意识，我突然感觉到：我活过来了。我很依恋这种环境。在血液透析早期的几年，在心理上对血液透析也非常依赖，一次都不敢落，对血液透析时长一分都不敢少。对医生的医嘱，护士们的谆谆告诫：可做什么不可做什么，可吃什么不可吃什么，都是严格遵守的。逐渐地，大体经过了两年多的时间，基本形成了一种稳定的血液透析强度和用药量的治疗格局。这时的我，除了血液透析吃药和戒口，感觉是一个健康人了，也恢复了一定的工作能力。

作为血液透析患者，特别是在早期，心理上很脆弱，感觉很无助、迷茫，尤其在躺到血液透析的病床上时，亲人不在身边，感觉很孤独。在这种情况下，一些事情往往使人印象深刻。我们逐渐可以根据她的医疗知识和我作为被治疗者的感知，特别是就我这个具体的病例，作一些较有深度的交流。

血液透析的日子久了，伴随着护士们对患者点点滴滴的知识普及，便试着了解血液透析，知道了脱水是匀速进行的；排毒是个扩散过程，因而只能熬时间；至于灌流的活性炭吸附我对之还缺乏信任。上机时设定了透水量和血液透析时长，脱水的速度便设定了。关于这一点，我曾按匀速规律先算定了某时刻的脱水量，然后问护士仪表上的脱水读数，二者分毫不差。由此我认定了脱水为匀速过程的认知。排毒的原理是布朗运动，我把它称作扩散过程。大体上解一个简单的微分方程，可得出一个负指数过程。如果透析前后两个查血的数据足够准确，就可以定出其中两个未知系数的值。如果查血的测定值数据有较大误差，可以在血液透析过程中多抽几次血，用多个数据点拟合出两个系数。定出了这两个系数的值，就可以在整个血液透析过程中像了解脱水一样了解排毒的情况。但负指数过程的认知，还是定性地对我有所帮助。

我肾衰竭的病源与多数患者不同，是前列腺肥大而长时间尿潴留所致。因此，避免憋尿对我来说是十分重要的，而血液透析的末段时间必然憋尿。正是负指数过程的认知告诉我，血液透析的末段时间的排毒量相对于之前各时间段是很少的。这样我就在两者之间找个平衡，血液透析超过了三个半小时后，感觉憋尿了，我就要求下机。至于脱水量，在上机时我适当要求定高一点，匀速进行至我提前下机时基本完成应该脱水的量。

血液透析时钾离子的扩散是双向的，这意味着当血液透析长时间进行，血液的钾离子浓度将趋近于血液透析液中预设的浓度。我的钾指标，即使在我病得最严重的时候也不高。当我发现一次血液透析后的指标偏低时，我想血液透析液中钾离子浓度的设定，对我来说可能是偏低了，可以针对个人作特殊的设定，而且我也不是每次血液透析后的数据都偏低，便没有再谈这事。

在了解血液透析技术的同时，我把更多精力用在了认识和把握自己的病情和治疗进程。我觉悟到人体的运行，借用经济学中的术语，健康就是处在一种均衡状态，生病了就是均衡被破坏了，治疗就是以人为干预配合人体的运行，以回到原来的均衡态或者建立起新的均衡态。而这个过程可以类比控制理论中的负反馈过程。前面说到的我血液透析的头两年多就是完成了建立新均衡态的例子。医学中也有负反馈和正反馈概念，而那是人体运行中自身的一些调节过程，医疗则是以调节人体运行为目的的外部干预过程。

　　负反馈控制存在一个时间延迟的问题，指从作出控制措施到观察到效果，对比它和目标的偏差以改变控制措施，这需要一段时间。时间延迟过长，会使得在观察到效果时，这效果已经过头了；再反向施加措施，待观察到效果时，又在反方向上过头了。这我也有过这样的亲身经历：查血发现总胆固醇偏高，医嘱服某他丁类药片，三个月后再查血，发现低了，停药了，三个月后再查，又高了。这里的三个月就是时间延迟，太长了。如无更好的观察技术，只凭查血，这似乎是没办法的事情，缩短到一个月查一次血，会有改进，但对某些病例仍然是问题。对于我的总胆固醇问题，医生建议我两天服一片，结果解决了问题。这使我体会到，在医疗方面，应当如同在冰面上行走，若大步流星必然摔跤，只能小步前行，及时通过各种手段感知运行的状态，及时调整步伐，才能稳定前行。

### 3. 我的这几年

——血液透析患者　邓女士

时间过得真快，转眼我已经血液透析整整四年了。现在的我，依然在工作岗位上忙碌着，除了每周三次的规律血液透析，在旁人眼里和正常人没有任何的区别，我很享受现在的这种生活状态。

在这里和各位病友分享一下我的这几年的血液透析之路。

2017 年 11 月 2 日，我是怀着惴惴不安的心情第一次走进血液透析病房，躺在床上的那一刻，心情是恐慌甚至带有一些绝望的，因为我不知道接下来的未来会是什么样的。在外人眼里，我是个乐观、坚强的人，但当时我心里真的害怕。感谢血液透析室的医生和护士，他们耐心的解答与照顾，帮我消除了最初的紧张。

第一次两小时，第二次 3 小时，第三次四小时，连续三天的适应性血液透析后，我进入到了一周两次的血液透析阶段。因为开始血液透析时，每天的尿量大概有 1100ml，所以每次血液透析大概只透 1.0kg，由于对尿量没有太重视，在医生询问时我就随口一答，正是这种随意，导致我在 12 月底一次血液透析时，突然觉得憋气，想坐起来，医生检查后让我去做 B 超和 CT 检查，检查的结果很糟糕：肺积水、心包积液，赶紧安排了住院。我一下住了半个月，住院期间，首先是降体重，一周做三次血液透析，脱水 10kg，水脱出来了，憋气好了，但心包积液的吸收需要一个很长的过程，我是大概到了 2018 年的 5 月做检查发现心包积液才基本消失。在降体重的过程中一下就没有尿了，这也是我在血液透析过程中最大的错误，刚开始血液透析几个月就没有尿了，感觉挺悲剧的。

刚开始血液透析的时候，我还有个反应就是下机后的两个小时以后，头疼的非常厉害，这个过程持续了 3 ~ 4 个月，后来这种情况倒是没再出现过。

后续的血液透析就是规律血液透析，在医院血液透析过程中要注意血压的变化，注意增减衣服带来的体重变化，也要根据化验结果遵医嘱进行相应的调整。

生活中在饮食上低盐低钾低磷，控制水分。尽量避免食用油条、豆腐干、茴香菜、芹菜、松花蛋、紫菜等高钠食物；不食用含钾高的食物，如黄色水果（橙子、香蕉等）、海带、豆制品（花生、黄豆、绿豆）、鲜果汁、巧克力饮料等；不食用含高磷的食物，如蛋黄、内脏、干豆类、硬核果类、奶粉、乳酪、巧克力、咖啡等。绿叶蔬菜先浸泡30分钟，过沸水后再炒，鱼肉等先水煮再进一步烹调，不食用汤汁，减少这些食物中钾和磷的含量。我的经验并不是说钾和磷含量较高的食物就一点儿不吃，有些是可以适当吃一点的；反之，钾和磷含量低的食物也不是可以无限制地食用，吃的量大，摄入的钾和磷自然也就多了，一定要有个"量"的概念。

血液透析期间每日定时测量体重，根据体重的变化调整水分的摄入。掌握的原则就是前一天尿量 + 500ml，我有一个保温杯容量是450ml，还有一个250ml带刻度的水杯，每天喝水时总量控制，分次饮用。另外就是尽量避免喝粥、喝汤等。保持大便通畅，每天早上起床后空腹喝100ml左右的蜂蜜水，然后定时上厕所。夏天时，我会在保温杯里放入一片柠檬和几个冰块，这样可以达到少喝水也能解渴的目的。我的体重控制的很好，两次血液透析间的体重严格控制在3.0kg以下。

内瘘是血液透析患者的生命线，每天要进行自我监测，摸一摸，感受一下，跳动的是否正常，特别注意睡觉不要压到。尽可能地利用握力器锻炼，每天100下；下机24小时后，毛巾热敷，然后抹上多黄酸黏多糖乳膏。现在血液透析病房可以照红外线，对内瘘也有保护作用。

遵医嘱规律服用药物，医生告诉我：降压药不能随意减少或者自行停药，为防止血液透析过程中发生低血压，血液透析当天停服早上的降压药；我现在服用的药物主要就是碳酸镧，一天两次，一次一片，碳酸镧在餐前或餐中服用，利于减低血磷。我一直按照医生的要求服药。

定期复查也是非常必要的，我有个小的记录本，会把每次化验中的血色素、磷、钾、钙、甲状旁腺等指标做记录，便于掌握指标的变化，按医生要求及时调整用药。

血液透析过程中可能会出现血压高、血压低或者其他的不舒服，这不用担心，及时告知护士，会得到及时的处置。血液透析时间一定要保证，每次4小时，不要减少，血流量以自己感觉最舒服的为好，能提高最好；每两周一次血滤，每两周一次灌流，这样可以清除正常血液透析中透不出去的中大分子毒素。

这几年我由开始的不接受到接受，由忐忑到平静，由懵懂到熟悉。我的体会就是调整心态、保持乐观、配合治疗最重要，其次是通过严格控制饮食来控制体重，最后一定要定期复检，掌握指标变化，并及时调整治疗方案。

我觉得我已经不再羡慕欧美、日本的血液透析患者了，因为我现在也可以像正常人一样的学习、工作、出差。我的感受就是通过加强自律，不断学习相关知识，提高自我管理的能力，配合医护人员的积极治疗，一定能够提高生活质量，也能够更好地回归社会，活出精彩的人生！